XUNZHENG JIAOZHENG
KEYAN XIANGMU XILIE CONGSHU

循证矫正科研项目系列丛书

总主编：姜金兵

女犯心瘾戒断矫正项目研发报告与指导手册

吴晓凤 /主编

本项目科研开发及撰写人员：

经伟　姚丹　李方洲　王莉　卜静

学术统筹：杨建伟

中国法制出版社
CHINA LEGAL PUBLISHING HOUSE

循证矫正：理论、技术与实践

——“循证矫正科研项目系列丛书”总序

循证矫正源自循证研究和实践，是一种基于实证的先进矫正理念，更是一套涵盖评估、分类、管理和教育的科学方法体系。引入中国五年多来，倍受监狱矫正工作者的青睐，形成了一股研究探索循证矫正之风，对中国罪犯矫正工作逐步开始产生影响，也必将会给中国罪犯矫正工作实践带来一场深刻的变革。

2014 年 4 月，司法部把循证矫正中关于“罪犯再犯危险与矫正需求量表的开发”和“循证矫正项目的编制”两个科研项目下达给江苏。江苏省监狱管理局党委充分重视，成立循证矫正科研项目领导小组，由局主要领导任组长。领导小组下设办公室，具体负责循证矫正科研项目的组织、协调和推进工作。明确南京女子监狱、镇江监狱、浦口监狱、连云港监狱、未成年犯管教所 5 所具有代表性的监所作为循证矫正项目试点单位，在省局的统一部署下开展科研工作。从全省监狱系统和司法警官学校抽调 16 名优秀民警组成研发团队，成立两个课题组，分别负责再犯危险、矫正需求量表的研究开发和 5 个循证矫正项目指导手册的设计编写和项目试验。课题组先后辗转考察学习了司法部燕城监狱、北京市监狱、山东省任城监狱、四川省眉州监狱、锦江监狱、上海市提篮桥监狱、青浦监狱、浙江省第一监狱、十里丰监狱等单位的先进做法。搭建科研交流平台，聘请南京师范大学心理学院教授邓铸为学术顾问，在课题组内部及时发布科研信息，分享优质资源，集聚群体智力。举办循证矫正业务培训班，集中学习研讨，邀请司法部专家组成员和省属高校专家学者参与课题论证、科研决策、方案设计、实践指导、检查评估。

经过两年多时间的努力，江苏省监狱管理局在量表编制及矫正项目研发方面取得了阶段性成果，并获得了司法部循证矫正科研项目专家组成员的论证与认可。

一是完成了再犯危险与矫正需求量表的编制和建模。课题组借鉴已有评估量表，结合我国罪犯犯因研究的客观实际和矫正实践，按照量表开发的基本要求和规范体系，通过比较初犯与再犯之间的差异，以及各因子在推动犯罪中的作用和权重，建立科学的量表常模，筛选一定数量的维度和因子，筛选预测罪犯危险性高低，判断罪犯矫正需求方向，形成了集定量与定性于一体的综合评估量表。2015 年 3 月至 6 月，在江苏省先后开展了四轮测试，共计采集 2650 名罪犯的基本数据，根据数理统计结果不断调整问卷结构和因子构成，形成了全国调查问卷。2015 年 7 月至 11 月，组织课题组成员赴安徽、云南、吉林、山西、广东、湖北、重庆等省市开展全国数据采集，共计收集了 42 所监狱，10596 名罪犯的数据样本，为全国常模构建提供了全国样本。2016 年 3 月至 4 月，在江苏、山东、河南三省共抽取 13 所监狱，随机抽取 1600 名罪犯参加效度检验测试。同时，为验证量表的实证效度，在江苏省内昆山、泰兴、沭阳三县市抽取80名刑满后五年内未犯罪的刑满释放人员进行问卷调查，更好地验证再犯危险评估量表和矫正需求量表中相关维度理论假设和矫正实际的关系，切实提高量表开发的科学性。在各方的努力下，课题组建立了结构清晰、维度精确、因子全面、样本丰富的再犯危险与矫正需求量表体系。

二是完成了5个循证矫正项目指导手册编制和实践验证。根据江苏省监狱管理局的统一部署，南京女子监狱承担女犯心瘾戒断矫正项目、镇江监狱承担暴力犯愤怒控制矫正项目、浦口监狱承担理财能力矫正项目、连云港监狱承担职业技能培训矫正项目、未成年犯管教所承担未成年犯不良交往矫正项目。2014年10月至2015年4月，在省局专家组的指导下，5所监所分别完成了5个循证矫正项目的编制，并通过了省内三个轮次的专家评审。为验证5个矫正项目的实证效果，5所监所在省局的统一部署下，以“优质高效、相对集中、确保安全”为原则，于2015年6月至2015年11月，围绕犯因问题，分别筛选30名试验组罪犯和对照组罪犯，两组罪犯调整关押至同一个监区，创设科研环境，最大限度控制无关变量。每个参研监所选调3名以上专职民警到承担科研任务的监区专职从事科研工作。参与科研的民警原则上都具有法学、监狱学、心理学、社会学、犯罪学专业背景或有循证矫正试点工作经验。各参研监所围绕编制的矫正项目边实证研究，边修改完善，取得了较好的实验效果。

三是形成了科研项目与工作实践相互促进的良好局面。江苏监狱管理局在完成1项司法部司法行政规划课题和3本研究专著的基础上，进一步规划循证矫正科研项目的研发，从理论探索转入理论与实证并重，坚持从我国罪犯矫正需求出发，开展理论研究和科研实践。课题组完整记录下了科研进程，编制了《循证矫正项目科研工作专刊》5期，发表论文8篇，形成专题调研报告2篇，累计形成科研文字资料150余万字，为循证矫正科研工作和今后的循证矫正全面推广提供了理论支撑、技术支持和经验积累。

循证矫正是一种基于实证的先进矫正理念，是一项系统工程，也许需要经过一代人甚至几代人的累积，方能见成效，但循证思维和实践是科学矫正的大势所趋，我们应当坚持走下去。两年多来，江苏省循证矫正科研项目课题组循着研究、实践和求索之路不断前行，秉承科研精神、遵循科学方法，开拓进取、日夜奋斗，摸着石头过河，形成了2个筛查量表和5个循证矫正项目，为全国范围内开展循证矫正工作提供了工具和项目准备。现在，这六本专著即将出版发行，必将对我国循证矫正实践产生深远的影响，对治本安全观的科学实践提供可靠样本。由于课题组成员均是江苏监狱系统的民警兼任的，其理论功底与学术积累具有一定的局限性，一些方法、手段的应用和理论论述不透等问题也在一定程度上存在，这需要读者广予包容。

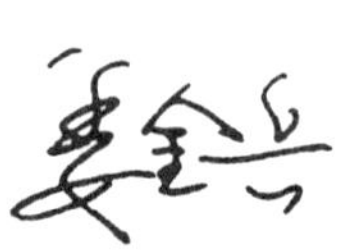

前　言

循证矫正是基于证据为基础的实践，来源于西方国家的循证实践，引进到我国时间非常短。循证矫正要解决的基本问题是预防有中度或者高度再犯风险的罪犯重新犯罪，通过实施矫正项目提高矫正质量。2012 年 9 月，司法部预防犯罪研究所牵头在江苏宜兴举办了“循证矫正方法及实践与我国罪犯矫正工作研讨班”，张苏军副部长出席并作重要讲话，循证矫正被引入中国。随后，循证矫正研究和实践在全国九个监狱蓬勃开展。

南京女子监狱作为九家试点单位之一，紧跟监狱发展趋势，努力把握科学行刑规律，自 2012 年 11 月起，面对当时监狱在押涉毒型女犯高度再犯风险的现状，分三批对筛选出的 75 名矫正对象开展系统的矫正实践，先后攻破“取样难”“切脉难”“取证难”“矫正难”“验证难”等重点难题，取得了初步成果；自 2013 年开始探索循证矫正实践路径，鼓励民警参与其中，开发矫正项目，实施应用试验，开展个案矫正，深入研究汇总，积累了一定数量可作为证据参考的矫正个案和矫正项目两种证据形式，探索了一条从个案矫正中来，以矫正项目的形式回归到个案矫正中去的方法路径；2014 年，受司法部预防犯罪研究所委托，在江苏省监狱管理局指导下，南京女子监狱承担了涉毒型女犯循证矫正项目的编制试验，通过边开发、边试验，边总结、边提炼，逐步形成自身的特色和优势，积累了科研工作宝贵的第一手资料，为科学矫正和理论研究奠定了基础，循证矫正理论研究和实践探索初见成效。

《女犯心瘾戒断矫正项目研发报告与指导手册》是一本专门针对吸毒女犯群体突出的心瘾难除的问题开展循证矫正科研实践的专著，全书二十余万字，是南京女子监狱循证矫正课题组在历时三年研究和实践的基础上所取得的成果和结晶，倾注了课题组及基层一线民警矫正涉毒女犯的辛劳。全书由两个部分构成，第一部分为项目科研报告，该部分对探索吸毒女犯心瘾戒断循证矫正项目的科研进程进行深入剖析，充分解读项目实践结果，详尽阐述科研成果结论；第二部分为项目指导手册，包括项目内容框架及具体操作流程，内容详实，可操作性强。全书呈现出四个方面的特点，一是资料详实，内容丰富；二是形式新颖，调研务实；三是结构合理，体系完整；四是富于开拓，锐意创新。这部卷帙浩繁的著作目前是我国第一本专门研究涉毒型女犯循证矫正的专著，对于促进循证矫正理论研究和实践探索，提高涉毒型女犯的矫正效果，必将起到积极的推动作用。

当然，任何成果和著作都不可能解决所有问题，都会带有一定的局限性，更不用说尚处于起步阶段的循证矫正科研工作。本书的不足体现为：在矫治方法上，还比较单一，要寻求多元。很多方法手段其实就在我们身边，需要我们运用循证思维，去发现、创造和运用。在效果评估上，还缺乏工具，要科学规范。形成检测工具和方法手段之间的互动，针对每个项目模块，既要有理论实证基础，立论上逻辑自洽，更要有科学的检测工具，检测上前后验证，这样的工具既需要“舶来”，也需要本土化，还需要再加工，再生产。在分析技术上，还比较原始，尤显数据匮乏、证据不足，急需加强信息收集和处理，运用 SPSS（Statistical package for social sciences）等现代统计工具，形成具有统计学意义的循证矫正实践资料。伴随着科研进程的深入，新的问题还会不断涌现，新的技术也需要不断创新，接下来要进一步拓宽该项目的适用范围，同时开放其余女犯矫正项目的设计开发，不断添加新的项目矫正内容，逐步完善形成一个开放的循证矫正项目库。

循证矫正是一项系统工程，也许需要经过一代人甚至几代人的累积，方能见成效，但循证思维和实践是科学矫正的大势所趋，我们定当不辱使命，进一步加强理论研究和实践论证，继续引领循证矫正科研前沿，在循证矫正实践道路上结出更多、更美的科研和实践成果。

目 录

女犯心瘾戒断矫正项目研发报告

女犯心瘾戒断矫正项目指导手册

女犯心瘾戒断矫正项目
研发报告

摘　要

监狱循证矫正项目团队以现有研究为基础，着眼于新型毒品的心瘾戒治，开展理论研究和实践探索，以期开发出“女犯心瘾戒断矫正项目”，并通过应用实验，使其成为可供复制和推广的高质量的循证矫正证据。本课题中的女犯单指监狱在押女犯。本开发研究报告文本包括女犯心瘾戒断项目开发的必要性与可行性、开发依据、基本构架以及项目的实验和研究结论等五个章节。

第一章：女犯心瘾戒断矫正项目开发研究的必要性与可行性分析。该部分主要阐述了本课题的研究现状和背景，基于国外较为成熟的研究实践，而国内尚未形成比较成熟的心瘾戒断项目的状况，界定了心瘾、心瘾戒断、矫正项目、心瘾戒断矫正项目等概念。并从探索循证矫正研究的实践路径，检测项目与犯因间的关系，创新教育矫正模式的角度说明了项目开发的必要性。同时，监狱本质职能的回归，科学矫正实践的推进、监狱民警的素质提升等也为项目的开发和实验奠定了现实基础。

第二章：女犯心瘾戒断矫正项目的开发依据。项目开发基于经典的认知理论、社会学习理论、行为改变的阶段变化理论，同时，严格遵循循证矫正 RNR 原则，针对矫正对象的“戒瘾”需求、内在特征与学习能力，基于经实践证明有效的动机晤谈及认知行为疗法进行项目设计。课题组以“心瘾”“心瘾戒断”等为关键词，进行了全面的资料检索和搜集。本研究将“心瘾”界定为吸毒女犯对毒品强烈且难以抑制的心理渴求。引用关于成瘾形成理论的最新观点，将吸毒成瘾比作“饮鸩止渴”，那么矫正方法不是拿走“鸩”，更重要的是帮助解决“渴”。经过系统分析，总结“心瘾”的影响因素有：改变动机、非理性信念、情绪、压力应对、行为训练、社会支持。

第三章：女犯心瘾戒断矫正项目的基本架构。项目设计严格按照矫正项目的要求和规范进行，在对个体风险与需求评估的基础上，对矫正方法、内容与目标体系进行整体性安排，以期形成一个有序、有度、有效的执行规范体系，确保技术性、科学性、可行性。运用各类表簿册，如指导手册、操作手册、学习手册、观察手册等，工作记录全过程留痕，有效控制项目流程。本项目分为筛选评估、认知行为调整、戒瘾行为强化、回归跟踪四个阶段，分六个模块、24 个单元进行矫正，集中矫正时长达到 72 个小时，辅助以若干的自我矫正时间。

第四章：女犯心瘾戒断矫正项目的实验过程。项目实施前，对吸毒女犯的犯因性问题进行几轮筛选，将 60 名具有高度同质性的样本筛选出来，并随机分为实验组和对照组，将 30 名实验组矫正对象集中关押，开展矫正活动；30 名对照组矫正对象集中关押，只接受前后测评，不接受矫正干预。认知调整阶段由激发改变动机、纠正非理性信念、解决不良情绪、压力耐受技巧学习四个模块组成；戒瘾强化阶段由预防复吸训练和重塑社会支持两个模块组成；还以矫正作业的形式构建丰富环境。回归跟踪阶段为巩固矫正效果而设。在每个模块矫正结束后，即时对该模块矫正效果进行评估及反馈。结果显示，实验组综合波动指数显著低于对照组，推测经过训练，实验组心瘾程度降低。实验组的戒瘾动机、信心及认为戒瘾的重要性均显著高于对照组；毒品复吸可能性则显著低于对照组。

矫正活动还对实验组对象的社会支持产生了正性的影响。

第五章：女犯心瘾戒断矫正项目的研究结论。经过应用实验，我们认为“女犯心瘾戒断循证矫正项目”对瘾癖问题这一犯因性问题的改善起到了一定的干预作用。可运用本项目针对有新型毒品成瘾史的女犯的“心瘾”问题进行干预。课题组还将继续搜集实验组和对照组矫正对象的复吸、再犯等结局变量方面的数据结果，进一步论证项目成效。

关键词：女犯　心瘾戒断　矫正项目

第一章

女犯心瘾戒断矫正项目开发研究的必要性与可行性分析

《国家药物滥用监测年度报告（2014年）》显示，女性药物滥用者占12.5%，主要滥用物质为海洛因、甲基苯丙胺（冰毒）、麻古丸、K粉和地西泮（安定），比例分别为56.1%、36.8%、8.1%、3.2%和1.3%。统计分析显示，2014年药物滥用中滥用毒品的形式总体呈现出以海洛因为代表的传统的毒品快速蔓延势头得到进一步遏制，以甲基苯丙胺（冰毒）为主的新型合成毒品滥用人员增长迅速。而冰毒、麻果、摇头丸、K粉等新型毒品具有很强的成瘾性和依附性，可以对大脑神经细胞产生直接的损害作用，导致神经细胞变性、坏死、出现急、慢性精神障碍。在世界范围内，毒品滥用和毒品犯罪已经成为一个严重的社会问题，吸毒人数呈逐年增加的态势，相应的，对戒除毒瘾的需求也越来越多，毒品成瘾戒治问题已成为世界性难题。目前，国内外利用循证的方法进行毒品戒治已取得一定的进展。本科研项目正是在现有研究的基础上，着眼于新型毒品的心瘾戒治开展的理论研究和实践探索，以期开发出“女犯心瘾戒断矫正项目”，并通过应用实验，使其成为可供复制和推广的高质量的循证矫正证据。

第一节　女犯心瘾戒断矫正项目研究综述

一、循证矫正与项目化矫正研究

循证矫正（evidence based treatment[①]）是现代科学精神对矫正实践领域的渗透，为改造罪犯工作带来了一场方法论革命[②]，它是近二三十年来在欧美发达国家普遍采用的一整套以实证研究、数据采集、数学建模为主要特征的行之有效的矫正方法[③]，在西方国家已形成了行业标准和认证体系，循证理论具体应用到罪犯教育矫正工作中，在我国还是一个新生事物，需要深入研究和论证[④]。循证矫正，简单理解，就是针对罪犯的犯因性需求，运用已经被研究证明和矫正实践验证的项目、方法和技术，并充分考虑罪犯的意愿及需求，开展的矫正实践。

2012 年 9 月 26 日，司法部有关领导在中国监狱工作协会第四次会员代表大会的讲话中提出“组织专门力量积极开展相关研究，争取早日创造出一套具有中国特色的中国式循证矫正模式和个案管理模式，全面提升监狱的管理和改造水平，为有效降低重新犯罪率构筑科学基础。”据此，在总结我国传统经验和吸收借鉴国外犯罪

---

① 翟中东：《国际视域下的重新犯罪防治政策》，北京大学出版社，第 16 页。

② 张桂荣、司绍寒、陈静编译：《美国循证矫正实践的概念及基本特征》，载《犯罪与改造研究》2012 年第 6 期。

③ 张苏军：《在全国监狱信息化建设应用工作座谈会上的讲话（2012 年 6 月 4 日）》，《中国监狱》2012 年第 3 期。

④ 邵雷：《在与全国新任监狱局长、监狱长培训班座谈时的讲话（2012 年 4 月 26 日）》，载《中国监狱》2012 年第 4 期。

矫正成功经验基础上，司法部决定选择一些经济条件好、矫正经验丰富、研究基础好的监狱和社区矫正机构进行循证矫正试点工作，为最终形成一套符合中国实际的循证矫正体系奠定坚实基础。

由于循证矫正刚刚起步，可供遵循的证据非常少，开发有效的矫正证据最终成为本项目的首要任务。循证矫正证据既可以表现为矫正民警的个人经验和长期实践成果，也可以表现为矫正研究人员的研究成果和专家意见，同时还可以是建立在现代社会科学基础上的随机对照实验结果或元分析结论。但是循证矫正证据的理念内核在于将这些有益的做法和手段整合进矫正项目开发设计中。以矫正项目为载体的证据形式将为罪犯矫正提供规范、科学、严谨的依据。所谓矫正项目是指监狱系统专门用来实现罪犯某个具体矫正目标的系统化、程序化、规范化、可操作性的干预措施或课程。① 因此，项目化矫正是国外循证矫正理论和实践研究的重心所在，矫正项目成为最为常见的证据形式。设计开发适合中国在押女犯，能解决犯因性需求的矫正项目，对于促进女犯矫正的科学化、规范化，推进循证矫正工作实践有着非常积极的意义。

二、毒品滥用与戒治项目研究

循证的方法可称为循证实践（evidence based practice，EBP）。循证实践的特征是系统地选择并运用最佳证据做出实践决策。国外利用循证的方法进行毒品滥用矫正已取得一定的进展。加拿大已有研究者开发出具有一定成效的较为成熟的毒品滥用矫正方案，涉及

---

① 周勇、张灵：《初论矫正项目》，载《河南司法警官职业学院学报》2009 年第 4 期。

人际交往技能、情绪状态调整、自我管理技能、问题解决能力、鉴别导致毒品滥用的高风险情形等环节。从单纯娱乐性地吸毒到最后强迫性地寻求和使用毒品，是一个长期的病变过程，包括毒品尝试、滥用和依赖三个阶段。

毒品依赖，就是指吸毒者对毒品的依赖性，表现为以不断增加毒品使用剂量为特征的强迫性自行用药行为，其目的在于感受毒品的精神效应，或是达到避免断药后所引起的身心不适感。毒品依赖（毒瘾）主要包括躯体依赖和精神依赖两方面。精神依赖或者心理依赖既表现为吸毒者对毒品及其服食毒品后所致快感的强烈持久的病理性追求和渴望，又可以表现为吸毒者在戒断期的强烈且近乎强制性的心理渴求，也就是我们平常所说的“心瘾”。关于毒品依赖的研究，国外已有长达半个世纪的历史，且取得了一定的成果，国内对毒品依赖的研究主要以神经生理方面为主，但国内外对于心瘾相关变量的探讨及预测因素的研究还比较欠缺。本研究局限在监禁环境中，矫正对象均已有一段时间未接触和使用毒品，处于戒断期，研究拟通过仿真毒品及各种与毒品相关的线索诱发出矫正对象的心瘾，并将“心瘾”作为靶目标实施矫正干预。本研究将“心瘾”界定为吸毒女犯对毒品强烈且难以抑制的心理渴求。

“心瘾”不是“毒瘾”。主要有以下的区别：（1）表现的区别：狭义的毒瘾是指人对毒品的异常性依赖。当脱毒时，往往表现为躯体上的不适。如：最初表现为哈欠、流涕、流泪、出汗等；逐步发展为软弱无力、失眠易醒、情绪易激惹、抑郁等。心瘾则是毒瘾的续延结果，是由于长期吸毒—戒毒—复吸的过程中，逐步发展为生活习惯、生活理念、人格、行为能力等一系列的异常改变。如：消极的人生观、丧失责任感、人格分裂、性情易燥、逆反行为等。（2）治疗时限的区别：对毒品的依赖是比较容易治疗的，目前通常采用的是 M－B 综合治疗方案，一周内 24 小时监护、安全脱毒；一般再有 30～40 天的疗养期，便可以达到基本的躯体康复。而心瘾是一个比较缓慢的形成过程，它是人的思维方式、思维习惯的异常改变，引发了一系列行为习惯的改变，并随着不断地复吸，更加固守，所以心瘾需要很长时间的康复过程。（3）治疗方法的区别：毒瘾的治疗通常是采用在隔离毒品的环境条件下，使用替代药品或脱毒的药品配合疗养，逐步控制、暂缓症状。心瘾的治疗是以心理干预——心理自救为主的心理治疗过程，它对吸毒人员的生活理念、生活方式、人格倾向及行为进行矫治。

西方国家的毒品滥用治疗项目呈现出多元化、注重实证、操作性强等特点，包括动机式访谈、认知行为疗法、十二步法、性行为连接管理、简短的策略性家庭治疗、多维家庭治疗以及心理动力学治疗、创伤集中疗法等。这些项目在具体操作时又分为个案工作模式和团体工作模式。团体工作模式则可包括小组治疗、治疗社区以及互助团体等形式。其中治疗社区有较大的影响力，它是以建立一个成瘾者的集体居住地为前提，在居住的过程中实现自助互助，从而形成一个集居住、生活、工作、社会交往和毒品成瘾戒断治疗为一体的居住性治疗环境。而在互助团体工作过程中，12 步法则占据了主流位置。

目前，在毒品滥用的康复及预防复发领域，国际上较为公认的康复模式主要是“治疗社区”即（therapeutic community，TC 模式），该模式已在世界多个国家被广泛应用，在帮助戒毒人员走出毒魔束缚方面展现出了其独特的优势。TC 模式最初由 Charles E. Dederich创建，其实质也是一种行为重塑的过程，主要做法是：组织曾经吸毒现在成功戒毒的人员与正在戒毒的人员同吃同住、共同生活；已成功戒毒人员更了解戒毒过程中遇到的困难，更能及时、恰当的帮助正在戒毒的人员，同时，给正在戒毒的人员树立了良好的学习榜样；他们遵守规则、相互约束，目的是以行为干预的方式来树立戒毒人员的信心，使他们坚信毒瘾是可以戒掉的，从而使其成员抛弃毒品，停止反社会行为，产生亲社会的态度或价值观，重新成为对社会有用的人。经过40多年的发展，TC治疗揭示了非药物性康复治疗的可行性与实际成效，并从美国向欧洲，乃至亚洲国家扩展，已逐步形成一种运动。现在TC模式倾向于缩短治疗期，并向其他矫正机构中发展，如在戒毒中心、医院、监狱中进行短期治疗，为越来越多的戒毒人员带来福音。[①] 国外还设置了一些类似于TC模式的戒毒康复机构，如印度的“住宿康复项目”、马来西亚的“住宿康复中心”、新加坡的“寄宿康复中心”、缅甸的“社会支持中心”等。[②] 这些机构均通过组织已成功戒毒的人员与刚参加戒毒的人员一起生活，通过榜样和示范的作用对刚参加戒毒的人员施加影响，使其矫正错误观念，树立戒毒信心，最终达到人格上的完善，这些都为戒除心瘾回归社会提供了宝贵的经验。我国也借鉴TC戒毒康复模式，在北京、贵州、云南等地区建立了类似的自愿戒毒社区，如北京的向日葵治疗社区和云南戴托普毒品依赖治疗康复中心等，在帮助戒毒人员恢复、建立家庭和社会支持系统的实践中取得了很好的效果。

总而言之，我国在利用循证方法矫正毒品成瘾问题的工作还处于起步阶段，部分研究者已经开始了对循证戒治的探索和论证，我国台湾地区也形成了具有特色的毒品成瘾强制戒治模式，这些尝试都基本符合循证矫正的要求和规范。而目前尚未有对生理脱瘾已完

---

① 蔡燕强主编：《戒毒矫治康复手册》，暨南大学出版社2006年版，第34～36页。

② 廖飞：《团体心理辅导对男性戒毒者的应用研究》，湖南师范大学2010年硕士学位论文。

成、所处与外界隔离环境的吸毒在监女性服刑人员戒除心瘾方面的相关探索。

三、心瘾与心瘾戒治项目研究

（一）心瘾的争论

随着全球毒品滥用问题的日益严重，心瘾（渴求）问题也渐渐受到了人们的重视，但对于心瘾的看法却各有不同。有观点认为应当将渴求看成是个体使用药物的倾向或是一种强迫性的、强烈的渴望。① Halikas 等人认为，渴求比欲望的程度要强烈许多，它不仅带来强烈的感受，还可能会招致不良的后果。② 一些心理学家和毒品使用者更倾向于认为，对毒品的渴望是一种较为稳定的主观状态，它必须超过一定的阈值才能形成渴求。③ 也有学者将“心瘾”归纳为：在遇到能够引发某种情绪的情境下，很难受到控制的一种用于逃避现实的自动化反应，它根植于吸毒者的主观意识之中，是将吸毒者推进“吸毒—戒毒—复吸—复戒”的恶性循环中的一只手。从心理学研究的角度看“心瘾”，即一种心理依赖，其操作性定义认为，是一种对待毒品的内隐态度，是吸毒者无意识的、潜在长期吸毒行为所衍变的心理偏好。④ 这样的定义源于 1995 年，美国心理学家 Greenwald 和 Banaji 提出了一个新的研究领域——内隐社会认知，

---

① Kozlowski LT, Mann RE, Wilkinson DA, et al. — Cravings ‖ are ambiguous：Ask about urges or desires. Addictive behaviors, 1989, 14 (4)：443 ~ 445.

② Halikas JA, Kuhn KL, Crosby R, et al. The measurement of craving in cocaine patients using the Minnesota Cocaine Craving Scale. Comprehensive psychiatry, 1991, 32 (1)：22 ~ 27.

③ Pickens RW, Johanson CE. Craving：consensus of status and agenda for future research. Drug and alcohol dependence, 1992, 30 (2)：127 ~ 131.

④ 王爽：《复吸的心理机制初探》，载《群文天地》2012 年第 5 期（下）。

即过去经验的痕迹虽然不能被个体意识到或自我报告，但是这种先前经验对个体当前的某些行为仍然会产生潜在的影响。进而提出了内隐态度的概念，即过去经验和已有态度积淀下来的一种无意识的痕迹潜在地影响个体对社会客体对象的情感倾向、认知和行为反应。Wilson 和 Lindsey 等人提出了双重态度模型理论，他们认为人们对于同一个态度对象能同时存在两种不同的评价，一种是能够被人们所意识到的外显的态度；另一种则是无意识的、自动激活的内隐态度。内隐态度的评价内容与对态度直接测量的结果可能不一致。吸毒者口头报告的往往是对待毒品的外显态度，真正影响复吸的是对待毒品的内隐态度，是吸毒者无意识的、潜在长期吸毒行为所衍变的心理偏好。可通过内隐态度的测量，评估复吸风险。这种对于毒品的内隐态度，其最大的特点是无意识性、潜在性、稳定性。这就再次说明吸毒的戒治问题绝非是通过短时间教育、感化就能够彻底解决的，而必将是一项时间长、困难大并需要不断尝试和探索的工程。有关资料显示，心瘾对吸毒者的影响一般可长达 1 至 3 年，有时甚至影响其一生。因此，戒毒的真正难题在于如何使成瘾者摆脱对毒品的心理依赖，减少和控制其对毒品的心理渴求，戒除心瘾。

尽管由美国精神医学学会出版的《精神疾病诊断与统计手册》（The Diagnostic and Statistical Manual of Mental Disorders，简称为 DSM）对物质滥用和物质依赖的诊断标准中没有包含渴求，但手册认为，渴求很可能出现在绝大部分毒品成瘾的个体身上，在成瘾研究领域处于核心地位，因此，许多学者将渴求的测量运用在毒品成瘾的预防和治疗上，渴求不仅可以作为复吸的预测因子，还可以作为一些成瘾治疗的结局变量，如通过暴露疗法降低渴求，以达到预防复吸的目的。[1]

（二）心瘾的测量研究

学者们开发了各种量表，运用各种方式对心瘾进行测量。目前较为普遍的毒品渴求测量方法之一就是单一条目法，即只询问“你对毒品的渴求程度有多深?”作答的方法可以是 Likert 等级评分，最低为“完全没有”，最高为“非常强烈”。也可以是视觉模拟评分（visual analogue scale，VAS），给予一条10㎝的线段，从左往右表示程度越来越强烈，要求受试者在线段上标注渴求的程度。单条目测量的好处在于简便易行，方便受试者随时记录下自己的渴求，同时对问卷的应答率也有帮助。这种单条目的的方法还可以用于渴求的生态瞬时评估法（ecological momentary assement，EMA），Epstein 等人通过给予受试者手持的电子设备，用以观察他们在接受不同刺激的情况下（如情绪变化、看见吸毒工具等）渴求的变化情况。[2] 尽管单条目的测量方法在一些研究中显示出了独特的优越性，但它难以反映出渴求的多维度特性。[3] 国内外许多研究者开发了用以测量毒品渴求的多条目的的问卷。这些量表大多在国外得到了广泛的运用，其信度效度也达到了一定的要求。刘克菊等人参考了国内外相关研究，编制了海洛因渴求问卷，并进行了信度效度分析，

---

① Conklin CA, Tiffany ST. Applying extinction research and theory to cue - exposure addiction treatments. Addiction, 2002, 97 (2): 155 ~ 167.

② Epstein DH, Willner - Reid J, Vahabzadeh M, et al. Real - time electronic diary reports of cue exposure and mood in the hours before cocaine and heroin craving and use. Archives of general psychiatry, 2009, 66 (1): 88 ~ 94.

③ Tiffany ST, Carter BL, Singleton EG. Challenges in the manipulation, assessment and interpretation of craving relevant variables. Addiction, 2000, 95 (8s2): 177 ~ 187.

得出用药意向、用药渴望、效果期待和自我控制四个因子。① 罗勇等人编制了生理脱毒期患者药物渴求量表，提取了五个因子，分别为奖赏性药物渴求、消极性药物渴求、反射性药物渴求、社会性药物渴求和消除性药物渴求。② 虽然这两个量表是在中文语言环境下开发出来的，但在国内的运用还不够广泛，可能与渴求的研究较少有关，因此，量表的引进和改进仍然很有必要。本研究参照使用了台湾地区林瑞钦教授编制的渴求度量表。

Johnsen（1994）最早提出毒品成瘾相关注意偏向的概念，研究发现，海洛因传统毒品和甲基苯丙胺类新型毒品的成瘾者对毒品相关词汇存在注意偏向。大部分学者认为，注意偏向是一种内隐的认知过程，毒品相关词汇的线索刺激如同毒品一样，会给成瘾者带来愉悦、兴奋性刺激感觉，而这种刺激可能是潜在的、潜意识的，不容易被成瘾者所感知到。之后，Franken 等学者采用成瘾 Stroop 任务考察毒品依赖者对毒品相关刺激的注意偏向，研究表明 Stroop 干扰效应与毒品渴求之间具有显著的相关性，也证明毒品相关线索能够诱发毒品依赖者的心理渴求。Field 和 Cox（2008）提出，注意偏向是毒品成瘾的核心特征之一，且与毒品成瘾、毒品复吸有着密切的联系。浙江省十里坪强制隔离戒毒所利用成瘾 Stroop 任务范式测量出强制隔离戒毒人员对吸毒相关汉字线索存在注意偏向，并且 Stroop 干扰效应能够有效地间接反映强制隔离戒毒人员的心瘾水平。③

---

① 刘克菊、郝伟、张瑞岭：《海洛因渴求问卷的初步编制》，载《中国心理卫生杂志》2006 年 20 期。

② 罗勇：《生理脱毒者药物渴求的理论维度构建和量表编制》，载《中国药物滥用防治杂志》2009 年第 15 期。

③ 曹生兵、孙升、邓平：《强制隔离戒毒人员心瘾测量的探索性研究》，载《心理技术与应用》2015 年第 9 期。

（三）心瘾的相关因素研究

针对渴求的神经生物学机制的研究在国内外均十分普遍，大多数研究者都认为毒品依赖与大脑的奖赏环路有关。[①] 奖赏中枢，也叫大脑的欣快中枢，最早由加拿大的心理学家 P. Milner 等意外发现的。但在狱内无条件实施生理干预。目前单纯针对渴求进行的心理因素研究较少，渴求常常作为一个中间变量见于一些毒品滥用治疗的评价，复吸率是更为常见的结局变量。现有的研究和理论模型多认为，毒品渴求与认知因素、负性情绪、人格、自我效能等方面有关。自我效能（self－efficacy）指的是个体对自己是否有能力完成某项任务或达到某个目标的主观判断。1977 年，班杜拉提出自我效能概念，在成瘾行为方面，自我效能是一个关键变量，它通过影响个体的认知过程、动机过程、情感过程和选择过程，来影响成瘾行为的最初发展、改变以及对这种改变的保持，因而能够对成瘾行为的预防、戒断和改变做出合理性的说明和解释。Niaura 总结了前人的研究，认为自我效能在日常生活中起到了重要作用，帮助个体处理各种事情，包括抵制毒品的诱惑，他同时也认为，自我效能和渴求是可以相互影响的[②]，也就是说，渴求可以降低自我效能，自我效能低的个体难以很好地控制自己，反过来加剧了渴求。Berndt 等人也认为，自我效能是渴求引发复吸过程中起中介作用。[③] 情绪与毒品滥用和渴求的关系，李武等人发现，海洛因渴求与抑郁和焦虑

---

① 陈晓岚、刘景根、池志强：《阿片成瘾的细胞分子机制》，载《中国药理学通报》21 期。

② Niaura R. Cognitive social learning and related perspectives on drug craving. Addiction, 2000, 95（2）：S155～S163

③ Fox HC, Bergquist KL, Hong KI, et al. Stress－induced and alcohol cue－induced craving in recently abstinent alcohol－dependent individuals. Alcoholism: clinical and experimental research, 2007, 31（3）：395～403

等负面情绪相关。[①] 但钟飞等人用线索暴露法引发海洛因渴求，发现暴露后受试者的焦虑和抑郁情绪下降。[②] 虽然负性情绪可以使渴求提高的观点得到了大多数学者的认可，但正性情绪对渴求的作用却引发了广泛的争论。Schlauch 认为正性情绪与倾向使用和避免使用均相关。[③] 成瘾者在渴求的体验上往往存在着明显的个体差异，提示个人的人格特质可能对渴求有一定的影响。尽管针对人格特质与渴求之间的关系研究较为少见，但某些人格特质被认为与毒品的使用密切相关，感觉寻求就是其中之一。[④] 渴求还被认为与认知相关。Tiffany 早在 1990 年就提出渴求受到非自动认知过程的影响[⑤]。Weinstein 等人通过实验研究发现渴求等成瘾相关信息可能受到许多认知加工过程的影响。[⑥] Marlett 和 Gorden 提出的认知行为模式认为复吸最主要的原因在于毒品依赖者不能控制对吸毒的渴求。当毒品依赖者面对危险刺激时，便会产生吸毒的欲望，欲望激活吸毒信念，并转化为自动化想法，进而引发毒品渴求，最后转化为行动——复吸。心瘾不仅有复杂的神经生物学基础和心理机制，社会因

---

① 李武、王绪轶、郝伟等：《男性海洛因依赖者渴求与心身症状的相关研究》，载《中国行为医学科学》2005 年第 14 期。

② 钟飞、吴鎏桢、韩济生：《环境线索暴露对海洛因戒断者焦虑和抑郁状态及心理渴求的影响》，载《中国药物依赖性杂志》2005 年 14 期。

③ Schlauch RC, Gwynn - Shapiro D, Stasiewicz PR, et al. Affect and craving: positive and negative affect are differentially associated with approach and avoidance inclinations. Addictive behaviors, 2013, 38 (4): 1970 ~ 1979.

④ Comeau N, Stewart SH, Loba P. The relations of trait anxiety, anxiety sensitivity, and sensation seeking to adolescents´motivations for alcohol, cigarette, and marijuana use. Addictive behaviors, 2001, 26 (6): 803 ~ 825.

⑤ Tiffany S. A cognitive model of drug urges and drug - use behavior: role of automatic and nonautomatic processes. Psychological review, 1990, 97 (2): 147 ~ 168.

⑥ Weinstein A, Feldtkeller B, Malizia A, et al. Integrating the cognitive and physiological aspects of craving. Journal of psychopharmacology, 1998, 12 (1): 31 ~ 38.

素也是影响其形成和发展的重要力量。情境性在某些条件下发挥了更为强大的诱发作用。应激、社会环境、社会支持系统、亚文化人群、经济状况、道德水准等社会因素均可能对毒品滥用者的渴求程度和复吸行为产生影响。McMahon针对可卡因复吸的预测因素调查发现，戒毒人员感知的社会支持质量和社会网络大小是可卡因复吸的预测因子。[①] 杨波等人对国内强制戒毒人员的调查也显示社会支持是渴求的重要影响因素。[②] 同伴教育是社会因素的一个方面，对毒品滥用的影响也得到了众多学者和治疗师的重视。当家庭中有一人吸毒时，家庭中每一位成员都会遭受巨大的精神创伤。但经过治疗后的戒毒人员最终都要回归家庭，而家庭能否理解、接纳、帮助他们，是戒毒人员坚持戒毒并最终成功的重要外在影响因素。戒治"心瘾"还需要矫正对象有自我改变的强烈动机，并且这种动机需要保持，以及学习在面对负性体验时使用更积极的应对方式，认识并发掘自身的心理能量，增加对压力的耐受力，有效控制和抑制"心瘾"。

（四）心瘾戒治项目研究

从医学角度，发明和使用了比较有效的美沙酮替代疗法等，但仅仅依靠医学手段干预并不能达到完全戒除"毒瘾"的目的。国内外有关吸毒人员的戒毒资料都表明，吸毒人员生理脱毒的成功率可达100%，但经生理脱毒治疗后3个月内复吸率高达86.7%至98.8%，复吸率如此之高，对戒毒工作而言可以说是全盘的否定。因为成瘾性的问题不仅仅表现为对毒品的身体依赖，还表现为对其

① McMahon RC. Personality, stress, and social support in cocaine relapse prediction. Journal of substance abuse treatment, 2001, 21 (2): 77~87.

② 杨波、刘旭、杨苏勇等：《人格，社会支持和非理性信念对男性戒毒劳教人员药物渴求的影响》，载《心理科学》2007年第30期。

的心理依赖。如果有外在诱惑或再次接触到毒品，依然会引发复吸的可能。目前，一般经过 2 周药物治疗即可解除生理依赖，但要想彻底戒除“心瘾”却相当困难，毒品滥用者在戒毒治疗成功后，仍会对毒品有渴求感，是导致复吸的最主要原因。此外，毒品滥用者均有不同程度的心理缺陷。因此，目前世界上公认的戒毒治疗有效方案不再停留于解除“生理依赖”一个方面，而是从毒瘾的形成机制出发，采用“生理—心理—社会”的综合模式进行矫正治疗。

2010 年，英国精神药理协会（BAP）第二版《关于物质滥用、有害性使用、成瘾药物治疗循证指南》认为，目前尚无令人信服的证据支持对兴奋剂（可卡因、甲基苯丙胺、苯丙胺）进行药物治疗。也不推荐任何药物治疗。社会心理干预，如认知行为治疗（CBT）仍然是治疗的主流。[①] 美国药物滥用防治研究所（NIDA）编著的药物滥用治疗原则上指明认知行为疗法可用以部分物质滥用的治疗。[②] 以往的防复吸方案的矫治策略也大多建立在渴求与认知、行为、情绪、人际交往密切相关的前提上的。因此，在制定预防复吸方案时，众多研究者都把注意力放在了认知策略和行为技能的培训上。

2008 年 6 月 1 日，《禁毒法》正式实施，规定了社区戒毒—强制隔离戒毒—社区康复（戒毒康复）的戒毒链条，建立起了将生理脱毒、身心康复和回归社会融入一体的戒毒新格局。国家以法律形式规定将戒毒者纳入心理治疗与干预范畴，为吸毒者的康复治疗和回归社会提供了法律依据。目前，作为全国戒毒工作主力军的“强

---

① 钱敏才：《关于药物滥用、有害性使用、成瘾药物治疗的循证指南解读》，载《浙江医学》2013 年第 14 期。

② NIDA. Principles of Drug Addiction Treatment：A Research - Based Guide, third edition, U. S. Department of Health and Human Service, 2012, 49 ~ 51.

制隔离戒毒所”都在积极培训人员，建设心理矫治中心，不足之处就是很多机构和人员的设置都流于形式，还没有发挥到实际作用，对于心瘾戒除工作来说，这些机构蕴含着值得挖掘的巨大潜力。随着我国心理咨询事业的发展及人们对毒品危害认识的提高，吸毒人员这个特殊群体日益收到社会的重视，学者们从不同方面对吸毒这一社会现象进行研究，总结出了许多专门针对吸毒人员行之有效的心理干预治疗方法，如人本主义心理治疗、系统脱敏疗法、意向对话技术、集体疗法、绘画疗法、放松疗法、认知行为治疗、综合心理干预、暴露疗法、催眠疗法、角色扮演疗法、家庭疗法等。[①] 这些干预都对吸毒者心瘾问题的改善起到了一定的作用。

再犯预防疗法是帕克斯和马拉特在 2000 年设计用来阻止毒品成瘾等药物滥用的一种方法。现在这种方法已经用来预防很多犯罪行为了，比如毒品滥用、性犯罪、暴力犯罪等。该疗法认为在犯罪情景中识别出风险因素很重要，因为正是这些因素才会引起潜在罪犯的情绪型反应，进而产生犯罪行为。这种疗法主要由三个部分组成：应对能力训练、认知疗法和生活方式的调整。这种疗法是一个开放性的过程，需要教育者接受 40 小时左右的培训。湖南白泥湖戒毒康复所采用系统脱敏治疗对 100 例戒毒人员毒品渴求感实施干预，研究表明干预效果显著。[②] 入所 90 天期间，按照每周一次的频率实施系统脱敏治疗，步骤为：建立焦虑等级；放松；想象脱敏；停止想象；重复，直至对这一等级不再焦虑；加强刺激强度，如观看吸毒的视频和图片，直到生物反馈仪所反映的数据在正常标准范

---

① 廖飞：《团体心理辅导对男性戒毒者的应用研究》，湖南师范大学 2010 年硕士学位论文。

② 朱世普、贺林华、李科生：《系统脱敏治疗对戒毒人员毒品渴求感的干预》，载《法制与社会》2015 年第 5 期（下）。

围内；运用最强刺激，直接观看毒品，想象吸毒感受，进行脱敏训练。建立戒毒信心是戒毒人员心理辅导工作中一个很重要的环节，研究表明，在戒毒心理康复工作中收到积极成效的常用方法有：纸笔绘画；意象对话技术；积极暗示；角色扮演；积极想象；经验再构等。在“吸毒女犯心瘾戒断矫正项目”的编制过程中，也积极融入了这些有用的技术和方法。复吸率居高不下，目前国内外的研究结果认为身体、心理、社会因素是导致复吸的主要原因，并且以心理及社会因素为主。北京女子强制隔离戒毒所在戒毒人员“心瘾”戒治方面做出了积极尝试。她们认为戒除“心瘾”需要从吸毒者本人的戒毒意愿、心理依赖的程度、环境的条件反射和在生活事件中负性情绪等方面同时着手。尝试了正念冥想训练；自我抑制控制能力与工作记忆能力的训练；音乐治疗；萨提亚家庭治疗；系统式家庭治疗等，取得了一定的成效。①

归根结底，心瘾戒治项目都倾向于强调认知行为疗法的取向，以及动机访谈技巧。本研究中的矫正对象均已入监一段时间，对毒品的生理依赖逐渐消失。但心瘾依然存在，并且会持续很长时间。吸毒是我国对滥用国家管制的麻醉类药品和精神类药品的一般称谓，多指非理疗用途、强迫性地连续或定期使用毒品的行为。国外一般称之为药物滥用，指的是用药目的不是为了治疗疾病，而是为了追求由药物给用药机体带来得来的某种精神或心理上的欣快作用而长期连续或间断用药的过程。在本研究中，我们设计仅针对吸食新型精神活性物质成瘾的对象。“女犯心瘾戒断矫正项目”的靶目标为“心瘾”（渴求），不是毒瘾，也不是复吸和再犯。复吸和再

① 北京市女子强制隔离戒毒所：《戒毒人员“心瘾”戒治初探》，载《中国司法》2014年第11期。

犯是结局变量，本项目试图通过对中间变量“心瘾”的控制，影响结局变量。尽管已有研究证实心瘾受到生理、心理、社会等诸多因素的影响，但目前作用机制并不是十分清楚，因此非常有必要进行更深入和全面的研究，为戒治心瘾提供理论和实践支持。

第二节　女犯心瘾戒断矫正项目开发研究的必要性

一、探索在监狱开展循证矫正研究的实践路径

较为公认的循证矫正的实施步骤是“5A”程序：第一步提出问题（Ask），发现要解决的问题；第二步是获得证据（Access），查找解决问题的可行方法；第三步是评价证据（Appraisal），评估可行方法，寻找最佳方法；第四步是应用证据（Apply）实施矫正；第五步是后效评估（Assess），对矫正效果进行总计评估。[①] 但循证矫正的实践路径与循证矫正研究的实践路径有很大的不同。本研究的主要目的是开发一个高质量的经研究证明有效的矫正证据，构建心瘾戒断矫正项目模型，探索在监狱开展循证矫正研究的实践路径。主要包括以下步骤：

（一）筛选评估矫正对象

首先明确矫正对象为科学实验所用的原则进行筛选，满足大样本随机对照实验和循证矫正的研究范式。其次，结合试点监狱实际，筛选中高再犯风险的罪犯类型，涉毒犯罪女犯的重新犯罪率远远高于女犯群体及其他各类型女犯，是再犯的高危人群。接着，对

---

① 周勇：《循证矫正析疑》，载《监狱工作研究》2013 年第 2 期。

涉毒犯罪女犯群体的再犯风险及矫正需求进行全面评估。印证该群体再犯风险高，最迫切的犯因性需求为“瘾癖”问题，为设计开发矫正项目提供实践依据。

（二）设计开发矫正项目

以矫正对象的犯因性需求为靶目标，设计开发矫正项目。(1) 广泛搜集证据资料，为开发矫正项目寻找理论原理、方法原理和设计原理。通过加拿大、美国、英国等西方先进国家和大陆及港台地区相关专业的文章、专著、期刊和未公开出版发表的学术会议资料、专业研究报告；国际互联网相关专业资料；国际循证矫正协作网矫正证据库；本监、本系统循证矫正证据库及局域网信息平台等，寻找到“心瘾”的前因变量及矫正基础。(2) 设计项目阶段模块。以狱内可干预的“心瘾”的前因变量作为模块目标。(3) 分模块编制项目内容。在对前因变量充分研究的基础上，根据前人的矫正实践，分模块按单元编写项目内容，在编写时即充分考虑单元时间内的容量。(4) 明确各模块评估工具。寻找契合模块目标的评估量表，架构科学的评估体系。

（三）矫正项目应用实验

在矫正项目开发后，需对矫正项目进行应用实验，科学评估项目的矫正效果，流程包括：(1) 目标对象随机分组。将目标对象随机分成实验组和对照组，对不同的组实施不同的干预，以对照矫正效果。将实验组矫正对象集中至实验监区；将对照组矫正对象集中至外部环境相似的监区。便于集中活动，减少日常协调的频次和难度，同时，尽量避免来自于环境的额外变量对实验的影响。(2) 目标对象系统评估。运用各种评估工具对目标对象开展矫正前测。(3) 实施矫正项目。在实验组矫正对象中，按照矫正项目内容，开展矫正实践；对对照组矫正对象则不予干预。运用项目化管理方式对应用试验进行全过程质量和风险控制。

（四）系统评估矫正效果

建立科学的罪犯矫正评估体系，提高矫正的科学性和有效性。在每模块内容矫正结束后，即时运用模块评估工具开展评估，避免其他模块内容影响矫正效果的说明。在项目实施过程中，矫正民警实时记录矫正对象的发展变化，对项目内容是否得当，矫正量是否得当，矫正强度是否得当，矫正流程是否得当，做出及时的科学评估，衡量有效性。对评估工具的检测结论进行分析讨论，探索哪些干预措施发挥了作用，哪些需要进行修正后方可能达到预期。

（五）修改完善矫正项目

根据模块评估结果，对模块内容进行调整，去除无效或效果不佳的内容，调整矫正的方式和方法、矫正量等，并予以详细的说明。

（六）矫正项目评审认证

撰写循证矫正项目科研报告，包括循证矫正项目之必要性和可行性分析、循证矫正项目之开发目的、循证矫正项目之开发原理、循证矫正项目之验证准备、循证矫正项目验证过程、结论、附录等部分，接受矫正专家组的评审和认证。

（七）矫正民警实战历练

循证实践离不开矫正民警。树立并强化按照现有最佳证据开展研究和实践工作的意识，养成反思、质疑、批判的精神和秉持科学的态度，学习并掌握实施循证矫正的技能和本领。高度重视生产高质量的矫正证据，加快矫正领域经过验证的科学有效新方法、新技术的推广和使用，从而提高矫正工作的成效。

（八）循证矫正科研项目实施路径模型

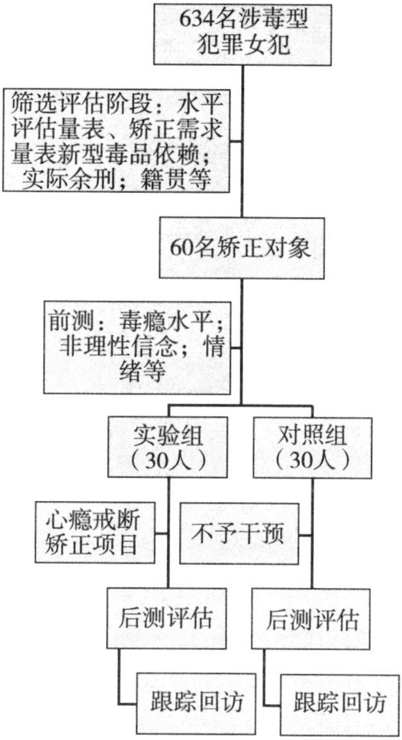

二、检测吸毒女犯心瘾戒断矫正项目对于降低犯因的作用

循证矫正的动力在于不放过任何致罪因素，以犯因需求为中心，寻找证据来验证什么样的项目能够对矫正罪犯起作用，从而减少再犯。循证矫正基于满足矫正对象的犯因性需求而实现最佳的矫正效果，对公共安全做出了长远的贡献，为改造吸毒女犯提供了新的路径和方法。在美国、加拿大等西方国家研究中，一般从八个方

面分析罪犯的犯因性需求：犯罪人格、反社会态度和价值观、自控能力差、社会技能和就业技能缺乏、犯罪同伙、结交刑释人员、吸毒酗酒、家庭破裂等，是循证矫正项目之“矢”所瞄准的靶目标。鉴于罪犯的犯因性需求是各种各样的，故多种形式的矫正项目是必要的。矫正项目是矫正罪犯的具体措施、具体方法。

本项目运用《矫正需求评估表》，结合动机晤谈法在筛选出的中高再犯风险的涉毒女犯中进行多层面的犯罪成因分析，查找最主要的犯因性需求，瘾癖问题是导致吸毒型女犯复吸和再犯的首因，83.3%的吸毒犯罪源于以贩养吸。针对矫正对象的“戒瘾”需求、内在特征与学习能力，基于经实践证明有效的动机晤谈及认知行为疗法进行项目设计。项目设计严格按照矫正项目的要求和规范进行，在对个体风险与需求评估的基础上，对矫正方法、内容与目标体系进行整体性安排。围绕戒断心瘾查找相关现有研究成果，查找出与心瘾有关的主要心理社会因素主要有：戒毒动机、非理性信念、不良情绪、不当压力耐受策略、高危情境诱惑和社会支持欠缺，结合女犯特征、监禁实际，矫正项目的设计拟从四个阶段（筛选评估阶段、认知行为调整阶段、戒瘾行为强化阶段、回归后跟踪阶段）、六大模块（激发改变动机、纠正非理性信念、解决不良情绪、压力耐受技巧训练、预防复吸训练、重塑社会支持）设计开展。

最后通过对吸毒女犯心瘾戒断矫正项目的矫正效果进行评估以检测本项目对于降低犯因的作用。评估体系我们计划分为三条主线：一是关于对毒品认知方面的，包括生物反馈测试、心瘾测试、戒毒意愿调查问卷、毒瘾再认知、拒绝吸毒量表、渴求度量表、社会支持评定量表等专业工具，检测对吸毒女犯心瘾戒断的矫正策略的使用是否得当；二是有关现实状况方面的，包括结构性访谈评估提纲、矫正对象的改造表现以及出监后的追踪调查等，追踪两组涉毒女犯的违规行为、复吸行为发生率与再犯率，揭示涉毒犯罪的心理机制和发展规律；三是对于犯因问题的改善，综合量表测试及现实状况情况进行归纳总结探索，检测吸毒女犯分类标准、矫正项目的科学性和有效性、项目对于降低再犯风险方面是否确实有效等。这些测量问卷和评估量表，都将在矫正结束后进行再测，对前后测量结果进行纵向比较，同时在实验组和对照组之间进行横向比较，以分析研究矫正策略是否得当，这部分后续的跟踪研究更为关键。

目前，在对吸毒女犯的犯因性问题改善上项目实施取得阶段性实效。通过专业工具对照测量和全方位的科学评估，矫正对象彻底脱毒的信心明显增强，心瘾得以摆脱，6 名矫正对象刑释后，重新书写新的人生。

三、创新教育矫正模式

以科学、专业、高效的循证矫正为标准，衡量传统的矫正工作，存在着矫正理念粗放，矫正指向狭隘，矫正方法零散，矫正队伍兼职，矫正效益不高等差距，如在对女犯进行矫正的诸多手段中，教育改造手段应该是最灵活、最丰富和最有成效的手段，但是长期以来，在女犯教育矫正的工作上，方法相对陈旧。相当一部分女子监狱仍然采用大课式的集体教育形式，针对女犯特点的个别教育和分类教育内容和方式还很缺乏。而吸毒女犯心瘾戒断项目的研究和开发，建立了一种新型的教育改造模式，创新了传统教育改造工作方法和手段，为节约社会资源和矫正成本、减轻监狱干警的工作负担和压力、提高矫正效率，并最终为降低再犯率、构建和谐社会做出贡献。

一是矫正理念创新。惩罚与改造相结合，以更注重惩罚性的理念，过渡到注重科学矫正。从对所有的罪犯采取一致的矫正方法和措施，到探索对吸毒女犯的犯因性需求，开展有针对性的系统矫正。

二是提供最佳矫正证据。常规矫正的证据主要来源于书本上的间接经验、“以师带徒”及矫正民警工作经验和习惯，封闭性的经验和传播。循证矫正是一种实证主义的研究方式，认为事物内部和事物之间必然存在着逻辑因果关系。通过严格科学研究手段和科学数据寻找和生产最佳证据，在编制矫正项目过程中，依据大量的研究证据，在一个开放性的传播系统中获得，并传播出去。

三是矫正实践创新。矫正民警依靠个人经验和魅力实施的矫正实践，受到环境、场所、人员的限制，其经验和知识不具有共享性。矫正民警“单兵作战”模式，到管理者、研究者、矫正者、矫正对象的共同参与。循证实践则是参与到矫正实践中所有人的共同的行为，是一个开放的体系，实现方法和技术共享。尤其是运用矫正项目开展项目化矫正使罪犯矫正教育的全过程形成可再现、可量化、可评估的系统化项目体系。矫正项目是用来实现某一目标的一套系统化、程序化、规范化、可操作性的干预课程。矫正项目的操作有既定的计划和程序，经过应用实验、评审认定后可固化操作，达到标准化的要求，确保在操作手册的指引下，矫正民警可完成基本的操作。而传统的非结构化的矫正方法往往受到民警的经验、能力、个人魅力所影响，不容易学习和模仿，吸毒女犯心瘾戒断矫正项目建立在专业培训和标准化操作的基础上，体现了模块化、程式化和结构化。六个模块有机集合成一个项目，各模块之间又具有相对独立性。确保经过一定培训的矫正民警能够运用，降低矫正对象的人身依附性。①

四是矫正方式灵活。此次矫正活动尝试变“灌输式”为“灵活式”，变“要我矫正”为“我要矫正”，将常规教育与特色化矫正相结合，在按照模块化团体矫正的同时增加个别矫正的调整，使矫正目标能够得以基本同步的实现，从而确保各环节顺利推进。在时间安排上，此次矫正保证每周三上午 3 小时的集中矫正和日常灵活的自我矫正及个别矫正，形成矫正合力，使在监禁环境下，不影响日常改造生活的前提下，确保矫正时间充分，保证矫正内容的实施。

五是矫正方法多样。运用动机晤谈法和认知行为疗法，利用讲解、示范、看录像、案例分析、角色扮演（心理剧）、游戏活动、动机晤谈法、讨论（辩论）、表达（分享）、模拟练习、行为与拓展训练、家庭作业、个体咨询或治疗等多种方法，按模块实施“吸毒女犯心瘾矫正项目”；运用共情等技术与矫正对象建立信任关系，编制“结构性访谈提纲”，逐一访谈评估。观看系列禁毒电影，以分组辩论的方式修正非理性信念；系统学习情绪管理及压力应对的方法技巧，运用角色扮演等训练方式，降低引发复吸的风险

六是矫正有效性评估创新。常规矫正往往依靠监狱矫正传统及矫正民警个人经验，缺乏对矫正效果科学评估。而在循证矫正范式指引下的矫正，注重对矫正证据、矫正方案及矫正效果的评估和反馈，在矫正过程中，不断完善方案，排除无效或效果不佳的矫正措施。监狱是一个封闭单一的场所，在监狱中矫正的回归人员在面对极其复杂的社会时，监狱矫正的效果是否还在继续发挥作用，不得

---

① 翟中东：《现代西方国家在社区矫正中所使用的矫正方法——项目矫正》，载《犯罪与改造研究》2013 年第 9 期。

而知。循证矫正鼓励相关各方的积极参与，包括回归人员，矫正专家等等。

七是矫正关系变革。传统矫正中的矫正对象始终处于一种被动接受的地位。在循证矫正中发挥矫正对象积极参与的主动性，直接参与到矫正方案的制定，实施和完善。给予罪犯表达自己意愿的机会，充分考虑罪犯的文化、家庭、生活背景、性格偏好与具体需求等。当罪犯缺乏改变动机时，任何矫正手段都是无效或者低效的。设立四维矫正激励机制，每月按人均0.5分下拨专项奖励分，将矫正成绩与评优评先挂钩，适时给予户外拍照、食品加餐，组织开展“亲情开放日”活动，持续强化矫正对象的内在动机。除狱内矫正实施外，此次项目矫正过程中还邀请秦淮区公安分局禁毒支队等纷纷走进矫正对象中间，不间断地给矫正对象以正性心理支持；建立稳固的跟踪回访长效机制，联系矫正对象家人，定期给刑释矫正对象寄发宣传资料，构建全面的矫正环境，通过全方位的矫正角度巩固矫正成效。

八是理论研究与矫正实践密切相关。通常理论研究与矫正实践彼此分离，研究的结果只具有宏观的指导，在实践中没有直接应用性。循证矫正的理论研究和循证实践紧密相连，相互转化，没有明显的界限。我们是研究者，也是实践者。缩短了矫正理论与实践的距离。本研究试图构建共性和特性相结合的涉毒女犯循证矫正体系。项目将严格按照循证矫正的原则、方法、程序来开展，在共性上遵循或借鉴国内外普遍认可的矫正项目和评估工具，在特性上尝试探索符合中国监狱实际情况、具有中国特色的矫正项目。所构建的涉毒女犯心瘾戒断矫正项目可以作为其他试点单位借鉴验证的模式，并且为形成我国循证矫正理论提供支持，为犯罪心理学、犯罪学等学科建设提供实证研究依据，为减刑假释等相关法律法规的修订完善提供政策咨询建议。

第三节　女犯心瘾戒断矫正项目开发研究的可行性

一、理论基础

循证矫正是罪犯矫正领域里新的范式，近年来，监狱矫正理论研究蓬勃开展，司法部、监狱管理局以及许多监狱都建立了强有力的理论研究阵地，江苏监狱系统更是理论研究的先行者和领军者，引领和推动了矫正工作的科学发展。课题组围绕“谁最适合参加这个矫正项目”“这个矫正项目针对什么犯因性需求”“如何解决需求”等问题开展了系统的理论研究和广泛的实证调查，为设计、开发、实施吸毒女犯心瘾戒断项目奠定了理论基础。

首先，循证矫正项目的目标人群即为中高再犯风险罪犯，而风险原则是循证矫正八项原则之一。将有限的矫正资源投入到存在中、高再犯风险的罪犯身上，减少矫正成本。在风险评估时坚持以目标导向与问题导向相统一的原则，以定量为基础、定量与定性相结合的方法，先按刑期长短、户籍地、是否吸毒等条件在涉毒犯罪女犯中做筛选，利用加拿大水平评估量表和江苏省监狱管理局编制的“罪犯再犯评估量表”（CRA）从高到低筛选出中高再犯风险罪犯进行矫正。

其次，根据需求原则，通过面谈、问卷测试等方法，对涉毒犯罪女犯群体的犯因性需求开展评估，从个体成长史、受教育史、犯罪史、生活史、交往习惯、家庭教养状况、心理状态和行为倾向等8个方面逐一进行访谈，筛选出83.3%的罪犯在瘾癖问题方面有干预的需要。以罪犯的犯因性需求为靶目标，允许罪犯参与矫正方案的制定，并不断修正完善，提高矫正效率，减少再犯。矫正的过程就是寻找、分析、解决犯因性需求的过程。本项目揭示、阐明、解决了“瘾癖”的问题。然而，常言道：毒瘾易戒，心瘾难断。戒毒难，难在除心瘾。长期使用毒品后，会出现心瘾。心瘾即中枢神经系统因毒品和刺激物的反复强化而形成的一种定式（条件反射）。毒品依赖者常有固定的吸毒行为，如用固定的工具使用毒品、定时用毒或从固定的人和地方获得毒品，而所有这一切都可能作为心瘾的触发点。联想和心瘾可随时发生，尤其是当看到吸毒的伙伴时更能诱发心瘾，这是因为中枢神经系统因毒品和刺激物的反复强化而形成一种定式（把小鼠放置于一个杠杆装置旁，如果它压了一下杠杆就可以得到一些食物，食物内含可卡因。当小鼠对可卡因有了依赖后，不再给它喂可卡因。在一小时内小鼠可以千百次地挤压杠杆，以求获得毒品。小鼠的这种成瘾行为表现与人吸毒成瘾后寻死觅活地寻找毒品的行为状况一模一样）。通常情况下联想是潜意识内进行的，因此吸毒人员不清楚为何会有触发点。一个人使用毒品的时间越长，戒毒期间对毒品的联想就会产生得越多，心瘾也就越强烈。

触发点→联想→选择决定

由此我们可知，心瘾的产生是正常现象，而它是一个外来物，既然可以来，就可以走。

最后，根据响应性原则，人与心瘾的关系是可对抗的。我们对待心瘾要找到密切相关因素，在产生的中间环节着手，运用正确方法手段消解心瘾直至戒断。课题组对“心瘾”的影响因素进行了文献资料综述和反复论证，以有吸毒史的涉毒犯罪女犯为矫正对象，以“风险—需求—响应”（RNR）为理论模型，以最为成熟的动机访谈法和认知行为疗法为理论基础，将“心瘾”的六大影响因素作为项目设计的模块，并科学设置矫正内容、技术、方法。吸毒女犯心瘾戒断项目包括筛选评估、认知行为调整、戒瘾行为强化、回归跟踪四个阶段，以及激发改变动机、纠正非理性信念、调节不良情绪、压力耐受技巧、预防复吸训练、重塑社会支持等六个模块内容。

二、现实基础

循证矫正理念与技术于2012年引入中国，具有落地生根的现实基础，循证矫正也成为监狱矫正的现实选择。

1. 监狱本质职能回归，矫正的“主业”意识突出。降低罪犯重新犯罪率是国际公认的矫正目标，2008年监狱体制改革到位后，已经较好地解决了制约矫正质量提高的体制机制问题，国家和社会对监狱降低重新犯罪率的期待也在逐步提高。

2. 科学矫正实践加快推进。改造质量评估工作经过十余年发展，形成了一整套从入监到中期到出监的评估流程和方法，罪犯人身危险性量表、XRX（心理认知行为）等量表科学评估各阶段罪犯的重新犯罪可能。截至2013年，江苏监狱累计测试罪犯13.19万人次，发现有人身危险性的罪犯2.24万人，有重新犯罪可能的1.29万人。[①] 为对罪犯进行针对性矫正提供了科学依据，这些定量评估、因人而异的矫正，与循证矫正的理念、原则与方法相一致。

---

① 江苏省监狱管理局：《关于罪犯个案矫正工作的实践与思考》，司法部“循证矫正方法及实践与我国罪犯矫正工作”研讨班会议材料（内部资料）。

与此同时，罪犯心理矫治的方法及个案矫正技术在罪犯矫正中全面应用。

3. 传统罪犯矫正中的不足和经验。如强制性的矫正关系、依靠矫正民警经验和魅力的矫正实践、单一的矫正手段、零散的矫正过程等以及监管安全的压力、经济指标的压力、民警素质的压力、社会支持匮乏等，以上问题由来已久，根深蒂固，而循证矫正适应了监狱矫正工作科学化、法制化、社会化发展的大趋势，为罪犯矫正的发展与突破提供了指引。与此同时，诸多传统心瘾戒治成果可供借鉴，如近些年各地积极探索康复训练、心理咨询等综合运用教育学、心理学、社会学、医学的矫治方法，取得积极的实践结果。比如广东省强制隔离戒毒局出版的《戒毒脱瘾九训》就对本研究具有重要借鉴意义。

4. 循证矫正组织框架坚强有力。经过几年发展，江苏监狱已初步形成了监狱管理局、监狱、试点监区三级架构，各级各部门职能明确，建立集人财物于一体的保障机制，确保了循证矫正项目的良性运转。同时，在这一组织框架下，专家组把握研究方向，研究者集聚证据精华，实践者精诚合作，矫正对象密切配合，为研究工作奠定了坚实的现实基础。

5. 监狱民警的素质持续提高。一批具有教育学、心理学、社会学等矫正专业背景的高等院校毕业生加入了监狱民警队伍。同时，监狱加大岗位练兵和教育培训力度，组织机构的设置趋于科学，分工明确，矫治队伍职业化分类初见成效。

6. 监禁环境中无法接触毒品。国外相关研究结果表明，戒毒人员“心瘾”未除，那些曾经使用过的吸毒用具、吸毒场所、放毒品的地点以及以前的“毒友”，都会成为暗示物，戒毒人员会通过这些联想到毒品，联想到毒品曾给自己带来的愉悦和满足感。甚至没有这些暗示物，依赖者也会整天沉溺于对毒品的思念之中，这种感受通常被他们形容为“心痒猫抓，蚁吸骨髓，难以自拔”。吸毒女犯在监狱服刑期间生理毒瘾已除，然而此时心瘾依然存在。在她们出狱后，由于这种强烈的心理渴求感，一旦遇到与毒品有关的人、事、物时，心瘾便会激发他们重投毒品的怀抱，走上再次复吸、再次犯罪的道路。在监禁环境中的矫正对象既不会接触与毒品有关的环境和物品，也不会遇到曾经与吸毒有关的朋友群体，这一特殊的环境条件本身就是一个脱瘾矫正手段。本研究中的矫正对象为吸毒女犯，一段时间的监禁状态已促使她们的生理依赖基本消除，这也使得我们可以暂时不用考虑生理脱瘾的问题，找准靶位，着力戒断心瘾。在监禁的现实基础之上，我们针对心瘾问题进行矫正，矫正的成效可能事半功倍，当然，还需要跟踪研究结果的证明。

第二章
女犯心瘾戒断矫正项目的开发依据

第一节　理论依据

心瘾戒断矫正项目开发依据的理论研究成果较多，主要的理论观点有认知理论、社会学习理论和改变阶段理论。下文将对这三个理论进行简要的阐述，并分析其在本矫正项目中的作用。

一、认知理论

认知理论认为，认知是信息的加工过程，对信息不同评价将会引起人们的不同反应。人们在认识事物时并不像镜子那样被动地、精确地反映事物，而是主动地进行选择。治疗者不是按客观性和逻辑性的原则矫正病人对现实的歪曲，而是帮助病人揭示其自己建构的现实，让病人明白：心理障碍来源于自己信息加工系统的紊乱。认知理论还认为，人的行为是由个人的整体生活形态所塑造的，包括个人对自我的认识、对世界的看法、个人的价值观念、自我期待等。在这个过程中，认知起着至关重要的作用，它不仅影响人的行为，也会影响人的整个生活形态。在认知学派看来，人的行为大多都是心理、行为与环境互动的结果。在认知、情绪和行为三者当中，认知扮演着中介与协调的作用。艾利斯提出的“ABC 情绪理论框架”是有代表性的认知理论之一。其中，A 代表刺激事件，B 代表人们对刺激事件的认知，C 代表人们的情绪和行为反应。该理论认为，人们的情绪反应并不是 A 引起的，而是由 B 导致的。事情的好坏本身并不会引起人们的情绪或行为反应，而是人们对事情本身的认知导致了后续的情绪反应。艾利斯还提出了 11 种非理性信念，表现了绝对化、以偏概全、糟糕至极的特点。贝克发展出来的认知理论与艾利斯有相似之处，他的基本理论是：人们的感觉与行为取决于他们如何建构其经验。如果要了解情绪困扰的本质，必须把焦点放在个人对于引发困扰的事件的反应或想法，目标在于改变当事人借助自动化的想法而形成其转发上的基模，并开始推动改造基模的构想。

二、社会学习理论

社会学习理论（social learning theory）是一种在行为主义刺激—反应学习原理基础上发展起来的理论。班杜拉主张把依靠直接经验的学习（传统的学习理论）和依靠间接经验的学习（观察学习）综合起来。人类的大量行为都是通过观察他人的所作所为以后进行模仿学习学会的。如果给那些有行为问题的人提供模仿学习的机会，就有可能改变他们的不良行为，建立健康的行为。他强调，人类的学习，多数是在社会交往中，通过对榜样人物示范行为的观察、模仿而进行的。这一理论体系的创立者是美国社会心理学家、斯坦福大学教授班杜拉（Albert Bandura，1925 ~ ）。他于 1977 年出版的《社会学习理论》（SocialLearning Theory）是至今关于这一理论的最完整、系统的论著，也可以说是他的代表作。他的理论是认知理论和行为理论交叉、渗透的产物。他强调人的主体因素特别是认知因素在学习过程中的重要作用，认为主体（人）、行为及环境三者之间构成动态的交叉互动关系，重视人的自我系统和自我效能感，指出人的更普遍、更有效的学习方式是观察学习。班杜拉在对行为学习过程的叙述中提出了人类的观察学习模式，并且，班杜拉在论述观察学习过程中反应信息的传递时指出：不同的示范形式具有不同的效果，用言语难以传递图像及实际行动所具有的同等量的信息，而且图像和实际行为的示范形式在引起注意方面也比言语描述更为有力。这些理论与我们所说的“身教胜于言教”的原则具有异曲同工之妙，因而为教育上解释学习行为的自律问题提供了依据。班杜拉在论述创造性示范的影响时指出：接触多种榜样的人更具有创新性，观察学习是创造性行为的主要来源，榜样越是多样化，观察者就越有可能做出创造性的反应。这告诉我们要培养人的创新性，就要为其提供多样化的示范者。人们在社会中常常要面对多个或多种榜样的影响，观察者很难仅仅根据某一个榜样来塑造自己的行为模式。人们常常把不同榜样的各个方面组合成一个与任何一个榜样都不同的新的混合体。

三、行为分阶段转变理论

行为分阶段转变理论（TTM），又称跨理论模型，是一个动态的综合行为改变模型，由 Prochaska 在 20 世纪 80 年代初提出目前在国际上已成为应用十分广泛的行为改变理论模型之一。行为变化阶段、行为改变过程和模型的假设是 TTM 的核心部分，决策平衡和自我效能是 TTM 的强化部分。TTM 模型认为，人的变化不是一次性的事件，而是一个渐进的和连续的过程，由 5 个不同的阶段构成：前意向阶段；意向阶段；准备阶段；行动阶段和维持阶段。行为在改变之前，是由于需要改变的个体并未产生改变的意愿，随着意愿的产生和增强，行为改变最终得以实现。在这个过程中，受到现实情况的影响，行为改变会出现反复。行为的反复，需要通过维持改变意愿来达成，即行为改变的过程中，改变意愿是重要的因素。有10个步骤和方法帮助人们从不同的行为变化阶段过渡：意识提高；痛苦减轻；自我再评价；环境再评价；自我决意；关系帮助；抗条件化；权变处理；刺激控制；社会改变等。决策平衡则是指个体对行为改变的利益和代价的权衡。如果利益大于代价就会对行为改变有正强化作用。自我效能由两部分构成。其一为信心，指人们处理高危情境而不返回到不健康行为的情境特异性信心。其二为诱惑力抵制，诱惑力是指当人们在危险的情境中渴望强烈从事某种特殊行为的程度。有三种最常见的诱惑力，它们是负性情绪、阳性社会场合和欲望渴求。自我效能主要作用于行为改变的后阶段。

TTM最初用于对吸烟行为的干预研究，以后便涉及到极其广泛的领域，包括酒精和毒品滥用、饮食行为、艾滋病预防等行为问题的研究。以戒除心瘾为例，在不同阶段的矫正策略有以下几点：（1）未考虑过在未来六个月内戒瘾（无打算阶段）。在这个阶段避免操之过急在信息沟通和提出建设性的建议。（2）正在考虑在未来六个月内如何改变心瘾（打算阶段）。此阶段矫正对象知道心瘾是个问题，也有打算戒瘾的可能。但又有一种矛盾心理，不愿在近期制定付诸于行动。对这种矛盾心理，矫正民警应以认同，重要的是了解矫正对象对戒瘾利弊的看法，循循诱导。（3）想在未来一个月内戒瘾，并已在过去一年中做了一些准备工作（准备阶段）。这些矫正对象倾向于接受矫正，并愿意讨论吸毒对自己和家人的影响，这时可以提出一些建议。（4）正在采取行动戒瘾（参加矫正活动等）（行动阶段）。矫正民警提供矫正计划和指导。（5）戒瘾成功并保持戒瘾状态（维持阶段）。戒瘾成功一般认为应保持六个月以上不吸毒。这一阶段的目标是防止复吸，矫正民警要与矫正对象一起讨论如何应对困难，及时调整矫正方案和方法，给予关心和帮助。(6) 复吸。对复吸的矫正对象要有同情心，将复吸作为一种普通的现象来看待，与矫正对象一起讨论复吸的原因，帮助矫正对象树立信心，鼓励其重新回到行动阶段。

第二节　方法依据

心瘾是一种非常复杂的问题现象，存在着个体差异、情境差异、文化背景差异等。因此，解读心瘾不能简单地利用某一种模型理论或某一种方法，而应采用多元整合的生物—心理—社会模型及多种理论分析解构，运用一套体系完备的矫正方法与技术作支撑。

本研究采取随机对照组实验（randomized control trial，RCT）为主线的研究设计，并采取多元整合的研究方法。如横向研究与纵向研究相结合，定量研究与定性研究相结合，实验研究与相关研究相结合等。这些方法可以相互补充及交叉验证，以保证数据的准确性和完整性。以预防重新涉毒犯罪为重点的认知行为干预和技能训练，主要是通过纠正成瘾者思维及行为模式、培训生活技能等方式，达到降低心理渴求，预防复吸、防止再犯的目的。其中强调团体教育与个体教育、家庭教育方式相结合，民警指导与罪犯自我控制、自我管理方向相结合，狱内适应与知识文化、社会技能功能相结合，课堂教育与拓展训练、角色扮演形式相结合。本研究所依据的具体方法原理如下：

一、循证矫正 RNR 原则

循证矫正是兼具科学性和系统性的矫正方法，为何需要矫正和怎样开展矫正都有其坚实的理论基础。其中，对循证矫正解读最全面和应用最广泛的是风险—需求—反应性（Risk - Need - Responsivity，RNR）模型。该模型产生于 1990 年，由加拿大公共安全中心主任 James Bonta 和加拿大卡尔顿大学教授 Andrews Donald Arthur 提出①，其经过 20 多年的发展，已经成为西方国家罪犯矫正工作中的指导性原则。

RNR 模型以一般人格和认知社会学习观点为理论基础。该观点认为：在人的毕生发展中，生物学因素、心理因素和社会因素共同作用于人的外显行为。因此，分析理解人的行为时需要考虑到个体的认知（态度、价值、信念等内容）、个体的人格倾向性、个体的家族遗传史、个体的不良行为史以及个体的社会支持系统等多种因素。一般人格和认知社会学习观点能够更全面地理解人为什么会犯罪这一主题，更准确地识别风险/需求因子，更有效的建立矫正人员与矫正对象之间的关系。

RNR 模型的理论假设如下：（1）风险水平是可以被评估和预测的。与犯罪行为相关的风险因子包括个体内部的生理心理因素及外部的社会环境因素，这些因素是可以被量化和评估的；（2）导致犯罪的因素是多样的，矫正方法也应该全面评估并找出具体的风险和犯罪路径；（3）矫正的目的是为了减少犯因性需求，从而降低再

---

① Andrews, D. A., Zinger, I., Hoge, R. D., Bonta, J., Gendreau, P., &Cullen, F. T. Doescorrectional treatment work? A clinically relevant and psychologically informed meta - analysis. Criminology, 28, 369 ~ 404.

犯率；（4）应该通过实证的、价值中立的方法来确定罪犯的犯因性需求并采取严格和适当的研究设计；（5）循证矫正的最终目标是为了降低再犯率以减少社会危害性。

RNR 模型主要包括三个原则：风险原则，指高风险的罪犯应该被投入更多的矫正服务；需求原则，即循证矫正的直接目的是为了降低犯因性需求；反应性原则，意在矫正项目应该与罪犯的能力和学习方式相适应。

依据 RNR 原则，犯因性需求是动态的风险因素，并和犯罪行为直接相关，当这些因素改变时，会直接导致再次犯罪。因此，循证矫正实践应依据罪犯的犯因性需求开展，同样地，循证矫正的效果评估也要从这些犯因性需求入手，但是国内目前尚缺乏循证矫正的评估体系和工具。因此本研究的目的是依据矫正项目实施的结果分析，研究项目设计和实施的合理有效性，证明其中正确的部分，找出不恰当的部分并尝试完善，从而构建出吸毒女犯心瘾戒断矫正项目。

根据 RNR 原理，课题组在矫正初期运用水平评估量表筛选出 60 名“中高度再犯风险罪犯”，利用随机分组的方法选择其中 30 名作为矫正对象进入实验组参加项目实践，运用省局研发的《矫正需要评估表》及动机晤谈法，查明矫正对象的真实犯因性需求作为矫正项目设计目标，结合吸毒女犯的内在特征及外在监禁实际，设计“吸毒女犯心瘾戒断矫正项目”并开展实施。

二、认知行为疗法（CBT）

西方循证矫正项目的文献表明对罪犯矫正最为常用的心理干预项目是认知行为疗法（cognitive - behavioral therapy，简称 CBT）。

认知行为疗法是一种循证式心理治疗，它的基本观点是，个体心理障碍和问题产生于错误的思维方式和对现实的错误感知。只有帮助个体学会辨识并且改善这些不合理的信念、价值观、感知、归因等认知异常，才有可能有效地改变其不适应的行为。认知行为疗法可以通过改变个人的思想、信念和态度来改变个体的行为模式。[①] 针对罪犯存在的心理与行为问题，通过认知行为疗法改变其不恰当的认知方式和社会交往方式，如使其认识到在高危情境中的不恰当应对方式所导致的不利后果。通过角色扮演和模范示范作用，使得个体学会如何更为合理地思考问题、懂得拒绝，以及学会建设性的问题解决方式。

认知行为疗法是根据认知过程影响行为的理论假设，通过认知和行为技术首先改变患者的不良认知，从而矫正不良行为的一种心理治疗。对毒品成瘾者的认知行为治疗，由 Beck 等人于 20 世纪 70 年代中期首先开展，其理论基础是通过识别和改变患者不合理的认知，来减少或消除不良的情绪或行为；其治疗的主要目的在于改变导致毒品成瘾者适应不良行为的认知，对导致毒品使用的一系列事件进行干预，帮助患者有效地应对心理渴求，以及学习远离毒品的各种技能。认知—行为取向的咨询者帮助成瘾者重组他们的思维来摆脱错误的信念。对认知—行为取向的咨询者来说，错误信念如同计算机病毒：它们渗入成瘾者的自我观念、人际关系以及生活。这种错误信念被认为会导致和维持其成瘾行为。主要内容包括认知作用的解释、每个阶段的目标确定、改变患者的不良思维方式等。在治疗过程中采用了大量的策略与方式，如不良认知的识别、荒谬信念的纠正、自我监督、制定作业的评分、自信心训练、放松训练以

① Curt R. Bartol. Criminal Behavior：A Psychological Approch. Prentice Hall，2000.

及一些社会化问题的解决技能训练（如寻找工作、保持工作技能、休闲时间的利用和理财技能等）。这些干预策略与方式并不是一成不变的，应根据患者自身实际情况灵活应用。治疗的最后问题是复吸的预防、反社会行为的处理及自我控制能力的训练等。Metzger等采用修正人际关系与问题解决训练（即职业问题解决训练），对失业的美沙酮维持治疗患者进行干预，研究结果发现，经过 6 个月干预，就业率从 13.4% 上升到 26.9%。预防复吸（relapse prevention）中最常见的模式是由 Marlatt（1992）等应用认知行为技术发展起来的，目的是帮助患者加强自我控制以避免复吸。兰登伯格和利普西等人认为，认知行为疗法通过以下几个因子对矫正效果起作用。(1) 认知能力。训练一般思维和决策能力，比如评估能力、选择合适行为能力等；(2) 认知重建。识别和修改变态和错误犯因性思维；(3) 人际问题的解决；(4) 社交培养。形成亲社会行为，观点采择、分析社会线索等能力；(5) 道德推理能力。例如明辨是非、提高道德水平等；(6) 情绪控制。例如识别引起个体情绪波动的线索，自我控制等；(7) 被害人的影响。思考犯罪行为对被害人的影响；(8) 行为改变；(9) 预防干预。主要是识别出高风险情形，阻止犯罪发生；(10) 个体关注。

认知—行为疗法在成瘾矫治背景中被用来治疗大量不同类型的成瘾者。目前，它被用于成瘾犯罪人群，以个人或团体咨询的形式来解决认知歪曲，如否认和合理化，这些不合理思维在其成瘾行为中无所不在。根据 CBT 观点及与改变和维持改变相关变量的要求，对矫正对象的评估要注意以下五个方面的重要内容：(1) 改变动机；(2) 技能资源与缺陷；(3) 认知扭曲与预期；(4) 与物质使用相关的环境和内部因素（“诱发因素”/高危情境）；(5) 治疗目标与承诺。

罪犯的犯罪行为是一种极端的不良行为，极端的不良行为源于极端的适应不良认知，要改变不良行为和不良认知，监狱矫正强调利用外显和内隐的线索对罪犯施加心理影响。认知行为疗法强调认知改变行为，行为也影响认知，它在影响罪犯认知和塑造守法行为之间架起了一座桥梁。2002 年，皮尔森等人对 69 个研究项目进行分析发现，认知行为疗法对罪犯再犯率的矫正效果比单纯的行为疗法好很多。如单纯的运用操作式条件反射，设法使毒品滥用者原建立的操作式条件反射由阳性转为阴性，通过不断给予原来的条件刺激（如吸毒环境、烟具、注射器等），又不予药物治疗使戒毒者得不到吸毒时的欣快感，经过反复刺激可将原条件反射转为阴性，原来一见到吸毒环境等便产生反射性心理渴求逐渐消失。而他们建议罪犯矫正项目应该把认知行为疗法作为其主要组成部分。认知行为疗法具有循证、数据化、客观化、目标具体化、短程化、操作化等特点。[①] 这些特点和循证矫正的遵循最佳证据、过程互动、高效、可复制共享性等特点不谋而合。认知行为疗法可以作为循证矫正的证据使用。

对毒品成瘾的认知行为治疗通常被认为是教患者一些特定的处理策略，有些证据表明获得认知行为治疗中的这些类型的技巧可以产生间接的长期效果。[②] 有临床研究发现，认知行为治疗可以减少

---

① 王建平、王晓菁、唐苏勤：《从认知行为治疗的发展看心理治疗的疗效评估》，载《中国心理卫生杂志》2011 年第 25 期。

② KilukBD, NichC, BabuseioT, et a1. Qualityversusquantity acquisition of copings kiUs following computerized cognitive · behavioralt herapyf or substance use disorders [J]. Addiction, 2010, 105 (12): 2120 ~2127.

安非他命成瘾者的复吸率。① 矫正民警帮助矫正对象识别促发其产生“心瘾”的不合理认知，并训练矫正对象学习应对内外应激、负性情绪和复发高危情景的方法，建立健康的生活方式等。但是，认知行为治疗要求相对较高的认知工作量。有研究者认为对于那些认知功能损伤较严重的成瘾者，认知行为治疗是次要选择。有些证据表明认知功能和认知行为治疗技巧的学习呈负相关，突出显示了许多毒品滥用者学习认知的复杂技巧所遇到的挑战。

总体上说，用 CBT 方法治疗成瘾需要同时关注矫正对象的行为与认知的两个方面：改变的动机、促进与保持的技术（防止复发）。虽然增强动机的方法，例如动机晤谈法（Miller & Rollnick, 2002），在某种程度上独立于 CBT 而发展，但是这两种方法有天然的一致性。关于动机晤谈法的研究发现，不管接下来的治疗内容是什么，在治疗开始的时候提出矫正对象的动机和改变阶段的问题对治疗结果都有促进作用。

三、动机晤谈法

动机访谈（Motivational Interviewing, MI）是由 Miller 和 Rollnick 在 20 世纪 80 年代根据治疗酒精依赖患者的经验建立起来的一种以来访者为中心的访谈技术。在动机访谈中，咨询者创造一个无偏见、充满理解和支持的环境，使来访者成为一个积极的参与者并且主动表达改变的动机。在这一过程中，来访者被鼓励主动描述他们目前所处的状态，改变或者不改变的原因以及他们对于破除阻碍或

① Smout MF, Longo M, Harrison S, et al. Psychosocial treatment form ethamphetamine used isorders: a preliminary randomized controlled trial of cognitive ehaviort herapy and acceptance and commitment therapy [J]. Substance Abuse, 2010, 31 (2): 98~107.

实施改变的一些想法。因此，大部分克服阻碍及促使来访者改变成功的因素是由来访者自身挖掘，而非咨询者。咨询者主要通过挖掘和妥善处理来访者行为改变过程中的矛盾情感，进而达到增强来访者行为改变的内部动机。[①] 个体具有改变自己的内部资源与动力是核心理念；激发改变动机，强化并维持改变动机，是动机访谈的基本操作原理。激发矫正对象彻底戒除心瘾的信心和动机。

受到人本主义治疗思想的影响，动机访谈坚持“以访谈对象为中心”的治疗原则，改变与否，应尊重访谈对象本人的意愿。在改变的过程中，访谈对象并不是被动的，而是改变动力的源泉。在干预方面，借鉴了费斯廷格的认知失调理论，认为当个体内部产生认知冲突，就是激发动机的时机。在描述行为改变上，又考虑了 Prochaska 的行为改变模型，分阶段、有针对性地干预行为，对于如何维持行为，关键在于访谈对象对于改变的“自我效能感”，即是否认为自己有能力完成改变，这些理论和模型构筑了动机访谈的基本理论框架，并在干预中具体化为动机访谈的干预策略和技术。尽管 MI 没有提出更多新的咨询理念和行为改变理论，但它的积极意义在于将当代不少应用心理学研究成果有机地整合在一起。当前，无论是 Rogers 的人本主义理论，还是 DiClemente&Prochaska 的行为分阶段转变理论，乃至 bandura 的自我效能理论，都已被大量的研究和实践证明是指导临床和社区行为干预十分有效的理论，这也保证了 MI 的有效性并提高了这一访谈技术的应用价值。基于行为分阶段转变理论（TTM）的心瘾戒治模型如下：

---

① 骆宏、许百华：《动机性访谈：一种以咨客为中心的行为改变咨询技术》，载《应用心理学》2005 年第 1 期。

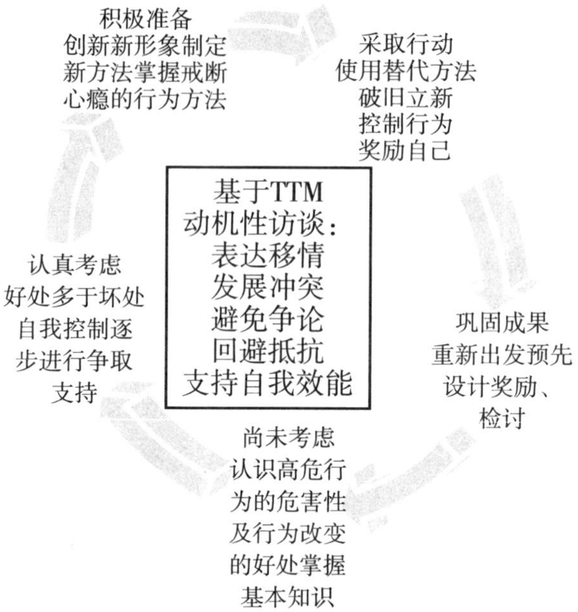

动机式访谈法的精神是如果你把一个人当成他自己来看待，他将继续是他自己，但是如果你把他当成是他应该成为和可以成为的那个人来看待，他将变成他应该成为和可以成为的那个人（john Wolfgang von Goethe）。MI 精神的四个关键且相互关联的要素：合作、接纳、至诚为人和唤出。动机式访谈法有两个阶段和四个过程。两个阶段：建立动机（阶段 1）和巩固承诺（阶段 2）；四个过程：导进过程、聚焦过程、唤出过程、计划过程。（1）导进过程是建立一个有用的连接和工作关系的过程；（2）聚焦过程是你在关于改变的对话中借以发展和维持一个特定方向的过程；（3）唤出过程涉及引出当事人自己对改变的动机，它处于 MI 的核心部位；（4）计划过程既包含了发展对改变的承诺，也包含了制定一项具体的行动计划；（5）贯穿使用于 MI 的五种关键沟通技能是询问开放式问题、肯定、反映、摘要和在有许可的情况下提供信息和建议。

大多数毒品成瘾者并没有很强的治疗动机，对这样的矫正对象就需要特别的治疗技巧，动机晤谈法就是针对毒品成瘾这一特点而发展起来的。动机晤谈法特别适用于那些不愿意改变自己或对是否改变犹豫不决的成瘾者，它强调个体对自己将来的行为具有选择的权利和责任，其工作重点是启发矫正对象对问题的关注，而不是告诉他们应该关注什么；探索和反馈矫正对象的感觉，而不是给他们贴标签或加以纠正。目前，动机晤谈法在毒品成瘾治疗中应用非常广泛，许多研究证实其是一种非常有效的心理治疗技术，可以单独作为一种治疗方法或者与其他心理行为治疗联合使用。研究显示，MI 在物质滥用及其他精神疾病、心血管疾病、糖尿病、高血压、饮食、赌博和艾滋病等领域的疾病治疗和行为改变产生了较好的效果。在中国也有少量的应用和报道，显现出在改变行为、改善躯体和心理健康状况等方面的良好效果，对于酒精、海洛因、可卡因、大麻等一些物质滥用患者，采用 MI 这一技术具有良好的行为干预效果。

在物质成瘾治疗中，一般的治疗方法强调使用具有挑战性的面质、强迫的方法，还要避免被患者语言欺骗和误导。传统的矫正方法认为咨询师是一个强有力的专家。针对传统行为治疗的弊端，动机访谈发展出自身对行为改变的观点：行为改变着眼于访谈对象的改变意愿，行为改变是访谈对象的主动行为，访谈者的任务就是激发出这种主动性。MI 中咨访关系更类似于合作伙伴的友谊关系，咨询师认同访谈对象个人的责任心。早期的研究证明，对成瘾行为的干预，动机访谈比认知行为治疗时间更短，在较短的时间内产生成效，且行为维持效果更好。随着研究的不断丰富，动机访谈的效果通常会在三个月内显现，并显著高于其他类型的行为治疗，然而在一年之后的各类治疗的效果则无差别。虽然在一年后动机访谈的疗效并不具有优势，但要取得同样的治疗效果，动机访谈耗时更短，这是治疗效率上的巨大优势，且动机访谈不需要由专业的心理医生或精神病方面的医生实施，治疗的成本相对来说较低，由于疗效显著、简单易学、治疗成本低，动机访谈在许多国家得到推广。动机访谈法被证明有效，从自我决定论来看，MI 帮助患者满足了最基本的心理需要：胜任需要；归属需要和自主需要，有效地促进了个体获得自主动机，促进人格成长和心理健康。相反，受控动机状态下的个体倾向于实施最少的努力。

成瘾行为是动机访谈最初产生的领域，也是目前为止研究最多的领域。主要的成瘾行为干预为戒烟、戒酒以及药物滥用。早期研究证明，动机访谈较传统的认知行为治疗有更短的起效时间。但到目前为止，在干预成瘾行为时，动机访谈并不作为一种专门的、单独使用的干预技术。通常与认知行为疗法结合使用，甚至是作为认知行为疗法的辅助，相当数量的动机访谈研究，研究的是两种方法结合的治疗，也就无法明确疗效的来源。

本项目中，将 MI 与认知行为疗法相结合，在应用于群体矫正，着重需要考虑不同的人处于不同的改变阶段，考虑个体间的相互作用对行为改变的影响；处理个体在团体中的认知失调问题，运用集体效能感影响团体中的个体，促使个体脱离团体后保持改变后的行为。但由于 MI 吸收了大量社会心理学的理论，如认知理论、自我效能、行为改变的跨理论模式等理论综合发展而来，矫正民警需要通过不断学习实践才能掌握相关技术。如 OARS、探测矛盾心理等技术需要反复学习实践。

除此以外，课题组主要采用团体矫正的方式来实施吸毒女犯心瘾戒断矫正项目。存在同类犯因性需求的矫正对象组成团体，通过团体成员之间的交流与交往，相互交流学习成功的信息和经验，产生一种共同归属感，相互理解、认同和感受，提供积极的同伴压力和支持，并战胜因吸毒而引起的孤独、羞耻、内疚等情感。研究证明，团体矫正不仅经济、节约时间，而且疗效较好。例如英国匿名戒毒组织 NA 创设同辈支持法，NA 是一个全球性的组织，超过 60 多个国家有这个组织，实行会员制，会员都是成瘾者，是一个非职业性、自由松散的组织。该组织基于社区建立，主要理念是让成功戒毒者谈经验，让正在戒毒者谈感受，通过互助来实现戒毒，不提供任何医疗治疗。基本思路是让相同身份、相同戒毒经历的人在一起，由于他们之间容易建立信任感，容易分享戒毒体会，因此戒毒效果明显。

第三章
女犯心瘾戒断矫正项目的基本架构

本研究尝试运用循证矫正的理念办法，查明影响吸毒女犯心瘾（即毒品渴求）的心理因素和社会因素，针对再犯风险较高的吸毒女犯的犯因性需求，制定出合理有效的矫正项目，使项目矫正对象降低渴求、戒断心瘾、适应社会。根据上述的研究背景和理论、方法依据，课题组认为对于吸毒女犯开展风险评估、分类及犯因性需求的确定，并在此基础上设计和实施以认知行为疗法和动机晤谈法为主体的矫正项目，最后评估其矫正效果等循证矫正实践是切实可行的。开发女犯心瘾戒断项目的总体目标是提供可供遵循的矫正因涉毒犯罪在押的吸毒女犯心瘾的最佳证据，形成科学有效的女犯心瘾戒断矫正项目体系和可操作性的指导手册。所谓科学的方法，是指通过科学研究、特别是评估研究所产生的证据来指导实践，主要使用实验方法和准实验方法，以项目评估的形式，对干预项目进行效果评价，以此来证明项目的有效性，然后在此基础上形成包含理论、政策和具体干预项目在内的矫治体系。编制出符合以下特征的矫正项目：具有坚实的理论基础和实证基础；执行项目的工作人员受过足够的专业培训；系统化、规范化，具有打印成文的操作性较强的工作手册，在实践过程中，要针对矫正对象的犯因性需求实施矫正项目；使用认知行为介入方面的技术和方法。

一、项目目标定位

监禁状态下，由于时空约束，物理隔离，矫正对象生理依赖已自然消除，因此本矫正项目只针对“心瘾”。同时，由于传统毒品与新型毒品无论是成瘾机理、发病症状，还是受众群体、初吸动机等都有差别，前者对人体主要以“镇痛”“镇静”为主，而后者主要有兴奋、抑制或致幻的作用。矫正因吸食传统毒品而成瘾的问题，往往侧重于医学干预，研究证明心理干预的效果较为有限。为便于矫正对象分享相似的戒瘾感受和经验，降低矫正难度，保证矫正的预期效果，本研究指向新型毒品“心瘾”问题。最后，根据再犯风险水平等级和犯因性需求情况，结合心瘾易“戒”难“断”的现实状况，按照项目的特征要求，设计开发吸毒女犯心瘾戒断矫正项目，矫正目标如下：

（一）整体目标

通过矫正，吸毒女犯心瘾的犯因性问题得到改善，此类罪犯的再犯率明显降低。整体目标通过阶段性目标的实现得以完成。

（二）阶段性目标

1. 从不想戒瘾到想戒瘾；从没有信心戒瘾到有信心戒瘾。使之在“戒瘾意愿调查问卷”“动机尺”“重要尺”“信心尺”等各指标上均有明显提升。

2. 降低渴求，戒，可能不断。使之在“生物反馈心理渴求评估”中，综合波动指数降低，“毒瘾再认知”“非理性信念量表”测试中正性认知增强；“渴求度量表”水平降低；“拒绝吸毒量表”的各项得分均在 4 分以上。

二、项目模块编制

根据过往的研究可以了解到，人格、社会支持和对毒品持有的非理性信念都可能影响戒毒者对毒品的渴求。人格与成瘾的关系比较复杂。而社会支持的作用依赖于个体对与他人关系以及自身能力的信心和认知，Gila Chen 认为应该存在某些个人特质，影响个体对社会支持的认知。[①] 非理性信念可能是毒品渴求的最大影响因素，其解释力超过了 50%；[②] 在对大麻吸食者所做的研究显示，对大麻效果的负性期待是冲动性人格特质和大麻使用的部分中介。[③]

课题组在筛选评估阶段通过风险评估、需求评估、矫正前测试、查阅过往文献、运用动机晤谈法等方法筛选矫正对象，搜集矫正对象个体资料，找准犯因性问题。我们在设计项目架构时，第一个层次以项目目标的前因变量作为基础，确定项目模块及模块目标；第二个层次以模块目标为基础，广泛搜集现有证据资料，设计单元及课程内容；根据课程内容的设计，灵活选用矫正对象更易接受的干预方法，同时根据课程内容的体量决定干预的强度。在认知行为调整设计如下四大模块：

（一）模块一：戒瘾动机与信心

在与矫正对象的访谈与接触中，发现任何人出现复吸行为时，

---

① Gila Chen. Social Support, Spiritual Program, and Addiction Recovery. International Journal of Offender Therapy and Comparative Criminology. 2006, 50 (3): 306 ~ 323.

② 林瑞钦、黄秀瑄：《海洛因吸食者吸食海洛因信念探析》，载《2003 年犯罪矫正与观护研讨会论文集》。

③ Laura Vangsness, Brenna H. Bry, Erich W. LaBouvie. Impulsivity negative expectancies and marijuana use; A test of the acquired preparedness model. Addictive Behaviors. 2005, 30: 1071 ~ 1076.

内心都是充满冲突的。已有的研究也显示，成瘾者本人的主观心理因素，即戒瘾意愿，是影响复吸最为重要的因素。尽管戒瘾意愿对于改变内隐态度的作用不大，但它却是矫正对象保持操守的前提。戒瘾意愿的核心成分是动机和信心，但由于其具有主观性，又会在戒瘾过程中表现出很强的易波动性。本研究基于动机访谈法，将矫正对象自身存在的问题和需要改变自己行为之间的矛盾视为治疗的突破点，运用一系列认知—行为方法激发患者要求改变的动机，培养矫正对象对自身已经存在的问题以及接下来将要产生的问题承担责任的能力。矫正民警则需要基于对矫正对象的尊重与理解，与矫正对象建立起一种合作的关系，这可谓是“心瘾”戒治的第一个步骤。激发和强化矫正对象的戒瘾动机是“心瘾”戒治的前提，并将伴随戒瘾矫正的整个过程。因此，在戒瘾这一意志行为的过程中，我们需要从增强矫正对象对于“心瘾”的意识与觉察的角度，打破其原有的“难受就要吸”定势，并同时从情绪、压力耐受、应对技巧、利用社会支持等方面帮助矫正对象学会戒除“心瘾”。

动机是任何行为改变的内在因素，也是关键因素。因此戒瘾动机在心瘾戒断过程中起着非常重要的作用。然而，戒瘾动机在矫正初期会受到各种各样的内外在原因的影响，有些矫正对象最初的戒瘾动机也很强烈，但经过矫正后对毒品造成的不良后果渐渐淡忘，加之戒瘾过程中出现的种种问题，如强烈的心理渴求、外在的应激与家庭问题等造成动机减弱。另外，矫正对象的意志活动减退，难以长久坚持戒断。因此，如何加强及保持戒瘾动机是矫正活动中的一个重要方面。如果有较强的动机，表明矫正对象已经准备好了去改变，反之，矫正对象对改变的阻抗就会相对较大，影响行为治疗的依从性。动机强化治疗主要是利用动机行为疗法激发矫正对象积极改变自己的内在潜能。通过系统全面地比较吸毒的得失利弊，分析继续吸毒的结局和个人目标之间的矛盾，使矫正对象明确吸毒的收获是微不足道的，而损失是巨大的，使其更清楚内心真正的需要，激发对个人前途的责任感，有助于矫正对象进行正确决策，增强戒毒动机。

因此，课题组将第一模块设计为激发改变动机。对矫正对象的动机程度进行评估，就是一个重要的内容，因为行为改变是一个连续的行为而不是一个单一事件，在人们真正做到改变行为之前，是一系列的动态循环变化的阶段发展过程。在这个过程中，包含了两方面内容：一是抛弃、避免一个不良行为，二是获得、巩固一个积极正面的良好行为。因此，要提高项目矫正的有效性，需要对矫正对象的改变动机进行具体分析。本研究中，矫正民警运用动机访谈法对矫正对象进行评估，并根据其所处的不同阶段，采用不同的干预策略。例如，当矫正对象处于懵懂期时，首要目标是激发其产生改变的动机；而当其处于行动期时，则需要更多的协助、支持。

戒瘾信心的缺乏与复吸有关，信心是自我效能的主要因子，有研究者通过长期的随访研究发现自我效能是戒毒人员保持十年以上操守的主要影响因素，同时信心影响戒瘾动机的建立和维持。如果矫正对象认识到心瘾是可以被矫正的，戒瘾的确能够成功，而且有成功的案例，就可能建立戒瘾信心，萌发戒断心瘾的念头。如果矫正对象对戒断心瘾树立了牢固的信心，即使遇到挫折或困难，也不会退缩和气馁。

模块一架构如下：

<table>
<tr><td rowspan="12">模块一：激发改变动机（MI在矫正团体中的应用，关键在给予每个成员获得产生和探索改变语句的最大机会）</td><td rowspan="3">单元1：循证矫正试点工作动员会</td><td>1. 宣讲（重点在益处）</td></tr>
<tr><td>2. 破冰行动，团队建设</td></tr>
<tr><td>3. 宣读、签订《矫正意愿书》</td></tr>
<tr><td>个体结构性访谈（倾听、导进、关系）</td><td>2小时/矫正对象，共计60小时。
（MI矫正民警自评提纲）</td></tr>
<tr><td>单元2：聚焦戒瘾问题</td><td>4. 要改变的理由VS不改变的理由（讨论、辩论）</td></tr>
<tr><td rowspan="3">单元3：唤出戒瘾动机</td><td>5～6. 探索价值观和目标（最重要的事）</td></tr>
<tr><td>7. 重要尺</td></tr>
<tr><td>8. 信心尺</td></tr>
<tr><td rowspan="4">单元4：计划改变方案</td><td>9. 戒除毒品宣誓承诺仪式</td></tr>
<tr><td>10. 改变的路径（头脑风暴）</td></tr>
<tr><td>11. 制定改变方案</td></tr>
<tr><td>12. 模块测试（戒毒意愿调查问卷；动机尺、信心尺、重要尺）</td></tr>
</table>

（二）模块二：非理性信念

信念是一个人行为深受其对某种刺激与事件的解释而定，此种解释即是一种想法或认知基模（Cognitive Scheme）或称认知表征（Cognitive Representation）、或为信念、看法、观念、意念、概念、构念、构想。个人对自我与环境所保持的一组系统的认知结构。个人的情绪与行为受其信念所支配。一个人对于某物质的成瘾行为将深受其对物质成瘾所抱持的想法所影响（Beck，1976；Beck，et al.，1993）。我国台湾地区林瑞钦教授指出，对于偏差行为的矫治或戒治，了解受治疗者的信念是极其关键的因素。支配一个人的成瘾行为可区分为“核心信念”与“成瘾信念”。“核心信念”指一个人对自己与其周遭的想法，如“我是一个孤单的人”或“我的家境很不如人”“同学都不理我”等。“成瘾信念”意指与用药或药物作用相关的包含情意的认知结构。成瘾者所持之信念主要围绕在追求快乐、问题解决、痛苦解除与逃避等。同时，此等信念将因个人成瘾物质之型态而有所差异，而且以丛集的方式出现（Beck et al.，1993）。如“饭后一根烟快活似神仙”“用药后全身舒畅”“用药后我做爱做得更久”等。成瘾信念种类可再细分为：“触发信念”如“若我服用一片将会好过一点”“自动化信念”如“我好惨啊!”、渴求如“好想嗑药!”“促进性信念”如“这次咳药将不会怎么样”、关注在工具性信念如“到处找钱”、连续性使用或再用药如“买药加以服用”等等。Ellis 提出的“非理性信念”指的是引起情绪、行为失调的信念，多表现为对自己、他人和环境非合理化的要求。他提出的理性情绪行为疗法认为，任何精神病态均来自非理性的信念。[①] 也有人把这种“信念”与“期待”的意义等同，[②] 指出成瘾者对药物使用总是持有正性的结果期待。研究发现对大麻的高负性期待可能会在个体使用大麻的开始阶段和使用程度上起到保护作用。[③] 林瑞钦的研究也表明，吸毒者对毒品持有的信念是非理性的，他们往往高估毒品的功效而低估毒品成瘾的危险。[④] 我们认为转变成瘾行为要从转变相关信念着眼，因此，项目组设计纠正

---

① AIan W Stacy，Keith F Widaman，G. Alan Marlatt. Expectancy Models of Alcohol Use. Journal of Personality and Social Psychology，1990，58（5）：918～928.

② AIan W Stacy，Keith F Widaman，G. Alan Marlatt. Expectancy Models of Alcohol Use. Journal of Personality and Social Psychology，1990，58（5）：918～928.

③ Aarons G A，Brown S A，Stice E，&Coe M T，Psychometric evaluation of the marijuana and stimulant expectancy questionnaires for adolescents Addictive Behaviors，2001. 26（2）：219～236.

④ 林瑞钦、黄秀瑄：《海洛因吸食者吸食海洛因信念探析》，载《2003 年犯罪矫正与观护研讨会论文集》。

非理性信念为第二模块。

模块二架构如下：

模块二：纠正非理性信念	单元5：关于“成瘾”的非理性信念	13. 讨论“我”的想法（ABC）
		14. 分类为触发、自动化、促进性
		15. 罗列非理性信念
	个体咨询，澄清非理性信念	2小时/矫正对象，共计60小时。
	单元6：澄清非理性信念	16. 分组辩论
		17. 戒瘾成本—效益评估
		18. 聆听、阅读、抄写《心经》
	单元7：自我标签	19. 认识消极自我标签
		20. 撕开消极自我标签
		21. 贴上积极自我标签
	单元8：独特的我	22. 我是谁
		23. 我的特质（成功改变者卡片）
		24. 模块测试（非理性信念量表；毒瘾测试；毒瘾再认知测试）

（三）模块三：情绪

情绪问题于成瘾前体现在有的人在遇到不良外在应激事件（上学、恋爱、失恋、人际关系紧张、结婚生子到子女独立离家、退休等）时，因缺乏健康的应对方式，觉得人生无望、焦虑不安、痛苦烦恼，为了消除内心的烦恼和苦痛等负面情绪，想从毒品中寻求解脱或麻痹自己。研究发现有些人使用毒品是因碰到失业、离婚、失恋等外在应激事件后借助毒品来麻醉自己，逃避现实。相反，还有的人在遇到正性应激事件后而使用毒品“助兴”。除了上述外在应激事件导致的情绪问题外，还有一些诸如空虚、无聊等内在因素导致的焦躁、烦恼等。一些人处于这些情绪状态时，也可能会寻求毒品来“摆脱”不良情绪。另一方面，成瘾后，成瘾者的情绪具有明显的波动性，主要表现为脾气暴躁、易冲动，没有耐心，情绪不稳，凡事要及时满足，否则情绪会爆发。毒瘾发作时，如能顺利获得毒品满足毒瘾，则表现为和善顺从，同时对自己的行为后悔、内疚，决定戒毒；若不能及时获得毒品，心瘾难控制，则表现得翻脸无情、暴力、冷酷、残忍。对情绪问题的矫正是心瘾戒断一项重要环节，因此，我们设计解决不良情绪为项目第三模块。

模块三架构如下：

模块三：解决不良情绪	单元9：抑郁	25. 认识抑郁
		26. 抑郁的自我管理
		27. 积极的态度
	单元10：焦虑	28. 认识焦虑
		29～30. 体验九种放松训练技巧
	单元11：愤怒	31. 认识愤怒
		32. 愤怒管理
		33. 愤怒控制
	单元12：情绪ABC	34. 合理情绪疗法
		35. 情绪的宣泄与释放
		36. 模块测试（抑郁自评量表；焦虑自评量表）

（四）模块四：压力

所谓压力是指当人们去适应由周围环境引起的刺激时，人们的身体或者精神上的反应，它可能对人们心理和生理健康状况产生积极或者消极的影响。有一种戒瘾的理论为暴露论和调适论。暴露论认为每个人都有可能成瘾，是否成瘾取决于其暴露于成瘾药物的环境的程度是多少。所谓近朱者赤，近墨者黑。而调适论则认为人是因为难以适应生活现实而感受到压力与挫折的痛苦，成瘾行为是因为无法承受压力而产生的不适应的最佳策略。研究表明，吸毒成瘾者在脑功能上存在一定损伤，这些损伤不同程度地表现在行为上，表现为对于生活事件的应对方式上存在问题。对于压力，可以在矫正中学会接纳与平衡，找出导致压力的因素，合理化解有害压力，使身心达到和谐一致。在戒瘾方面，根据调适论我们可以推断出：矫正的一个重要部分在于改善成瘾者承受压力时的决策能力，让成瘾者能够有效的运用更为合理的方法而不再是成瘾行为来应对压力，从而放弃成瘾行为达到成功戒瘾的目的。因此，我们设计压力耐受技巧为项目的第四模块。

模块四架构如下：

模块四：压力耐受技巧训练	单元13：压力	37. 讨论与毒品有关的压力感受
		38. 痛苦和压力是生活的组成部分
		39. 从改变压力事件到接纳、找到意义和忍受压力
	单元14：危机幸存策略	40. 讨论个体如何应对压力
		41. 分心、自我安慰
		42. 提升这一刻、考虑支持和反对的理由
	单元15：接纳现实的指导	43. 观察你的呼吸练习
		44. 微笑练习
		45. 觉察练习

续表

	单元 16：接纳现实的基本原则	46. 接纳
		47. 意愿
		48. 模块测试（心理韧性量表）
阶段 3：戒瘾行为强化阶段（两个模块）		

（五）模块五：拒毒技巧

当矫正对象重新回归社会，面对纷繁复杂的生活与环境，在遇到高危情境或渴求感发作时，如何面对、抵御并拒绝毒品的诱惑，是矫正对象保持操守，戒瘾成功与否的关键。一个吸毒的人，虽然身体的毒瘾去除了，医疗、科学都可以化验证明其身体是无毒了，但是一旦让他回到过去吸毒的地方，遇到过去吸毒的朋友，他的脑海里、内心里立刻回忆起从前的快感而无法忍受，因而再度染上毒品，有的甚至于还会加大毒品的用量。毒瘾的一个重要层面就是毒瘾复发导致复吸，这是戒毒人员的普遍经历。多数戒毒人员无论是否参与治疗，在第一次尝试停止吸毒后，通常会再度使用毒品。哪怕他们经历多年的时间及经过许多次疗程后，也仅仅只有少数人能达到生活中完全禁绝毒品的境界。根据社会学习理论，Marlatt 等于 1985 年建立了复吸的认知—行为理论模型，提出了戒毒康复者在高危情境中的认知和应对模式，决定了是否发生复吸的可能性，即当戒毒康复者在高危情境中如果不能有效应对，则会导致复吸。我们的矫正可以通过帮助矫正对象识别复吸的高危情境，教会他们应对渴求感的技巧，学会拒绝毒友的引诱，将拒毒技巧化为日常习惯，总之就是提高矫正对象抵御毒品诱惑的能力，这是预防复吸达到戒断心瘾的重要环节。因此，我们设计预防复吸训练为第五模块。课题组在心理健康指导中心的生物反馈室和情景剧演绎室建立拒毒训练室，让拒毒体验常态化。首先，模拟情景多样化。按照初吸诱因的不同，分别设置不同的模拟情景，如：毒友诱惑情景、情绪低落情景、缓解疲劳情景、追求刺激情景等。其次，创设氛围高危化。使用仿真毒品，以假乱真设计情景。除了设计毒品本身的诱惑，还要设计“毒友”的诱惑，最大限度的达到高危环境，使人有身临其境的感受。再次，拒毒技巧专业化。针对拒毒体验中学员出现的不适，心理医生、医务人员及时介入，进行调理引导；针对不同毒品引起的不同反应，采取不同的调适措施。通过经常性地开展拒毒体验，使矫正对象的恐惧感、不适感逐步衰减，最终能够在毒品面前坚决说“不”。

模块五架构如下：

模块五：预防复吸训练	单元17：应付渴求感	49. 成瘾资料学习
		50. 讨论“渴求感”
		51. 应对“渴求感”
	单元18：识别复吸的高危情境	52. 我的高危情境
		53. 建立警报系统
		54. 我的策略
	单元19：拒绝毒品的技巧（一）	55～56. 分组角色扮演
		57. 讨论
	单元20：拒绝毒品的技巧（二）	58. 说“不”；救命30秒
		59. 改变“偶吸”认知
		60. 模块评估（生物反馈心瘾渴求评估；拒绝吸毒量表；渴求度量表；毒品复吸高危量表）

（六）模块六：社会支持

社会支持是指个体发展所依托的社会关系系统。研究表明亲密人际关系所提供的社会支持可以通过多种形式帮助个体缓解压力，包括调节不良情绪、分担责任、提供建议、传授技巧和提供物质帮助等。[①] 就矫正对象的现实状况而言，一方面，许多矫正对象未能构建良好的社会支持系统，人际关系紧张；另一方面，矫正对象未能充分利用现有的人际关系资源，不少矫正对象存在孤独感与强烈交往需求之间的矛盾，既渴望他人的理解，又不肯轻易坦露自我。此外，过低的自我评价、不良个性、缺乏人际交往的技巧都可能影响矫正对象社会支持系统的构建。不仅如此，许多矫正对象主观上认为他人不愿意帮助自己，改变这些消极认知是培养矫正对象积极利用社会支持系统的前提。社会支持主要以动态的、多维度的人际关系形式出现，包括个体与家庭成员和其他社会成员之间的关系等。[②] 社会支持可以作为成瘾者是否复吸的预示因素，当个体对毒品产生渴求时，主观上的无助会妨碍个体采用适当的方法应对渴求反应。社会支持的缓冲器模型认为，正性、良好的社会支持可以对应激状态的个体起到缓冲、保护的作用，对有戒瘾愿望的成瘾者来说是必不可少的外部条件。因此，我们设计重塑社会支持为项目的第六模块。

模块六架构如下：

---

① Daniel J W , Paul D, Geoffrey K L, et al. A Longitudinal Study of Adolescents' Perceptions of Support and Stress: Stability and Change. Journal of Adolescent Research, 1998, 13: 158 ~ 177.

② 杨玲、崔诣晨：《193 例戒毒者人格类型及其与自尊、社会支持和应对策略的关系》，载《心理科学》2003 年第 26 期。

模块六：重塑社会支持	单元 21：人际沟通技能训练	61. 学会交流训练
		62. 信息传递训练
		63. 冲突解决训练
	单元 22：邀请禁毒社会帮教志愿者开展帮教活动	64. 介绍当前禁毒形势、政策
		65. 回归典型帮教
		66. 现场自由交流
	单元 23：邀请矫正对象家属来监开展帮教活动	67～69. 心理情景剧、舞蹈、手语操表演；现场访谈；亲情会见
	单元 24：走向明天	70. 音乐中讨论“明天”
		71. 拍摄集体、个人照片，结束团体
		72. 模块评估（社会支持评定量表）

在项目模块矫正实施后，课题组设计安排回归跟踪实践，对矫正对象出监后的情况进行追踪调查，追踪两组吸毒女犯的违规行为、复吸行为发生率与再犯率，揭示涉毒犯罪的心理机制和发展规律，检验项目对于犯因性问题及降低再犯风险方面是否确实有效等。在回归跟踪阶段，极力打造三个平台：（1）信息共享平台。建立矫正情况告知制度，将矫正对象在监期间的有关情况书面告知所属地的社区、派出所和司法所，实现无缝对接。根据其在监内表现提出相应的延续帮教措施和建议，并督促矫正对象定期反馈情况，实现信息对接。（2）持续帮扶平台。开设“回归热线”、QQ 聊吧、微信群等媒介，便于矫正对象在生活中遇到挫折、心理问题时，能及时寻求帮助，获得有效指导，也便于矫正对象之间交流思想、互相鼓励，共同保持操守。主动与重点矫正对象联系，定期提供心理辅导和信息服务。（3）回访调查平台。建立每半年一次的回访调查制度，采取电话回访、面谈回访、社会调查等方式，对矫正对象跟

踪回访，为有复吸危险的矫正对象提供及时而有效的帮助。

（七）矫正作业布置

有研究表明，引入丰富环境作为一种特殊的干预手段能起到降低成瘾易感性、减少戒断后复吸以及缓解毒品对脏器损害的作用，而早期引入丰富环境对成瘾防治的效果尤为显著。① 所谓动物实验中的丰富环境是指有较好活动设施条件的实验动物群居饲养环境，例如在大鼠饲养笼内设吊桥、转轮、秋千、云梯和坑道等。与丰富环境相对的是匮乏环境，其中除正常的水和食物供应外无任何活动设施，动物被单独饲养。早在1960年代初，罗森茨魏格和克列什等研究者进行了一系列实验，首次证明在复杂环境下成长的青春期大鼠，成年后的大脑皮层重量和厚度、行为活动性以及中枢去甲肾上腺素含量，均比匮乏环境的动物有显著增加。诸多实验证明，丰富环境对已损伤大脑具有一定的修复作用。关于毒品成瘾的动物实验和临床研究都证明了丰富环境对于减少成瘾、防止复吸以及缓解毒品对脏器损伤所起的重要和积极的作用。

无聊或空虚孤单时，都将容易触发矫正对象有用药的念头，故协助矫正对象发展正当的休闲生活技能而建立稳定规律的正当休闲生活习惯，将有利于矫正对象避免因生活的无聊，而重新堕入其寻求感官刺激的用药循环中。戒瘾受不同活动伴随价值功能的选择所宰制：与心瘾无关之活动的增加将相对的减少与用药相关的活动。

课题组在矫正项目的设计中以矫正作业的形式构建丰富环境。其中包括了“生理的丰富”和“心理的丰富”两方面。生理的丰富包括了增加环境中各种物件的设置，如在监舍内安装电视和正心

① 李鹏平、潘统鹤等：《探索丰富环境对毒品成瘾的防治作用》，载《科学》2015年第67期。

镜，给矫正对象提供物理刺激。心理的丰富则体现于，矫正对象分组集中关押，给予个体间充分的互动机会，以及矫正民警对矫正对象的关注。同时，注重把物理环境设置融合到文化环境中，并且着力构建有多方面人际沟通与社会活动、促进和谐交往的心理环境。如布置监房环境，张贴禁毒誓词和标语，定期举行监区文化活动，编排心理情景剧《HUO》，排演心理健康操《传递爱》等等；建立用于阅读的读书角、每周观看一部禁毒电影，举行劳动任务竞赛等等。矫正作业布置的原则为契合单元内容，多样化矫正对象的休闲生活，丰富矫正环境。

（八）评估体系制定

罪犯矫正既是一门科学，又是一门艺术，矫正工作的实质决定了过分强调量性研究而轻视质性研究的价值将会忽视矫正工作中的人文性、艺术性、伦理性。量性研究在以人为研究对象的社会科学研究中存在一定的局限性。因为人既有一般的生物活动的共性又有复杂的精神活动的个性，还要受到各种自然和社会环境因素的影响，不可能任意施加各种处理因素或简单量化，也很难对人的情感和各方面的动态变化等因素进行量化。美国的循证矫正原则认为，通过与罪犯日常交往和观察而非正式地收集案件信息与运用一定的工具所进行的正式评估具有同等重要的意义。测试与评估的结果也不仅仅是简单的数值，而是循证矫正的证据，为下一阶段的矫正活动或是下一次循证矫正的开始提供依据。因此，本研究科学制定评估体系，将量表测评、行为评估与定性研究相结合，将过程评估与效果评估相结合，对吸毒女犯心瘾戒断矫正项目的矫正效果进行了全面评估。

三、项目模型

综上，课题组运用讲解的方式、结合示范、看视频、案例分析、角色扮演（心理剧）、游戏活动、动机晤谈、讨论（辩论）、表达（分享）、模拟练习、行为与拓展训练、家庭作业、个体咨询或治疗、主题帮教活动等方式进行矫正实践，设计筛选评估、认知行为调整、戒瘾行为强化、回归跟踪四个阶段，项目共分六个模块、24 个单元进行矫正，分为集中矫正及自我矫正部分，矫正活动共历时 6 个月，形成项目《女犯心瘾戒断矫正项目》。项目模型架构如下：

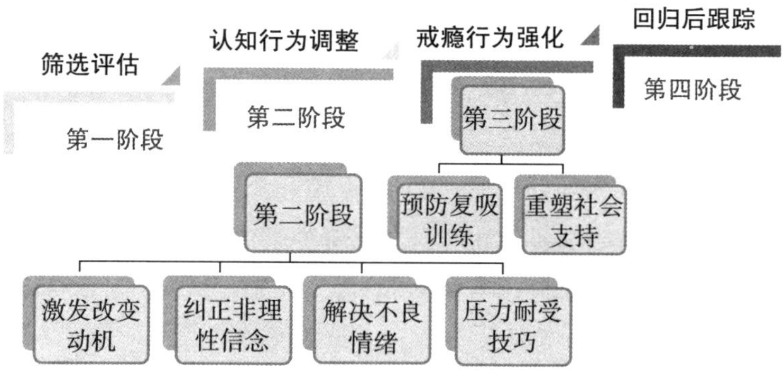

四、项目剂量

项目剂量是项目设计的基本组成部分，美国循证矫正按照“40% ~70% 的高风险罪犯为期 3 ~9 个月的矫正”安排剂量。本项目根据基本原理、因子大小及项目容量需要，遵循项目剂量的基本要求，安排每个模块的剂量。具体分配如下，需根据每个矫正对象的个体差异即时调整：

模块一：激发改变动机	单元1：循证矫正试点工作动员会	3小时
	个体结构性访谈（倾听、导进、关系）	2小时/矫正对象，共计60小时。
	单元2：聚焦戒瘾问题	3小时
	单元3：唤出戒瘾动机	3小时
	单元4：计划改变方案	3小时
模块二：纠正非理性信念	单元5：关于“成瘾”的非理性信念	3小时
	个体咨询，澄清非理性信念	2小时/矫正对象，共计60小时。
	单元6：澄清非理性信念	3小时
	单元7：自我标签	3小时
	单元8：独特的我	3小时
模块三：解决不良情绪	单元9：抑郁	3小时
	单元10：焦虑	3小时
	单元11：愤怒	3小时
	单元12：情绪ABC	3小时
模块四：压力耐受技巧训练	单元13：压力	3小时
	单元14：危机幸存策略	3小时
	单元15：接纳现实的指导	3小时
	单元16：接纳现实的基本原则	3小时

续表

模块五：预防复吸训练	单元17：应付渴求感	3小时
	单元18：识别复吸的高危情境	3小时
	单元19：拒绝毒品的技巧（一）	3小时
	单元20：拒绝毒品的技巧（二）	3小时
模块六：重塑社会支持	单元21：人际沟通技能训练	3小时
	单元22：邀请禁毒社会帮教志愿者开展帮教活动	3小时
	单元23：邀请矫正对象家属来监开展帮教活动	3小时
	单元24：走向明天	3小时

第四章
女犯心瘾戒断矫正项目的实验过程

第一节　实验准备

一、环境准备

多媒体教室：至少可以容纳 30 人的多功能室，同时配有影音记录设备，方便矫正内容的记录整理，便于开展多媒体教学与各类行为训练活动。

独立监舍：用于集中关押矫正对象，便于日常矫正活动的开展。

本研究暂仅限于在监禁环境中开展。

二、工具准备

文具书籍：学习手册、笔、档案袋等；

影像资料：用于矫正的电影、音乐等资料；

摄影与录像设备：用于记录矫正过程的图像和视频信息；

生物反馈仪及仿真毒品：实验记录矫正对象面对仿真毒品时的脑电、心电等生理波动指数；包含各模块检测量表；

闪示卡、正心镜、心愿树，构建全方面多角度矫正合力；

书籍：用于矫正对象日常学习。参考书目：《戒瘾》、《心雨》等，布置成循证矫正读书角，并设置循证矫正借书规定，规范并记录矫正对象的读书情况。

三、人员准备

监狱成立了循证矫正工作组，由监狱长、政委任正副组长，分管副监狱长作为项目经理，心理健康中心主任作为项目实施直接管理人，组成由3名专职矫正民警和3名兼职矫正民警构成的专业矫正团队，建立了矫正工作机制，协调职能部门与试点监区，配合开展各项矫正工作。

与南京师范大学、南京中医药大学、南京脑科医院等建立常态化的业务指导联系，寻求社会技术支撑。先后走访了强制隔离戒毒所、社区戒毒办公室、司法所等政府机构，全面了解国家禁毒工作及举措，广泛搜集矫正毒品滥用资料，将工作提早延伸至社区。监狱邀请南京秦淮公安分局禁毒科的民警及夫子庙街道社区戒毒办公室的3名专职社工来监对矫正对象开展帮教活动。

（一）矫正对象选择

按照大样本随机对照实验的要求，在中高再犯风险的涉毒犯罪的女犯中筛选出符合以下条件的矫正对象，人数为60人。包括：(1）实际余刑1~3年，居住地以江苏省内为主，以保证既有充足的时间能完成矫正项目，又能保证跟踪研究的效果，提高研究效率。(2）“瘾癖”的需求突出，主要因新型毒品成瘾导致毒品犯罪问题。考虑到传统毒品和新型毒品差异，从较易干预的新型毒品入手，开展心瘾戒治试验。(3）有参与矫正的意愿。(4）排除标准：

有认知障碍者；参与了其他的干预研究项目者。随机分成实验组和对照组开展吸毒女犯心瘾戒断矫正项目实证研究工作。

其中参加项目矫正实践的实验组对象中，除两名矫正对象外，其余28名矫正对象均符合毒品依赖诊断标准，均已完成生理脱毒，在矫正进行前半年内均无任何毒品使用记录，且无重大精神类疾病、无脑外伤病史。所有矫正对象均为自愿参加本项目，有权利随时选择退出研究。参加研究前，均被口头告知研究目的和主要流程，并给以书面说明，所有被试均签署了《知情同意书》。两名无毒品滥用史的矫正对象只贩不吸，社会角色为“大哥背后的女人”，认知水平相对较高，在坚决拒绝毒品方面起到了良好的示范作用。另外，在矫正过程中注重对矫正对象的激励，如利用奖励（表扬、物质奖励等），实施对矫正对象行为的外在激励；利用情感交流、精神鼓励等，实施对矫正对象的内在激励。

实验组矫正对象的平均年龄33岁，基本信息如下表：

编号	姓名	出生日期	婚姻状况	捕前文化	收押日期	原判刑期	犯罪次数
A1	刘某某	1985年6月27日	离婚	小学	2014年3月19日	2年6个月	2
A2	李某	1984年7月17日	离婚	小学	2013年9月10日	3年6个月	1
A3	杜某	1977年2月22日	离婚	初中	2013年6月6日	4年	1
A4	李某某	1989年10月28日	未婚	初中	2014年1月8日	3年9个月	1
A5	刘某某	1981年7月21日	离婚	中专	2014年1月9日	3年6个月	1

续表

编号	姓名	出生日期	婚姻状况	捕前文化	收押日期	原判刑期	犯罪次数
A6	马某某	1973年6月12日	已婚	初中	2014年4月11日	3年	1
A7	刘某某	1991年8月20日	未婚	初中	2014年11月12日	3年	1
A8	陈某某	1990年3月8日	离婚	初中	2014年11月20日	3年	1
A9	王某	1990年3月22日	未婚	初中肄业	2013年9月5日	4年3个月	1
A10	彭某某	1992年4月16日	未婚	初中	2014年1月9日	4年6个月	1
A11	邹某某	1975年3月7日	离婚	初中	2014年9月12日	3年3个月	1
A12	顾某	1981年11月6日	离婚	高中	2013年5月9日	5年6个月	1
A13	李某某	1964年10月7日	已婚	初中	2014年9月25日	4年6个月	1
A14	朱某	1988年6月1日	未婚	初中	2013年12月3日	5年	1
A15	唐某某	1991年11月18日	未婚	初中	2014年5月31日	7年7个月	1
A16	蒋某	1979年4月17日	离婚	职高	2014年1月2日	7年	1
A17	王某	1987年6月19日	已婚	初中	2014年1月9日	7年	1
A18	许某	1991年7月1日	未婚	初中	2014年5月31日	8年9个月	2

续表

编号	姓名	出生日期	婚姻状况	捕前文化	收押日期	原判刑期	犯罪次数
A19	刘某某	1984 年 1 月 29 日	离婚	初中	2014 年 12 月 10 日	7 年	1
A20	戚某某	1994 年 10 月 4 日	未婚	大专	2014 年 8 月 12 日	8 年	1
A21	唐某某	1986 年 1 月 31 日	未婚	高中	2014 年 5 月 31 日	9 年	1
A22	刘某	1973 年 12 月 10 日	离婚	初中	2014 年 4 月 9 日	8 年 6 个月	1
A23	冯某	1987 年 7 月 23 日	已婚	初中	2014 年 9 月 25 日	8 年 6 个月	2
A24	王某某	1982 年 1 月 10 日	未婚	初中	2013 年 5 月 6 日	11 年 6 个月	1
A25	杨某	1986 年 12 月 4 日	未婚	高中	2014 年 4 月 9 日	11 年	1
A26	周某某	1963 年 8 月 21 日	离婚	初中	2012 年 12 月 26 日	13 年	1
A27	李某某	1983 年 6 月 14 日	丧偶	初中	2012 年 7 月 20 日	15 年	1
A28	仇某某	1976 年 11 月 2 日	离婚	初中	2014 年 9 月 19 日	12 年	1
A29	陈某	1983 年 1 月 12 日	未婚	初中	2014 年 1 月 2 日	15 年	1
A30	张某某	1983 年 5 月 6 日	未婚	初中	2014 年 1 月 9 日	15 年	1

将实验组与对照组的基本资料进行均衡性检验，结果如下：

项目		研究对象（n=60）		对照组（n=30）		实验组（n=30）		检验统计值 Z/t	P
		n	%	n	%	n	%		
年龄	18～24岁	9	15%	3	10%	6	20%	0.671	0.759
	25～34岁	25	41.7%	10	33.3%	15	50%		
	35～44岁	14	23.3%	8	26.7%	6	20%		
	45岁以上	12	20%	9	30%	3	10%		
籍贯	江苏省内	44	73.3%	20	66.7%	24	80%	-1.596	0.110
	江苏省外	16	26.7%	10	33.3%	6	20%		
文化程度	小学	7	11.7%	4	13.3%	3	10%	-0.018	0.986
	初中	42	70%	22	73.3%	20	66.7%		
	中专及以上	11	18.3%	4	13.3%	7	23.3%		
婚姻状况	未婚	25	41.7%	13	43.4%	12	40%	-1.020	0.308
	已婚	13	21.7%	9	30%	4	13.3%		
	离异	20	33.3%	8	26.7%	12	40%		
	丧偶	2	3.3%	0	0	2	6.7%		
犯罪次数	初犯	53	88.3%	27	90%	26	86.7%	-1.212	0.225
	二次以上犯罪	7	11.7%	3	10%	4	13.3%		
原判刑期	1—3年	7	11.7%	4	13.3%	3	10%	-0.858	0.391
	3—5年	15	25%	5	16.7%	10	33.3%		
	5—10年	26	43.3%	14	46.7%	12	40%		
	10年以上	12	20%	7	23.3%	5	16.7%		
罪名	贩卖、运输毒品罪	1	1.7%	0	0	1	3.3%	-0.276	7.783
	运输毒品罪	2	3.3%	2	6.7%	0	0		

续表

<table>
<tr><td colspan="2" rowspan="2">项目</td><td colspan="2">研究对象（n=60）</td><td colspan="2">对照组（n=30）</td><td colspan="2">实验组（n=30）</td><td rowspan="2">检验统计值 Z/t</td><td rowspan="2">P</td></tr>
<tr><td>n</td><td>%</td><td>n</td><td>%</td><td>n</td><td>%</td></tr>
<tr><td rowspan="3">罪名</td><td>贩卖毒品罪</td><td>48</td><td>80%</td><td>20</td><td>66.7%</td><td>28</td><td>93.3%</td><td rowspan="3">-0.276</td><td rowspan="3">7.783</td></tr>
<tr><td>贩卖毒品罪、容留他人吸毒罪</td><td>2</td><td>3.3%</td><td>2</td><td>6.7%</td><td>0</td><td>0</td></tr>
<tr><td>非法持有毒品罪</td><td>7</td><td>11.7%</td><td>6</td><td>20%</td><td>1</td><td>3.3%</td></tr>
<tr><td rowspan="2">吸毒史</td><td>有</td><td>56</td><td>93.3%</td><td>28</td><td>93.3%</td><td>28</td><td>93.3%</td><td rowspan="2">-0.065</td><td rowspan="2">0.948</td></tr>
<tr><td>无</td><td>4</td><td>6.7%</td><td>2</td><td>6.7%</td><td>2</td><td>6.7%</td></tr>
</table>

结果显示：P 值均大于 0.5，说明随机分组的实验组和对照组矫正对象的基本信息均不存在显著性差异，两组之间同质性较高。

（二）矫正民警

矫正民警由参加过循证矫正专业培训的民警担任，其中专职矫正民警不少于 3 名，均具备心理学专业背景，且具有丰富个案管理经验和矫正工作经验。兼职矫正民警不少于 2 名，由实验监区配备，从事矫正对象的日常管理，搜集反馈信息。

（三）项目开发人

吴晓凤　江苏省南京女子监狱党委书记、监狱长

经　伟　江苏省南京女子监狱党委委员、副监狱长

姚　丹　江苏省南京女子监狱心理健康指导中心主任

李方洲　江苏省南京女子监狱十一监区一级警员

王　莉　江苏省南京女子监狱心理健康指导中心一级警员

（四）项目实施人

姚　丹　江苏省南京女子监狱心理健康指导中心主任

刘晓慧　江苏省南京女子监狱十一监区监区长

赵莉莉　江苏省南京女子监狱十一监区副监区长

李方洲　江苏省南京女子监狱十一监区一级警员

万　静　江苏省南京女子监狱六监区一级警员

王　璐　江苏省南京女子监狱十一监区二级警员

（五）项目实施监督人

吴　旭　江苏省监狱管理局副局长　研究员、法学博士

张建秋　江苏省监狱管理局狱情信息监测总站主任　法学副研究员

张庆斌　江苏省监狱管理局狱情信息监测总站副主任　法学硕士

杨木高　江苏省监狱管理局教育改造处副处长　法学副研究员

宋　行　江苏省司法警官高等职业学校刑法学教研室主任　法学教授

四、经费准备

项目运行拥有专门的科研经费保障，成本构成分为两部分：

（一）实验监区成本

包括罪犯调进调出对监区经济产生的影响及实验组矫正对象参加矫正活动对监区经济产生的影响。

（二）项目运行费用

包括购买专业书籍教材；正心镜、心愿树、闪示卡、心经等活

动用品；家属进监亲情帮教活动费用；矫正民警培训费用；罪犯奖励、加餐激励；生物反馈仪软件使用；影像资料制作费；文本印刷条幅制作等费用；效果跟踪回访费用预计等等。

第二节　实验过程与分析

项目针对矫正对象的“心瘾”需求、内在特征与学习能力，基于经实践证明有效的动机晤谈及认知行为疗法进行设计。按照实验方案实施，严格控制实验条件。项目实施过程则严格按照吸毒女犯心瘾戒断矫正项目的要求和规范进行，讲究矫正方法、内容与目标体系的整体性安排，以期形成一个有序、有度、有效的执行规范体系，确保项目实施的技术性、科学性、可行性。

一、模块一实验过程与分析

（一）过程记录

模块一：激发改变动机矫正过程记录
主要理念：动机是行为改变的关键因素，如果有较强的动机，表明矫正对象已经准备好了去改变，反之，矫正对象对改变的阻抗就会相对较大，影响矫正的依从性。激发改变动机主要是激发矫正对象积极改变自己的内在潜能。通过系统全面地比较吸毒的得失利弊，分析继续吸毒的结局和个人目标价值之间的矛盾，使矫正对象明确吸毒的收获是微不足道的，而损失是巨大的，使其明确内心真正的需要，激发戒因动机。同时，缺乏戒瘾信心也与复吸密切相关，信心是自我效能的主要因子，而自我效能是矫正对象保持操守的主要因素，同时影响戒瘾动机的建立和维持。帮助矫正对象认识到“心瘾”是可以戒除的，有成功的案例可供借鉴，建立起牢固的戒瘾信心，为后续矫正奠定坚实的基础。

续表

<table>
<tr><th colspan="2">矫正内容</th><th>矫正时间</th><th>矫正方法</th><th>矫正民警</th></tr>
<tr><td colspan="2">单元一：循证矫正试点工作动员会
1. 宣讲（重点在益处）
2. 破冰行动，团队建设
3. 宣读、签订《矫正意愿书》</td><td>2015 年
6 月 3 日</td><td>讲解、行为与拓展训练</td><td>姚丹
刘晓慧</td></tr>
<tr><td colspan="2">单元二：聚焦戒瘾问题
4. 要改变的理由 VS 不改变的理由（讨论、辩论）；
5 –6. 探索价值观和目标（最重要的事）</td><td>2015 年
6 月 10 日</td><td>讲解、讨论（辩论）、动机晤谈</td><td>姚丹</td></tr>
<tr><td colspan="2">单元三：唤出戒瘾动机
7. 重要尺
8. 信心尺
9. 戒除毒品宣誓承诺仪式</td><td>2015 年
6 月 17 日</td><td>讲解、行为与拓展训练</td><td>李方洲</td></tr>
<tr><td colspan="2">单元四：计划改变方案。
10. 改变的路径（头脑风暴）；
11. 制定改变方案；
12. 模块测试（戒毒意愿调查问卷；动机改变量尺）</td><td>2015 年
6 月 24 日</td><td>表达（分享）、测试</td><td>李方洲</td></tr>
<tr><td colspan="2">罪犯活动及反应</td><td colspan="3">通过本模块的矫正实验组矫正对象（犯许某、王某等）普遍显示出参与热情高涨，表示对项目效果的期待；但同时也有个别矫正对象（犯邵某某、王某某等）对心瘾能够被戒断持怀疑态度，对参与项目积极性较低，甚至表现出一定的抗拒。</td></tr>
<tr><td colspan="2">模块测试结果及分析</td><td colspan="3">结果显示实验组矫正对象的戒毒意愿显著提升，动机水平较对照组高，表明本模块总体上在提升戒毒意愿、激发改变动机方面有效，基本达到预期目标。</td></tr>
<tr><td rowspan="2">矫正评点</td><td>内容</td><td colspan="3">本模块开展了循证矫正试点工作动员会、破冰行动等活动，加强团队建设，通过价值拍卖探索价值观与人生目标，并以戒毒宣誓、个体结构性访谈等方式激发出矫正对象的改变动机。</td></tr>
<tr><td>矫正量</td><td colspan="3">4 个单元，1 个月。</td></tr>
</table>

续表

	强度	在重讲解的课程里知识性的内容较为完备，在拓展训练结合自身的活动型课程里强度略有不足。
	流程	破冰团队建设→聚焦戒瘾问题→唤出戒瘾动机→计划改变方案
修正建议		第二课团队建设的时间应适当延长，1 小时的活动时长在实际操作时较为紧张，拟调整为 2 小时；第十课头脑风暴的内容矫正对象的实际掌握情况一般，1 小时的矫正活动基本只达到教会她们改变的路径有哪些，具体结合自己的实际情况制定的矫正清单完成质量不高，拟增加个别辅导的设计环节及内容，并增加时长；第十一课同第十课。
矫正民警自评		对于个别矫正对象显示出参与积极性不高的问题，我们对这部分矫正对象进行了个别矫正谈话辅导，使得她们的消极态度有所改善，参与热情有所提升。本模块完成后能感受到实验组矫正对象戒除心瘾的动机水平取得了进步，对参与项目矫正活动表现出更加积极的态度。

（二）结果分析

1. 戒毒意愿调查问卷结果

	实验组（30 人）	对照组（30 人）	F	P 值
前测均值	172. 69	188. 19	7. 528	<0. 05
后测均值	215. 94	242. 04	3. 198	>0. 05
F	0. 049	2. 638		
P 值	>0. 05	>0. 05		

结果显示：前测时实验组的戒毒意愿较对照组低，差异显著。后测时实验组与对照组没有差异。实验组与对照组的前后测均无显著差异。推测分组随机抽样时恰巧实验组的被试在戒毒意愿上显著低于对照组被试，但在对实验组对象矫正后，她们的戒毒意愿显著

提升以至于在后测时与对照组的结果没有差异。这个量表的数据结果显示本项目在提升戒毒意愿、激发改变动机方面有效。

2. 戒瘾动机尺、信心尺、重要尺测试结果

	组别	M	SD	t	P
动机尺	实验组	9.18	1.430	2.709 ***	0.000
	对照组	7.71	1.805		
信心尺	实验组	8.42	2.569	2.606 ***	0.000
	对照组	5.83	1.633		
重要尺	实验组	8.25	1.751	2.282 *	0.036
	对照组	6.41	1.372		

注：***$p<0.001$，**$p<0.01$，*$p<0.05$，下同。

结果显示：实验组较对照组在动机改变、信心改变、重要性改变量尺上的结果均呈显著差异，实验组的动机水平较对照组高。说明本模块对矫正对象改变动机、信心及重要性上的提升作用显著有效，基本达到预期目标。

二、模块二实验过程

（一）过程记录

模块二：纠正非理性信念矫正过程记录
主要理念：人的行为是心理活动的外在表现，而心理活动的产生是以内环境的生理冲突和外环境的信息为动力。吸毒是后天习得的行为，随着不断练习而熟练，并且形成了自动思维和行为模式。吸毒成瘾后，每当遇到情绪、压力等问题时，矫正对象就会自动想到采取吸毒的方式来解决。认知行为疗法是一组通过改变思维和行为的方式来改变不良认知，消除不良情绪和行为。本模块运用共情，组织辩论，进行戒瘾利弊分析；深入了解毒品及毒瘾的相关知识及最新理念；聆听、阅读、抄写心经；贴上积极标签等方式形成正确

续表

<table>
<tr><td colspan="4">的自我认知，改变对毒品、自己、他人和环境的非理性的信念及要求，理解毒瘾是可以戒除的，自己是有能力戒除心瘾的。</td></tr>
<tr><td>矫正内容</td><td>矫正时间</td><td>矫正方法</td><td>矫正民警</td></tr>
<tr><td>单元五：关于“成瘾”的非理性信念
13. 讨论“我”的想法（ABC）
14. 分类为触发、自动化、促进性
15. 罗列非理性信念</td><td>2015 年
7 月 1 日</td><td>讲解、动机晤谈、讨论（辩论）</td><td>姚丹</td></tr>
<tr><td>单元六：澄清非理性信念
16. 分组辩论
17. 戒瘾成本—效益评估
18. 聆听、阅读、抄写《心经》</td><td>2015 年
7 月 8 日</td><td>示范、游戏活动、论（辩论）、表达（分享）</td><td>李方洲</td></tr>
<tr><td>单元七：自我标签
19. 认识消极自我标签
20. 撕开消极自我标签
21. 贴上积极自我标签</td><td>2015 年
7 月 15 日</td><td>讲解、案例分析、游戏活动、行为与拓展训练</td><td>姚丹</td></tr>
<tr><td>单元八：独特的我
22. 我是谁
23. 我的特质（成功改变者卡片）
24 模块测试（非理性信念量表；毒瘾测试；毒瘾再认知测试）</td><td>2015 年
7 月 22 日</td><td>讲解、角色扮演（心理剧）、动机晤谈、行为与拓展训练、测试</td><td>李方洲</td></tr>
<tr><td>罪犯活动及反应</td><td colspan="3">本模块的矫正实践中有一些矫正对象（犯王某、李某某等）表现出对活动参与的积极性及主动性，会在讨论及角色扮演等环节主动配合矫正民警起到正面引导作用，她们的主动且正性的影响对实验组其他对象也产生了较好的引导作用。但却也存在个别成员（犯邵某某）在自我标签单元时对自己全盘否定，认为自己不可能改好了，对家人对社会都是无用的人的问题。</td></tr>
<tr><td>模块测试结果及分析</td><td colspan="3">结果显示实验组对象的非理性信念问题较对照组显著改善，但在毒瘾及毒瘾再认知测试中得分与对照组无差异，分析认为本模块对矫正对象的非理性信念问题的改善有效，但就心瘾情况的测查工具的选择上存在问题，未能有效分辨毒瘾与心瘾之间的差别，但目前确实缺乏针对已完成生理脱毒的人员心瘾情况测量的量表。这也是本研究下一步可以探索的地方。</td></tr>
</table>

续表

矫正评点	内容	本模块对戒瘾利弊进行分析，深入了解毒品及毒瘾的相关知识及最新理念；聆听、阅读、抄写心经；通过贴上积极标签，是矫正对象形成正确的自我认知，改变非理性的信念及要求。
	矫正量	4 个单元，1 个月。
	强度	本模块在强度上能基本完成设计内容，达到矫正设计效果。强度适当。
	流程	澄清非理性信念→改变自我标签→认识我的特质
修正建议		对测试使用的毒瘾测试及毒瘾再认知测试量表作调整，自编心瘾测试及心瘾再认知问卷进行使用。
矫正民警自评		对个别成员的非理性信念难以澄清、对自我的消极标签难除的问题，矫正民警对其进行及时个别咨询辅导，帮助其及时改变自我负面评价，改变其非理性信念。通过 3 名矫正民警的配合协作，邵某某等的非理性信念有所动摇。

（二）结果分析

1. 非理性信念量表测试结果

	组别	M	SD	t	P
非理信信念	对照组	0.62	0.54	-2.12	0.155
	实验组	0.32	0.38		
吸毒功效	对照组	0.78	0.70	-1.79	0.779
	实验组	0.39	0.70		
毒品依赖	对照组	0.17	0.24	-0.90	0.407
	实验组	0.11	0.21		
侥幸心理	对照组	0.49	0.52	-0.246	0.925
	实验组	0.45	0.50		
过度自信	对照组	1.06	0.21	-2.65 **	0.003
	实验组	0.33	0.16		

非理性信念量表为矫正过程中新增量表，未对实验组和对照组矫正对象开展前测，故只能将实验组和对照组在矫正结束后的测试结果进行分析检验。结果显示：除“过度自信”维度外，其余各维度均未存在显著差异，实验组和对照组表现为非理性信念得分均较低，程度均不重。但实验组在各维度的均分均低于对照组，虽未有显著差异，但也能在一定程度上说明，经过模块二的矫正，实验组在对吸毒功效的认识、毒品依赖的程度、侥幸心理及过度自信方面得到改善。尤其表现在能客观评估自己对毒品和吸毒的控制力。

2. 毒瘾测试量表测试结果

	实验组（30 人）	对照组（30 人）	F	P 值
前测均值	5.27	5.33	0.261	>0.05
后测均值	5.28	5.88	1.485	>0.05
F	0.018	0.364		
P 值	>0.05	>0.05		

结果显示，在毒瘾测试量表上实验组和对照组的前测结果及后测结果均无显著差异；实验组和对照组的前测与后测之间也均无显著差异。推测是由于被试均为在监服刑人员，在前测与后测时均为服刑状态长期未有接触毒品，故此实验组与对照组在毒瘾测试上未有差异，在为期 6 个月的矫正期间前后在毒瘾方面也没有显示出明显差异。

推测可能是我们在量表选用上针对性不足，目前缺乏针对已达到生理脱毒的人员心瘾情况测量的量表。这也是本研究下一步可以探索的地方。

3. 毒瘾再认知量表测试结果

	实验组（30 人）	对照组（30 人）	F	P 值
前测均值	72. 08	68. 22	0. 009	>0. 05
后测均值	80. 75	82. 24	0. 985	>0. 05
F	2. 416	3. 27		
P 值	>0. 05	>0. 05		

结果显示，在毒瘾再认知量表上实验组和对照组的前测结果及后测结果均无显著差异；实验组和对照组的前测与后测之间也均无显著差异。但从均值上看在实验组与对照组中后测均值较前测均值高。推测可能是由于练习效应在实验组和对照组产生了影响；同时由于循证矫正活动的开展与宣传对测试人员也都造成了正性影响；也可能是量表设计时对可变性信念的测查力、针对性不足等问题导致实验组与对照组在毒瘾再认知测试的结果上未有差异，在为期 6 个月的矫正期间前后在毒瘾方面后测较前测得分有提高，但差异并不显著。

说明在纠正非理性信念模块的矫正量、强度需要做适度调整，在测查上也需要进一步探索出更有针对性的评估工具。

三、模块三实验过程

（一）过程记录

模块三：解决不良情绪矫正过程记录			
主要理念：不能正确处理负面情绪是造成毒品依赖的主要原因。矫正对象有不良情绪时，脑海里通常会闪现“吸毒可以忘记一切烦恼和痛苦”的自动思维，并为自己寻找诸如“太痛苦了，我不得不吸”的合理化借口。模块三应用认知行为疗法，聚焦 ABC 理论，引导矫正对象合理认知情绪，体验放松训练，指导察觉情绪，管理情绪的技巧和方法，避免今后再次因有害的冲动情绪而导致复吸行为，再次走上犯罪道路。			
矫正内容	矫正时间	矫正方法	矫正民警
单元九：抑郁 25. 认识抑郁 26. 抑郁的自我管理 27. 积极的态度	2015 年 7 月 29 日	讲解、模拟练习	李方洲
单元十：焦虑 28. 认识焦虑 29－30. 体验九种放松训练技巧	2015 年 8 月 5 日	讲解、示范、模拟练习	姚丹
单元十一：愤怒 31. 认识愤怒 32. 愤怒管理 33. 愤怒控制	2015 年 8 月 12 日	讲解、讨论（辩论）	李方洲
单元十二：情绪 ABC 34. 合理情绪疗法； 35. 情绪的宣泄与释放； 36. 模块测试（抑郁自评量表；焦虑自评量表）	2015 年 8 月 19 日	角色扮演、讲解、表达（分享）、测试	姚丹

续表

罪犯活动及反应		在矫正活动的实施过程中，矫正对象们基本表现出了对如何处理负面情绪的基本掌握，但在实际改造实践过程中，个别矫正对象（犯王某等）因为劳动工序上出现的问题及对家人生活窘境的担忧在监区中出现了一次因为情绪失控与他犯产生冲突并被扣分处理的问题。
模块测试结果及分析		结果显示本模块在抑郁这一情绪问题上起到了正性的影响作用，但对焦虑问题的改善没有作用，分析认为可能焦虑并不是吸毒女犯心瘾难断的原因，其余不良情绪问题的变化未做测查。说明本模块在解决吸毒女犯的不良情绪问题上作用一般，下一步需要对该模块的矫正量和强度上作调整，对测试量表的选用也要进行调整。
矫正评点	内容	本模块运用认知行为疗法，聚焦 ABC 理论，引导矫正对象合理认知情绪，体验放松训练，指导察觉情绪，学习和掌握管理情绪的技巧和方法。
	矫正量	4 个单元，1 个月。
	强度	焦虑单元的强度需提高，增加讲解及训练的容量。
	流程	改善抑郁情绪→改善焦虑情绪→改善愤怒情绪→正确处理情绪
修正建议		提高本模块焦虑单元的矫正量和强度，增加对愤怒及其他不良情绪的测查量表。
矫正民警自评		在情绪这一模块，我们能够很明显的感受到，矫正对象们在我们矫正活动过程中所掌握的一些知识与她们的实际生活中的运用还是有一定的距离，由于我们此次课题的时长所限，每一个模块都按照 1 个月的体量来进行设计，而落实到实践，与她们的日常能够做到有效结合需要更多的时间。我们考虑今后加大模拟实践的矫正比重，并适当延长本模块的矫正时长，增加矫正强度。

（二）结果分析

1. 抑郁自评量表（SDS）

	实验组（30 人）	对照组（30 人）	F	P 值
前测均值	27.04	27.52	0.255	>0.05
后测均值	18.72	16.04	0.471	>0.05
F	8.168	5.583		
P 值	<0.05	<0.05		

结果显示，实验组与对照组前测及后测结果均无差异。实验组的后测得分较前测低，差异显著；对照组的后测得分较前测低，差异显著。推测可能是由于练习效应对实验组和对照组均产生了影响，同时由于循证矫正活动的开展与宣传对测试人员也都造成了正性影响，因此抑郁测试的得分实验组及对照组被试均降低。总之，在抑郁这一情绪问题上，本项目起到了正性的影响作用。

2. 焦虑自评量表（SAS）

	实验组（30 人）	对照组（30 人）	F	P 值
前测均值	25.27	26.48	0.382	>0.05
后测均值	30.63	30.92	2.128	>0.05
F	1.388	0.952		
P 值	>0.05	>0.05		

结果显示，在焦虑自评量表上实验组和对照组的前测结果及后测结果均无显著差异；实验组和对照组的前测与后测之间也均无显著差异。推测可能本项目的设计对涉毒型女犯的焦虑问题的改善没有作用；也可能焦虑并不是吸毒女犯心瘾难断的主要原因。说明本项目在解决吸毒女犯的不良情绪问题上作用一般，在抑郁情绪问题

的改善上有正性效果，但在焦虑问题的改善上没有作用，下一步需要对该模块的矫正量和强度上作调整。

四、模块四实验过程

（一）过程记录

模块四：压力耐受技巧训练过程记录			
主要理念：据调查，许多吸毒者的吸毒行为都是在遭遇压力事件之后。矫正对象压力过大时，大脑里也会产生“吸毒可以减压”的想法。模块四从社会上明星吸毒的案例导入，讨论与毒品有关的压力感受，学习危机幸存策略，掌握分析、自我安慰等技巧，开展接纳现实的指导，帮助矫正对象接受现实，识别压力，学会有技巧地忍受压力，阻止压力问题发展为吸毒借口和渴求。			
矫正内容	矫正时间	矫正方法	矫正民警
单元十三：压力 37. 讨论与毒品有关的压力感受 38. 痛苦和压力是生活的组成部分 39. 从改变压力事件到接纳、找到意义和忍受压力	2015 年 8 月 26 日	讨论、讲解、示范	姚丹
单元十四：危机幸存策略 40. 讨论个体如何应对压力 41. 分心、自我安慰 42. 提升这一刻、考虑支持和反对的理由	2015 年 9 月 2 日	讨论、讲解、动机晤谈	姚丹
单元十五：接纳现实的指导 43. 观察你的呼吸练习 44. 微笑练习 45. 觉察练习	2015 年 9 月 9 日	模拟练习、讨论、讲解	李方洲

续表

<table>
<tr><td colspan="3">单元十六：接纳现实的基本原则
46. 接纳
47. 意愿
48. 模块测试</td><td>2015 年
9 月 16 日</td><td>模拟练习、讲解、示范</td><td>李方洲</td></tr>
<tr><td colspan="2">罪犯活动及反应</td><td colspan="4">本模块在实际矫正过程中有个别矫正对象（犯冯某等）表示对自己来说吸毒就像抽烟喝酒一样，是一种习惯，在遇到压力有烦心事的时候就想吸一管，现在知道了还有这么多其他的应对方法好多了，起码不再是没头的苍蝇只会选择吸毒一条路了。但其也表示这种习惯上的行为应对方式，真正做到改变是很难的，尤其出狱以后回到以前的环境，“唉，真是不敢想”，该犯吐露。</td></tr>
<tr><td colspan="2">模块测试结果及分析</td><td colspan="4">结果显示实验组对象心理韧性较矫正前增强，丰富了压力应对方式。</td></tr>
<tr><td rowspan="4">矫正评点</td><td>内容</td><td colspan="4">讲解与毒品有关的压力感受，学习危机幸存策略，掌握分析、自我安慰等技巧，开展接纳现实的指导，使矫正对象学会有技巧地忍受压力。</td></tr>
<tr><td>矫正量</td><td colspan="4">4 个单元，1 个月。</td></tr>
<tr><td>强度</td><td colspan="4">本模块在强度上能基本完成设计内容，达到矫正设计效果。强度适当。</td></tr>
<tr><td>流程</td><td colspan="4">认识压力→危机幸存策略→接纳现实的指导→接纳现实原则</td></tr>
<tr><td colspan="2">修正建议</td><td colspan="4">增加模拟实践环节的矫正量及强度，真正帮助矫正对象能够将项目所学运用到实际生活中去。</td></tr>
<tr><td colspan="2">矫正民警自评</td><td colspan="4">在模拟压力情境活动后，数个矫正对象表示出对未来的迷茫，害怕回到过去的环境，遇到曾经的毒友，便会将现在学到的东西抛到脑后，重新拾起过去的恶习。对她们反应出的担忧，我们对其进行了有针对性的个体辅导，帮助她们树立信心，巩固本模块的学习内容，同时也更加让我们认识到，在项目设计中设置模块六重塑社会支持的重要性和必要性。</td></tr>
</table>

（二）结果分析

1. 心理韧性评估结果

心理韧性	组别	M	SD	t	P
坚韧	实验组	29.77	8.54	4.28 **	0.04
	对照组	26.84	9.13		
自强	实验组	20.47	6.01	1.82	0.18
	对照组	19.52	5.87		
乐观	实验组	8.50	2.90	2.60 ***	0.00
	对照组	7.90	3.20		

心理韧性评估量表为矫正过程中新增量表，未对实验组和对照组矫正对象开展前测，故只能将实验组和对照组在矫正结束后的测试结果进行分析检验。结果显示：在坚韧和乐观两个维度上，实验组显著优于对照组，表现出比对照组更强的坚韧性和对待压力的乐观性，对未来有希望和信心。在自强维度上则未表现出差异，可能因存在吸毒女犯的共性群体特征。

五、模块五实验过程

（一）过程记录

模块五：预防复吸训练过程记录
主要理念：模块五主要通过应对渴求感训练、角色扮演、练习说“不”、利用闪示卡等形式反复进行预防复吸训练，强化矫正对象对高危情景的准确辨别，学会观察渴求，建立警报系统，学会拒绝毒友的引诱，将拒毒技巧化为日常习惯。要想对毒品说“不”是一件极困难的事，只有在回归社会后不断调整自己，坚定戒瘾决心，并运用正确的预防复吸的技巧坚决拒绝毒品，并建立一种亲近社会的态度和正确的价值观，才是真正意义上的脱毒。

续表

矫正内容	矫正时间	矫正方法	矫正民警
单元十七：应付渴求感 49. 成瘾资料学习 50. 讨论“渴求感” 51. 应对“渴求感”	2015 年 9 月 23 日	讲解、讨论、行为与拓展训练	李方洲
单元十八：识别复吸的高危情境 52. 我的高危情境 53. 建立警报系统 54. 我的策略	2015 年 9 月 30 日	讲解、模拟练习	李方洲
单元十九：拒绝毒品的技巧（一） 55～56. 分组角色扮演 57. 讨论	2015 年 10 月 7 日	角色扮演（心理剧）、讨论	姚丹
单元二十：拒绝毒品的技巧（二） 58. 说“不”；救命 30 秒 59. 改变“偶吸”认知 60. 模块评估（生物反馈心瘾渴求评估；拒绝吸毒量表；渴求度量表）	2015 年 10 月 14 日	讲解、模拟练习、测试	姚丹
罪犯活动及反应	个别实验组矫正对象（女犯许某等）主动向矫正民警反映自己近期有疑似犯瘾的情况发生，对此很担心，害怕出狱后还是会走回复吸的老路。		
模块测试结果及分析	结果显示实验组对象生物反馈的心理渴求（心瘾）明显降低、渴求度降低，但实验组对毒品的抵御能力下降。说明从生物反馈角度本模块对降低矫正对象心瘾有效，但同时矫正活动对实验组对象起到了提示作用，使她们在日常服刑生活中淡忘的有关毒品的记忆再次鲜明起来，也就是我们在项目设计初期所担心的风险防范控制问题的出现。		
矫正评点 内容	本模块应对渴求感训练、角色扮演、练习说“不”、利用闪示卡等形式反复进行预防复吸训练，强化矫正对象对高危情景的准确辨别，学会观察渴求，建立警报系统，学会拒绝毒友的引诱，将拒毒技巧化为日常习惯。		
矫正评点 矫正量	4 个单元，1 个月。		

续表

	强度	渴求降低但抵御力下降，说明本模块的前两个单元强度适当达到矫正预期效果，后两个单元的强度不足，需增加。
	流程	应付渴求感→识别高危情境→掌握拒毒技巧
修正建议		对于毒品提示的风险防控需要我们增加单元拒绝毒品的技巧（一）和（二）的矫正容量和强度，由于本课题设置所限项目设计共6个月的矫正时间，但对戒毒人员的治疗一般经过一年的时间才趋于稳定，最好是3年的时间。短时间的矫正只能解决急性脱瘾问题，无法实现较好的康复和教育。因此，在下一步研究时我们将适当延长本模块后两个单元的时长，防范风险。
矫正民警自评		对于个别矫正对象出现的疑似犯瘾的问题，我们特别重视。参与本项目的矫正对象都是在监服刑人员，她们经过长时间的服刑生活生理毒瘾已经得以去除，这也是我们设计心瘾戒断项目的基础和原因。长时间的监禁环境使得她们与曾经的生活彻底脱离，看不到有关毒品的画面、听不到有关毒品的声音、接触不到有关毒品的人，此时的环境已然使矫正对象自然就部分实现了脱毒。然而参加我们的矫正活动使她们又重新“接触”到了有关毒品的内容，这是我们要防控的风险也是我们要面对的挑战。在矫正过程中，许某、张某某反应出打哈欠、疲倦、出冷汗、心慌气短、肌肉疼痛等戒断反应症状。经过监狱医院评估为一般戒断反应症状，未出现幻觉、行为失控、极度疼痛等严重戒断反应。只需采用自然戒断法（也称冷火鸡法、干戒法），经过10~20天，戒断症状逐步消失。但本项目我们对于模拟实践的比重设计的较多，且囿于总体体量上的约束，目前看来强度和量仍然不足，因此下一步我们要调整，继续增加后两个单元拒毒技巧实操内容的训练。

（二）结果分析

1. 生物反馈心瘾渴求评估结果

生物反馈仿真毒品心理渴求评估组间差异检验结果

	组别	M	SD	t	P
肌电波动指数	实验组	0.03	0.33	1.872 **	0.002
	对照组	0.79	1.78		
脑电 theta 波动指数	实验组	0.41	1.31	0.149	0.095
	对照组	0.46	0.74		
脑电 alpha 波动指数	实验组	0.28	0.99	-0.650 *	0.011
	对照组	0.13	0.42		
脑电 smr 波动指数	实验组	0.19	0.80	0.013	0.070
	对照组	0.19	0.49		
脑电 beta 波动指数	实验组	0.21	0.81	-0.483 *	0.014
	对照组	0.12	0.32		
综合波动指数	实验组	0.02	0.20	1.872 **	0.002
	对照组	0.47	1.07		

注：* 表示 $P<0.05$，** 表示 $P<0.01$，*** 表示 $P<0.001$；M 表示平均数，SD 表示标准差，下同。

结果显示，实验组对象经过项目矫正较对照组的综合波动指数显著低，即实验组对象的心理渴求（心瘾）明显降低，较为突出的反映矫正成效。

2. 拒绝吸毒量表测试结果

	实验组（30 人）	对照组（30 人）	F	P 值
前测均值	32.58	32.44	0.288	>0.05
后测均值	29.22	31.67	0.081	>0.05
F	0.001	5.583		
P 值	<0.05	>0.05		

结果显示，在拒绝吸毒量表上对照组前后测之间无显著差异，

而实验组后测较前测抵御能力降低。实验组和对照组之间则均无显著差异。推测是矫正活动对实验组对象起到了提示作用，使她们在日常服刑生活中淡忘的有关毒品的记忆再次鲜明起来，所以反而导致后测较前测低这一结果。

说明预防复吸模块存在我们在心瘾戒断项目设计初期所担心的风险防范控制问题，推测是矫正量不足够所导致，由于课题设置所限本项目仅安排共 6 个月的矫正时间，但对戒毒人员的治疗一般经过一年的时间才趋于稳定，最好是 3 年的时间。短时间的矫正只能解决急性脱瘾问题，无法实现较好的康复和教育。因此，在下一步研究时我们将适当延长本模块时长，防范风险。

3. 渴求度量表测试结果

	组别	M	SD	t	P
渴求度	实验组	0. 23	0. 50	-0. 667	0. 389
	对照组	0. 33	0. 50		

渴求度量表为矫正过程中新增量表，未对实验组和对照组矫正对象开展前测，故只能将实验组和对照组在矫正结束后的测试结果进行分析检验。结果显示：实验组和对照组在渴求度方面均未存在显著差异，且得分均较不高，可能与封闭的监禁环境长时间接触不到毒品有关。但实验组的均分低于对照组，虽未有显著差异，但也能在一定程度上说明，经过矫正，实验组的渴求度有些许改善。

4. 毒品复吸高危量表测试结果

	组别	M	SD	t	P
DPFX	实验组	21. 58	5. 03	2. 591 *	0. 047
	对照组	24. 95	2. 90		

结果显示：毒品复吸高危量表的测试结果也表明，矫正完成后，实验组的复吸危险性显著低于对照组。

六、模块六实验过程

（一）过程记录

模块六：重塑社会支持矫正过程记录			
主要理念：社会支持是指个体发展所依托的社会关系系统。本模块通过分析矫正对象回归社会可能遇到的问题，从社会技能训练，开展社会帮教、亲情帮教等方面重塑社会支持系统，为心瘾阶段成果的巩固和维持奠定坚实基础。			
矫正内容	矫正时间	矫正方法	矫正民警
单元二十一：人际沟通技能训练 61. 学会交流训练 62. 信息传递训练 63. 冲突解决训练	2015 年 10 月 21 日	讲解、模拟练习、行为与拓展训练	李方洲
单元二十二：邀请禁毒社会帮教志愿者开展帮教活动。 64. 介绍当前禁毒形势、政策 65. 回归典型帮教 66. 现场自由交流	2015 年 10 月 28 日	讲解、表达（分享）	姚丹
单元二十三：邀请矫正对象家属来监开展帮教活动 67 ~ 69. 心理情景剧、舞蹈、手语操表演；现场访谈；亲情会见	2015 年 11 月 4 日	主题帮教活动、角色扮演（心理剧）	姚丹
单元二十四：走向明天 70. 音乐中讨论“明天” 71. 拍摄集体、个人照片，结束团体 72. 模块评估（社会支持评定量表）	2015 年 11 月 11 日	行为与拓展训练、测试	李方洲

续表

罪犯活动及反应		通过本模块的矫正，矫正对象（犯顾萍、冯秦、王文娟等）感受到亲情支持，表示为了一直以来都没有放弃自己的家人，出狱后也不能再碰毒品。
模块测试结果及分析		本模块对提升实验组对象的社会支持产生了正性的影响，但在程度上尚存不足，社会支持状态对于涉毒人员心瘾的戒除维持乃至戒断至关重要。说明重塑社会支持模块仅达到部分预期效果，后续研究需增加矫正量及强度。
矫正评点	内容	本模块从社会技能训练，开展社会帮教、亲情帮教等方面重塑社会支持系统。
	矫正量	4 个单元，1 个月。
	强度	囿于监管实际及监管安全压力，本模块设计时在重塑社会支持的强度存有不足，需增加。
	流程	沟通技能训练→志愿者帮教→家属进监帮教→走向明天活动
修正建议		结果来看，本模块的无论是在理论讲解和实践帮教活动的体量上都需增加。
矫正民警自评		通过本模块内容的学习及活动的开展，对矫正对象们普遍触动较大，纷纷表示感受到亲情的重要性，会利用亲情的力量帮助自己克服心瘾，远离毒品。同时参加活动的亲属们也表示出对于活动开展的善意，会积极配合未来的跟踪随访，与我们课题组一起协力帮助矫正对象们真正戒断心瘾。

（二）结果分析

1. 社会支持量表

	实验组（30 人）	对照组（30 人）	F	P 值
前测均值	11.96	10.70	0.320	>0.05
后测均值	14.03	10.96	1.725	>0.05
F	2.507	0.872		
P 值	>0.05	>0.05		

结果显示，社会支持测试中实验组与对照组在前后测时均无显著差异；实验组的前后测之间、对照组的前后测之间也无显著差异。从均值看，实验组的后测较前测高，但差异不显著。推测矫正活动对实验组对象的社会支持产生了正性的影响，而社会支持状态对于涉毒人员心瘾的戒除维持乃至戒断至关重要。这一结果证实本模块对于提升吸毒女犯的社会支持度有效。

说明重塑社会支持模块达到了一定的设计效果，但在程度上尚存不足，后续研究将增加矫正量及强度。

本研究主要采用定量评估法对各模块的矫正效果进行验证分析，根据涉毒型女犯的犯因性需求和矫正目标，选择有针对性的量表，在矫正各模块实施之前和矫正各模块结束之后分别对实验组和对照组进行测量与评估，并利用 SPSS17. 0 分析处理数据，以获得实证研究结果。在矫正结束后，还对实验组矫正对象在矫正前期与矫正后期的现实表现情况的记录进行对比，发现实验组对象的月均奖励分、月均劳动分均有小幅上升，而月均的扣分频次则显著下降。说明本项目对吸毒女犯的狱内改造表现上也存在正性作用。

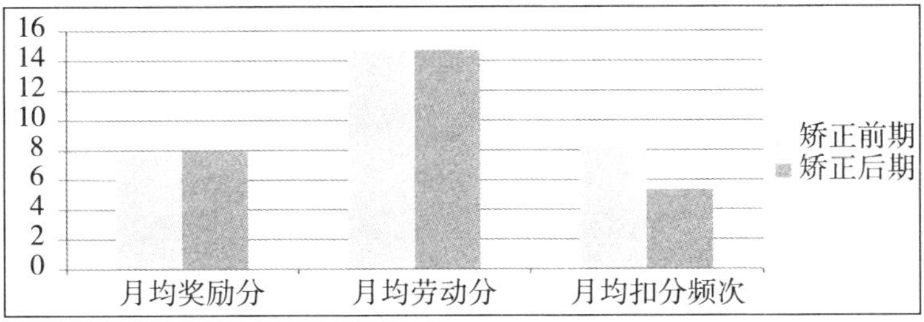

第三节　项目总体评价

一、矫正民警对矫正对象的总体评价

“警官，我已经平安到家了，请您放心，我会好好生活的。”这是一名已经刑满释放的矫正对象李某在一到家后便发来的信息，报一声“平安”，说一句“放心”，即是对矫正民警辛苦工作的肯定和认可。在查阅、学习了大量证据资料的基础上，我们开发编制了“女犯心瘾戒断矫正项目”，并始终尊重和保持矫正对象的参与意愿，最终保质保量地完成了项目的应用实验。尽管深知实现戒断心瘾的终极目标困境重重，但通过半年的矫正，矫正对象的戒瘾动机和信心显著增强，毒瘾水平显著降低，实现了阶段性的目标。至于离终极目标的距离有多远，还需要时间及下一轮的实验来证明。在实验过程中，矫正民警捕捉到几个促进矫正对象改变的重要因素。

一是个体改变的动力。比如矫正对象许某，该犯在参加矫正项目前，在监区的各方面表现都比较一般，虽然年纪轻、学历较高、头脑也比较灵活，但据民警反应该犯改造一直不积极主动，从不参加监区的各项活动，得过且过，还因为个性比较冲动，偶尔与其他犯人产生一些摩擦。在监区最初成立循证矫正实验组时，该犯表现的很不以为然，认为吸毒就跟吸烟一样，最多就是个不好的习惯，从来没想过要改变，认为改变既不重要也不可能。在参加矫正项目后的一次“价值拍卖”活动中，该犯倾尽所有，购买到唯一的“家庭幸福”价值卡，那一刻得到梦寐以求的目标时的喜悦，该犯表示，终于让她明白，给家人一个幸福稳定的家，就是给自己充满

希望的未来，这才是人生中最重要的价值，也是她改变的动力所在。后经过矫正民警耐心细致的解惑、提示、引导、教育，该犯对于活动的参与表现得越来越投入，在课堂讨论、情景模拟等环节都表现得十分积极踊跃，矫正效果较好。该犯在活动感悟中写到“项目矫正临近结束时，仿真毒品的检测评估真正考验了我，不得不说，见到仿真毒品的那一刻，我心跳的厉害，但是那一刻，我也想到了我的家人，想到了半年来自己付出的努力，想到了警官平日的教导，那一刻，我突然明白了什么才是我最在乎的”；“戒毒并不难，但是永不复吸、永不沾染，才是最艰难的，项目矫正虽然结束了，但是更漫长的未来之路在等待着我，我会坚强地走下去，珍爱生命，远离毒品”项目实施结束后，对该犯的测试结果也显示，该犯的心瘾戒断情况较好。同时，该犯在监区的各项改造活动中的表现也显著提高，劳动上成为了生产线上的主力工序，也更乐于参加监区的各项团体活动，改造成绩明显提升。

二是团体改变的动力。邵某某在矫正之初对于参加这个活动特别抵触，在通知将矫正对象单独分组的那天，该犯找到民警哭诉表示坚决不进组。民警问其原因，该犯说“再也不要和这些人待在一起了，毒品害了我全家，如果再次和这些人接触，再次和有关毒品的东西接触，会再次跌入深渊的。”当时，矫正民警对该犯进行了耐心细致的疏导教育，并答应其暂时只参加活动不进组。而后随着矫正项目的一步步深入，随着矫正民警耐心细致、温暖风趣、科学合理地讲解引导后，该犯向民警表示之前的担心是多余的，和这一特殊的群体集中在一起，同学习、同劳动、同生活，也共同探讨对于毒品的认知和戒瘾的方法技巧，参加这样一个充实向上的活动，不仅提高了自控能力和集体意识，更唤醒了内心的良知。该犯表示，“曾经认为吸毒就像吸烟一样平常，不会上瘾，而我自己不吸毒，只不过是给朋友提供个娱乐而已。但是通过矫正，我明白了这不是什么朋友之间的娱乐问题，而是一个人的人生价值观取向问题。真正的朋友，绝不会带你去认识“毒品”这个“朋友”，不会让你坠入那片深渊。我最应该学会的是正确认识朋友，懂得什么是对，什么是错，学会辨是非，学会拒绝，说“不”！只有这样，才能迎来新的人生，新的希望。在今后的人生道路上，我会时刻以此鞭策自己，远离毒品，远离那些丑陋的诱惑，踏实做人，平淡一生。”

二、矫正对象自我评价

矫正对象李某：因为长期吸毒，我的身体和心理出现了非常严重的问题。感觉自己再也不能像正常人一样生活。很想戒毒，又非常自卑，对自己没有一点儿信心。警官耐心倾听我的诉说，陪着我找到“感激”“诚实”等优势，还带着我一点点回顾过去的成功，比如经营过颇具规模的茶庄等。改变不容易，但现在，我有信心去改变。

矫正对象刘某某：我至今已经吸毒 12 年了，“三进宫”的吸毒生涯，使我变成了一个没有自尊，没有责任感的人。对我来说，吸毒就跟吸烟一样，最多就是个不好的习惯，从来没想过要改变，因为改变既不重要也不可能。面对我的自暴自弃，警官倾注了无数心血。在一次亲情接见中，警官将我离婚时才 5 岁，至今已经 8 年没见的儿子，带到了我的面前，我第一次有了强烈的戒瘾意愿。为了孩子，我要改变自己。半年后，心理渴求评估结果显示，我的矫正成效良好。

三、矫正民警对矫正项目的评价

（1）矫正内容评价：在项目设计初期，我们根据过往文献资料的搜集拟定的六大模块为：纠正非理性信念：深刻认识毒品、纠正错误信念；提高责任意识：激发戒除动机、进行戒毒宣誓；解决不良情绪：掌握调节手段、正确处理情绪；预防复吸训练：增强拒毒能力、有效预防复吸；修复人格缺陷：查找人格缺陷、修复深层根源；重塑社会支持：重塑支持系统、巩固矫正成效。其中，修复人格缺陷模块是基于过往研究：成瘾行为的生物心理社会模型，心理因素是成瘾行为重要的易感因素和维持因素（杨波，2005）；而在所有的心理因素中，人格是导致成瘾的最重要的病原性因素（Andrea，Rosa & David，2001）；某些人格可能是导致成瘾的冒险因素；某些人格特征可能是由于某种成瘾行为引起的；人格可能是一个知觉过滤器，是对成瘾行为的一种独特反应等。但更新的研究表明，至今还没有证据表明有一种成瘾人格的存在会必然导致成瘾行为；人格因素可能有助于成瘾行为的形成或发展；然而人格因素所起的只是一种可能的重要作用，并且只能解释一小部分成瘾行为（杨波，2015）。而且，我们都知道，人格是一项特别稳定的心理特质，很难改变，尤其在我们这样时间并不是很长的矫正项目容量条件下。因此，在项目设计后期，我们将项目有关人格的部分删除。同时，我们依据戒瘾的理论基础之一调适论（其认为人是因为难以适应生活现实而感受到压力与挫折的痛苦，成瘾行为是因为无法承受压力而产生的不适应的最佳策略），认为压力耐受能力的训练和提升对改善心瘾有着重要意义，因此增加了压力耐受技巧训练模块。

（2）矫正量评价：本项目确定的课时数是依据课程内容的理论进展速度进行编制的，在实施过程中，可以进行微调，但是不得少于项目规定的课时数。

（3）矫正强度评价：因课题时长所限，在重讲解的课程里知识性的内容较为完备，在拓展训练结合自身的活动型课程里强度有所不足；囿于监管实际及监管安全压力，有一些与外界沟通联系的内容上有不足的情况。

（4）矫正流程评价：六大模块分为认知行为调整和戒瘾行为强化两个阶段，以先内后外、先知识后训练、先狱内后狱外的顺序进行设计操作。

（5）矫正民警及其实施和落实的质量：在每次集中矫正过程中，均有一名矫正民警担任观察者，记录矫正对象对矫正项目的反应，记录矫正民警是否按要求实施项目，与原计划的一致性如何，是否关注到个体、群体特征等。但矫正民警对于矫正对象日常生活的观察和记录较为欠缺，对矫正对象个体及群体因矫正而发生的细微变化研究不够深入。研究表明，在有关治疗的矫正项目中，三分之一的罪犯“变化”与矫正民警与罪犯之间的关系有关。充分说明罪犯矫正的成功与否取决于矫正人员与被矫正对象的密切关系。要求矫正民警有效平衡执法和干预的关系，提升沟通能力，为矫正对象树立亲社会行为的榜样。

第五章
女犯心瘾戒断矫正项目的研究结论以及本研究项目的价值、局限和展望

第一节 女犯心瘾戒断矫正项目研究结论

在“女犯心瘾戒断矫正项目”开发设计完成的基础上，选取60名女犯作为矫正对象，随机分为实验组30名，对照组30名。经过六个月的矫正实验，30名实验组矫正对象的心瘾显著低于对照组，狱内改造表现也有明显改善，证明女犯心瘾戒断矫正项目对心瘾需求的犯因性问题的改善具有明显的干预作用。本项目在国内初步具有推广和使用的价值，可运用本项目针对有新型毒品成瘾史的女犯的“心瘾”问题进行干预。至于本项目针对传统毒品成瘾史女犯、男犯等目标人群是否有效，还需要进行应用实验。对其他犯因性问题，暂没有发现起到干预作用。严格按照指导手册操作能起到效果，如未严格按照，也无法起作用。

我们也要看到，本研究结论是在监禁环境下实施验证的，具有一定的局限性。因项目研究实践的周期问题，实验组和对照组矫正对象的复吸、再犯等结局变量方面的数据结果现阶段尚无法完全收集，还需要后续的研究比对验证。

第二节　女犯矫正实践探索的价值、局限和展望

经过 6 个月的实践探索，虽获得了一些有形和无形的价值，但在实践过程中也发现了一些问题与局限，这些阶段性的研究成果将为今后的循证矫正研究和实践奠定基础，指明方向。

一、研究价值

1. 初步形成了一套以风险—需求—反应性原则为指导、严格遵循随机对照组实验研究设计、以认知行为疗法和动机晤谈法为核心的吸毒女犯心瘾戒断循证矫正体系。这套体系一方面验证了国内外有关毒品成瘾罪犯循证矫正的现有成果，另一方面在评估工具开发整合、矫正方案设计完善、矫正项目探索实践、循证矫正体制创新等方面也做出了许多有益的尝试。这些工作和经验可以提供给其他试点单位相互交流借鉴学习。

2. 整合了一套证据多元的吸毒女犯心瘾戒断循证矫正动态评估工具。这套工具包括自评量表、他评量表、结构式访谈、行为学评估、神经心理学证据等内容，均具有良好的信效度，并且适合我国监狱的实际情况、可以作为毒品成瘾罪犯心瘾测量的工具，也为涉毒犯罪罪犯的分类、预测、矫正等工作提供科学依据。

3. 探索了吸毒女犯在认知功能方面的特点，发现了这类罪犯在应对不良情绪、压力耐受技巧等功能上的欠缺。这为今后完善吸毒女犯的矫正项目提供了高级别的科学证据，也有助于深入了解这类罪犯的心理和行为特征，便于监狱对她们进行更为科学的循证管

理。

4. 尝试开发了具有中国特色的循证矫正项目。矫正民警运用共情等技术与矫正对象建立信任关系，编制“结构性访谈提纲”，逐一访谈评估。运用动机晤谈法和认知行为疗法，按模块实施“吸毒女犯心瘾矫正项目”。此外，还结合监狱教育改造特色及女犯实际，运用矫正作业的形式丰富矫正对象的生理和心理环境，如布置矫正对象制定小组公约，制作队旗、队徽、队歌，充分调动主动性和自觉性，通过音乐兴趣教育、排演心理情景剧、拍摄禁毒微电影等，为矫正对象搭建了展示自信的舞台，探索出一项形式多样，内容丰富的女犯心瘾戒断矫正项目。

5. 参与矫正研究和实践工作的课题组成员的循证素养明显提升。监狱的管理者在罪犯矫正理念上有了全新的认识，管理方法上接受了循证管理的方法；矫正民警在循证矫正理论修养、随机对照实验研究设计、矫正项目设计、团体矫正技巧等方面都有了长足的进步，同时也从罪犯改造成绩的提升上收获成就感，体会到循证矫正理念和方法对管理罪犯所带来的效益。

6. 矫正对象在参加项目矫正后发生了许多积极的改变。项目实施后的效果评估显示，矫正对象在戒瘾改变动机、非理性信念、不良情绪的应对、压力耐受技巧的掌握、预防复吸技能和社会支持的感受上均有显著进步，90%的矫正对象脱毒信心明显增强，再犯风险明显降低，多名矫正对象在回归后摆脱心瘾。

7. 矫正方案必须根据矫正实际不断进行修正。项目内容不可能一成不变。矫正方案的设计是预设的内容，根据矫正活动的实际进展情况，需不断调整、修正，使矫正活动更加贴近罪犯改造需求，更精准地指向预设靶目标。本项目先后调整、修正、增加的主要内容包括：

（1）周期问题。项目计划的周期按模块计数，共计 6 个周期。

本研究基于的一个重要理论基础是动机晤谈法，该方法是一个分阶段的戒治过程，Prochaska 和 Diclemente 提出一个关于动机改变如何发生的模式——改变轮（wheel of change）。[1]

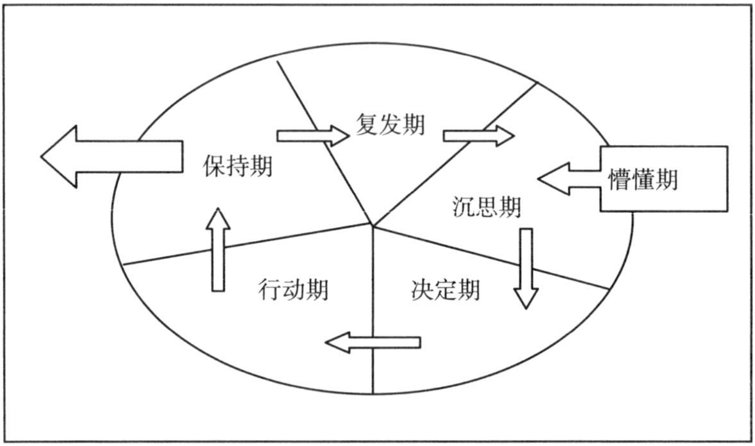

Prochaska 和 Diclemente **的改变轮**

研究者认为，在改变轮中，矫正对象要在坚持一定的时间后（一般需要 3 ~6 个月）形成新的行为模式，而新的行为模式是否能长期或永久的固定下来，就得靠矫正对象和矫正民警在维持期共同努力，并最终到达永久出口而冲出这一轮回。同时，研究者也指出，复发也是整个改变过程的正常表现，如果真的复发了，我们该做的是重新开始。因此，本项目根据这一理论的时间要求，结合项目内容设计总量，初步计划安排 6 个月的矫正容量。

---

① Prochaska J. O. , Diclemente C. C. , “Transtheoretical therapy : Toward a more integrative model of change”, Psychotherapy: Theory, Research & Practice, 1982, 19 (3), p. 276.

（2）从治疗期限上看，对戒毒人员的治疗一般经过一年的时间才趋于稳定，最好是 3 年的时间。本研究通过学习借鉴国内外循证矫正的有益做法，并结合我监罪犯教育改造工作实际加以创造性地运用，编制女犯心瘾戒断矫正项目并开展实证研究，既是对循证矫正项目的评估检验，也是对循证矫正研究证据的汇总筛选。这一研究既填补了国内运用循证矫正手段矫正吸毒女性的研究空白，同时也对监狱系统探索循证矫正工作有一定的指导和参考价值。此外，通过本研究获取的素材将为有效降低此类群体的重新犯罪率提供较高等级证据，对提高女犯改造质量、降低吸毒女性再犯风险起到关键作用。

二、女犯矫正实践探索的局限

国外循证矫正的研究与实践，包括毒品滥用的循证矫正已取得丰硕的成果，但在我国，循证矫正的理论研究与实践还处于起步阶段，本项目的研究和实施也仅限于监禁环境中开展，得出的再犯风险结果的检验有待于矫正对象刑满释放后予以进一步验证。本研究存在局限如下：

1. 因矫正环境局限，改良空间较大。此次项目矫正是在监禁状态下实施，矫正对象为在押罪犯，矫正成果是在这一特定条件下形成的。尤其对于吸毒人员，当前的监禁状态即是对他们的一种自然隔离与戒断，环境保证他们在参加矫正项目的这段时间不会恣意接触到毒品及与毒品有关的人、事、物，同时，他们参与矫正时已达到生理脱毒，我们的项目是在此基础上戒除心瘾，防止复吸。对于狱外人群的矫治、矫正对象出狱后矫正效果的保持则还有很大的探索改良空间。

2. 矫正民警的素质与实际工作要求尚存差距。矫正民警的能力素质无疑是循证矫正能否落到实处的关键。循证矫正要求民警必须普遍具备积极的态度信念、丰富的理论知识以及付诸实践的各项基本的技能，而目前监狱民警的素质提升相较于循证矫正这一科学性高前沿性强的工作要求仍有不足。首先民警专业化分工欠缺，工作中往往身兼数种职责，“万金油”式的管理要求使他们难以定心、集中精力完成矫正任务。其次，民警缺乏循证的知识和矫正技能。我们的民警虽然普遍有心理学相关知识，但欠缺矫正技术、统计学运用、评判性的思维、文献检索和评价的能力和决策能力等。项目在实践过程中由监区一线民警操作，但她们在操作前没有经过专业培训，实操的效果可能得不到科学性规范化的保证。尤其是英语水平、建模技术均严重缺乏，无法接受国际最前沿的信息和技术，阻碍了循证矫正的发展速度。

3. 罪犯基本信息数据库缺乏，追踪机构及制度欠缺。直接导致风险评估、犯因性需求的确定、纵向追踪和随访的难度加大。高效的评估和矫正机制需要大样本的基础统计数据和详细信息，而目前我国司法系统在数据库建设方面还比较滞后，缺乏完整系统的犯罪统计资料，包括犯罪人登记制度和再犯率统计数据库。罪犯释放出去后也没有很好的跟踪机制，这使得项目在今后的纵向追踪研究上可能面临样本流失，无法追踪随访，导致无法检验项目对降低再犯率的效果。无法证明矫正对象的戒瘾效果是否由吸毒女犯心瘾戒断矫正项目这一单一因素引起，内部效度的检验困难。

循证矫正作为一种科学的矫正理念和方法，在西方发达国家已经发展成为一种比较成熟的矫正范式。尽管这一范式在中国的进程还刚刚起步，还面临着监狱制度固有的矛盾，但其基本的价值观和实施原则已经得到认可。研究者的素质、实践者的能力、管理者的认知、被矫正对象在现有刑罚执行模式下的配合等各种因素都可能影响到循证矫正。掩卷沉思，“心瘾”的戒治是一项长期、复杂、系统的工程，根治难度很大，是一项世界难题，对此全世界的科学家们研究多年仍未找到能够彻底解决问题的有效办法。课题组运用循证的理念和办法努力摸索、创新实践，虽尚无法完全确定能够让“心瘾”这种客观存在的内隐态度得到根本性彻底的改变，但我们迎难而上、大胆尝试创新，我们相信事情的结果很多时候是通过时间认证的，项目矫正实现的“操守”完全可以保持。也就是说，虽然矫正对象在未来的生活中，一定会无法控制地出现想要使用毒品的想法，但只要在这种想法出现的时候能够有效地觉察和控制，仅仅停留在想法而不转变为行为，或最少地转变为行为，这便是我们运用循证理念，编制矫正项目，进行戒断实践的价值所在。

三、研究展望

1. 培育循证理念。循证矫正注重实证、尊重罪犯、公平公正、注重效益等科学理念，与传统矫正凭借经验、强制改造、不注重矫正效果评价等形成反差。培育科学的循证理念，要树立矫正本位理念、矫正服务理念、证据和评估理念，以及作为矫正主体的意识，尊重罪犯的价值和需求的意识，注重证据的实证思维，强化分工协作的合作意识，培养优化矫正资源配置，注重矫正效果效益。监狱等矫正机构要进行观念变革，将循证矫正模式作为未来的发展方向。需要进一步增强矫正机构领导的领导力，加大积极宣传循证矫正的力度，让学习循证矫正成为一个日常期待。制定既宏观又具体的循证矫正发展战略，动员尽可能多的力量加入进来。

2. 创造可循之证。目前中国仍然没有专门的罪犯矫正研究数据库，也缺乏矫正指南。如果到国外的数据库网站去检索，会存在以下问题：一是将国外数据库中提供的研究证据、指南移植过来，会存在文化差异；二是绝大多数矫正民警未接受过相关训练，因语言及专业化水平问题，检索不到合适的证据，也读不懂，更不会用，一手资料的获取明显不足；三是普遍缺乏循证思维。未来，与科研机构紧密联系，翻译引进国外的矫正证据，如对循证矫正资源共享机制坎贝尔联盟（The Camphell Collaboration）上资料的深入研究，这是相对容易、快捷地创造证据的方法。同时，进行高质量的、矫正相关的原创性研究，系统开展大样本、多中心、随机、双盲等等研究，生产最佳研究证据。同时，证据的获得比较容易，但也极容易发生变化而变得无效。以研究证据为本的矫正对证据的定义过于狭窄，回归到对矫正对象个别矫正，重视个体价值和质性研究。质性研究旨在探索人类如何理解他们的世界以及他们在这个世界中的经历，关注人们经历过的、感觉到的社会体验，努力理解某个环境下某个事件或现象发生的前因后果。既关注具体的矫正对象，矫正情境，又要考虑矫正工作者及他们之间的交互作用。充分认识质性研究的成果价值，更好地掌握其研究方法，不断增加质性研究的训练及经验，加上研究者的创意和努力，提升对原始资料的归档、整理、意义挖掘和理论构建等能力，以生成大量符合科学等级的本土化证据，避免将科学价值凌驾于人文价值之上。

3. 促进科学发展。现代监狱工作除去“看住”罪犯，还要“矫正”罪犯犯因性需求，有效避免再犯，这也是当前的社会期待。专业的监狱矫正工作也不同于社会上的志愿者活动，必须向有关方面证明自己的效果和效率；同时监狱工作者作为刑罚执行机关除了不出监管安全事故，也需要用工作实绩来证明和提升自己的社会贡献，更为细化的是需要证明自己所利用的资源和所产出的社会效益是科学的、合理的、有效的。我们就是通过女犯心瘾戒断矫正项目的实施以及研究评估来证明。为了提高矫正成效，在制定矫正项目前必须对矫正对象、项目进行评估，为制定矫正方案提供科学依据。在项目实施过程中还需要不断地评估项目的科学性并根据评估加以改善，对实施项目的成效也要不断地进行动态评估。在客观的、科学的评估中，使矫正水平不断提高，改善矫正成果，提升戒瘾成效。

4. 启动监社联动。在循证矫正下，对涉毒罪犯的矫治采用监狱治疗为基础的社区治疗或监狱治疗后续社区治疗的综合模式非常有效。美国的有关项目研究发现，建立在监狱治疗基础之上的社区治疗对涉毒罪犯有着较强的减少犯罪行为方面的作用。[①] 罪犯的风险与需求可能会随着他们进入社区环境而发生变化。理想的状况是，矫正对象在回归后能持续接受治疗服务，丰富善后或复发预防阶段，通过持续的支持与服务满足不断变化的需求。循证矫正模式下的回归社会标准不再局限于监禁或社区任务的简单完成，而是通过证据的方式证明何种方法能够确保刑释人员不再犯。对于毒品罪犯，毒品治疗与尿检测试的混合成为减少毒品犯罪行为的另一个可能。

---

① Doris Layton MacKenzie, Evidence - Based Correciions: Identifying What Works, p. 464.

女犯心瘾戒断矫正项目指导手册

第一部分
项目内容框架

一、项目模块架构

《女犯心瘾戒断矫正项目》分为筛选评估、认知行为调整、戒瘾行为强化、回归跟踪四个阶段，分六个模块、24 个单元进行矫正，集中矫正时长为 72 个小时，辅助若干以完成矫正作业为主要形式的自我矫正。矫正作业布置的原则为契合单元内容，多样化矫正对象的休闲生活，丰富矫正环境。

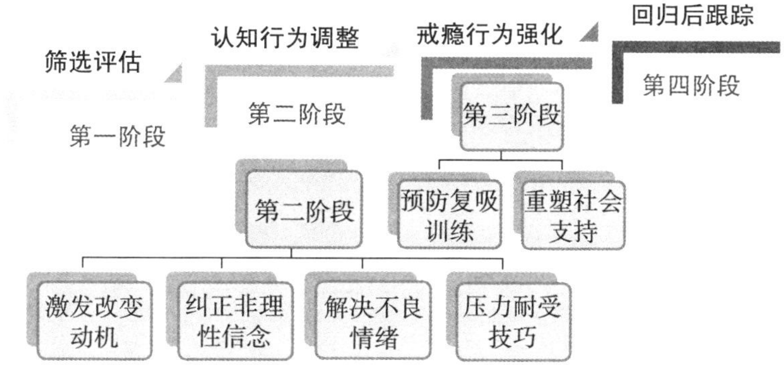

二、项目内容设计

<table>
<tr><td colspan="3">阶段1：筛选评估阶段（风险、需求评估；矫正前测试、访谈）</td></tr>
<tr><td colspan="3">阶段2：认知行为调整阶段（四个模块）</td></tr>
<tr><td rowspan="12">模块一：激发改变动机（MI在矫正团体中的应用，关键在给予每个成员获得产生和探索改变语句的最大机会）</td><td rowspan="3">单元1：循证矫正试点工作动员会</td><td>1. 宣讲（重点在益处）</td></tr>
<tr><td>2. 破冰行动，团队建设</td></tr>
<tr><td>3. 宣读、签订《矫正意愿书》</td></tr>
<tr><td>个体结构性访谈（倾听、导进、关系）</td><td>2小时/矫正对象，共计60小时。
（MI矫正民警自评提纲）</td></tr>
<tr><td rowspan="2">单元2：聚焦戒瘾问题</td><td>4. 要改变的理由VS不改变的理由（讨论、辩论）</td></tr>
<tr><td>5~6. 探索价值观和目标（最重要的事）</td></tr>
<tr><td rowspan="3">单元3：唤出戒瘾动机</td><td>7. 重要尺</td></tr>
<tr><td>8. 信心尺</td></tr>
<tr><td>9. 戒除毒品宣誓承诺仪式</td></tr>
<tr><td rowspan="3">单元4：计划改变方案</td><td>10. 改变的路径（头脑风暴）</td></tr>
<tr><td>11. 制定改变方案</td></tr>
<tr><td>12. 模块测试（戒毒意愿调查问卷；动机尺、信心尺、重要尺）</td></tr>
<tr><td rowspan="3">模块二：纠正非理性信念</td><td rowspan="3">单元5：关于“成瘾”的非理性信念</td><td>13. 讨论“我”的想法（ABC）</td></tr>
<tr><td>14. 分类为触发、自动化、促进性</td></tr>
<tr><td>15. 罗列非理性信念</td></tr>
</table>

续表

	个体咨询，澄清非理性信念	2 小时/矫正对象，共计 60 小时。
	单元 6：澄清非理性信念	16. 分组辩论
		17. 戒瘾成本—效益评估
		18. 聆听、阅读、抄写《心经》
	单元 7：自我标签	19. 认识消极自我标签
		20. 撕开消极自我标签
		21. 贴上积极自我标签
	单元 8：独特的我	22. 我是谁
		23. 我的特质（成功改变者卡片）
		模块测试（非理性信念量表；毒瘾测试；毒瘾再认知测试）
模块三：解决不良情绪	单元 9：抑郁	25. 认识抑郁
		26. 抑郁的自我管理
		27. 积极的态度
	单元 10：焦虑	28. 认识焦虑
		29～30. 体验九种放松训练技巧
	单元 11：愤怒	31. 认识愤怒
		32. 愤怒管理
		33. 愤怒控制
	单元 12：情绪 ABC	34. 合理情绪疗法
		35. 情绪的宣泄与释放
		36. 模块测试（抑郁自评量表；焦虑自评量表）

续表

模块四：压力耐受技巧训练	单元13：压力	37. 讨论与毒品有关的压力感受
		38. 痛苦和压力是生活的组成部分
		39. 从改变压力事件到接纳、找到意义和忍受压力
	单元14：危机幸存策略	40. 讨论个体如何应对压力
		41. 分心、自我安慰
		42. 提升这一刻、考虑支持和反对的理由
	单元15：接纳现实的指导	43. 观察你的呼吸练习
		44. 微笑练习
		45. 觉察练习
	单元16：接纳现实的基本原则	46. 接纳
		47. 意愿
		48. 模块测试（心理韧性量表）
阶段3：戒瘾行为强化阶段（两个模块）		
模块五：预防复吸训练	单元17：应付渴求感	49. 成瘾资料学习
		50. 讨论“渴求感”
		51. 应对“渴求感”
	单元18：识别复吸的高危情境	52. 我的高危情境
		53. 建立警报系统
		54. 我的策略
	单元19：拒绝毒品的技巧（一）	55～56. 分组角色扮演
		57. 讨论
	单元20：拒绝毒品的技巧（二）	58. 说“不”；救命30秒
		59. 改变“偶吸”认知

续表

		60. 模块评估（生物反馈心瘾渴求评估；拒绝吸毒量表；渴求度量表；毒品复吸高危量表）
模块六：重塑社会支持	单元 21：人际沟通技能训练	61. 学会交流训练
		62. 信息传递训练
		63. 冲突解决训练
	单元 22：邀请禁毒社会帮教志愿者开展帮教活动	64. 介绍当前禁毒形势、政策
		65. 回归典型帮教
		66. 现场自由交流
	单元 23：邀请矫正对象家属来监开展帮教活动	67 ~ 69. 心理情景剧、舞蹈、手语操表演；现场访谈；亲情会见
	单元 24：走向明天	70. 音乐中讨论“明天”
		71. 拍摄集体、个人照片，结束团体
		72. 模块评估（社会支持评定量表）
阶段 4：回归跟踪阶段		

第二部分 具体操作流程

一、阶段 1：筛选评估阶段

本阶段目标：经几轮筛选，锁定 60 名具有高度同质性的样本，并随机分为实验组和对照组，将 30 名对照组矫正对象集中至某监区，只接受前后测评，不接受矫正干预；30 名实验组矫正对象集中至另一监区，开展心瘾戒断项目矫正活动。

目标群体：在涉毒犯罪女犯中筛选具有高度或中高度再犯风险及在“滥用新型毒品”方面有矫正需求的女犯。

筛选工具：罪犯档案、基本信息调查表、结构性访谈提纲、《水平评估量表》《矫正需求评估表》。在省局量表开发任务完成后，替换使用新开发的《再犯风险评估表》《矫正需求评估表》。

筛选过程：

第一步：在“管教信息系统”中搜索涉毒犯罪女犯。犯罪类型主要包括：非法持有毒品、容留他人吸毒、贩卖毒品、运输毒品等。因考虑到科研中后续跟踪验证效果的需要及样本限制，将“余刑五年以下”作为筛选矫正对象的第二个条件，提高矫正及科研工作效果。在实际矫正活动中，建议将实际余刑超过六个月不足两年的罪犯作为矫正对象，确保跟踪研究效果最大化。

第二步：运用《水平评估量表》对筛选出的“余刑五年以下”涉毒犯罪女犯开展评估。评估出具有高度及中高度再犯风险罪犯。评估过程中严格按照《水平评估量表》的操作流程和要求实施，精准评估风险。

第三步：运用《矫正需求评估表》对具有高度及中高度再犯风险的罪犯开展评估。筛选出在“滥用毒品”方面有矫正需求的女犯，此类对象具有毒品滥用史，且因“滥用毒品”存在复吸和再犯的可能。评估过程中严格按照《矫正需求评估表》的操作流程和要求实施，精准评估需求。

第四步：运用《结构性访谈提纲》对初选对象开展评估，主要评估内容包括：是否滥用新型毒品；“滥用毒品”的需求是否为最为迫切的需求；参加矫正活动的意愿程度如何；文化程度及表达、接受能力如何。最终筛选出 60 名具有高度同质性的样本。

第五步：对 60 名样本进行随机分组，30 名作为实验组，30 名作为对照组。

评估过程：

1. 评估工具：

模块一：戒毒意愿调查问卷；动机尺、信心尺、重要尺。

模块二：非理性信念量表；毒瘾测试；毒瘾再认知测试。

模块三：抑郁自评量表；焦虑自评量表。

模块四：心理韧性评估。

模块五：生物反馈心瘾渴求评估；拒绝吸毒量表；渴求度量表；毒品复吸高危量表。

模块六：社会支持评定量表。

2. 测试

在矫正活动开始前，运用《量表评估手册》对 30 名矫正对象和 30 名对照组对象开展矫正前测试。在每个模块矫正结束后，立即使用该模块的评估量表开展矫正后测，尽量控制其他额外变量的影响。

3. 结果分析

运用 SPSS17.0 对前后测结果进行分析，包括：

（1）各量表实验组和对照组前测数值差异显著性检验；

（2）各量表实验组和对照组后测数值差异显著性检验；

（3）各量表实验组前测和后测数值差异显著性检验；

（4）各量表对照组前测和后测数值差异显著性检验。

4. 研究假设

理想的研究结果是各量表均表现为：

（1）实验组和对照组前测数值差异均不显著，反映实验组样本和对照样本间的同质性及随机性；

（2）实验组和对照组后测数值差异显著，实验组有明显的改善，而对照组无显著改善，反映矫正活动对于实验组的干预有效；

（3）实验组前测和后测数值差异显著，反映实验组经过矫正干预明显改善；

（4）对照组前测和后测数值无差异，反映未经过矫正干预的对照组未发生改善。

二、阶段 2：认知行为调整阶段

认知行为调整阶段由激发改变动机、纠正非理性信念、解决不良情绪、压力耐受技巧四个模块组成，给予每个矫正对象获得、产生和探索改变的最大机会。

模块一：激发改变动机

主要理念：动机是行为改变的关键因素，如果有较强的动机，表明矫正对象已经准备好了去改变，反之，矫正对象对改变的阻抗就会相对较大，影响矫正的依从性。激发改变动机主要是激发矫正对象积极改变自己的内在潜能。通过系统全面地比较吸毒的得失利弊，分析继续吸毒的结局和个人目标价值之间的矛盾，使矫正对象明确吸毒的收获是微不足道的，而损失是巨大的，使其明确内心真正的需要，激发戒因动机。同时，缺乏戒瘾信心也与复吸密切相关，信心是自我效能的主要因子，而自我效能是矫正对象保持操守的主要因素，同时影响戒瘾动机的建立和维持。帮助矫正对象认识到“心瘾”是可以戒除的，有成功的案例可供借鉴，建立起牢固的戒瘾信心，为后续矫正奠定了坚实的基础。

单元1：循证矫正试点工作动员会

第一课：宣讲（重点在益处）

课堂目标：激发起矫正对象内在的改正动机，明确矫正要求，积极配合、参与矫正项目应用实验。

活动材料：宣讲PPT、学习手册（人手一本）

矫正过程：由监狱循证矫正试点工作办公室和试点监区共同组织，专职循证矫正民警和30名循证矫正对象参加。

一、负责循证矫正科研工作的主任以PPT的形式介绍循证矫正项目科研工作及《女犯心瘾戒断矫正项目》。

二、试点监区监区长对循证矫正对象参与矫正活动及日常改造活动提要求。

课后作业：小组讨论，如何投入矫正活动。

辅助材料：

1. 宣讲内容

（1）循证矫正项目科研工作源起和工作概况；

（2）矫正对象的筛选过程；

（3）《女犯心瘾戒断矫正项目》的内容；

（4）参与矫正对于避免复吸和再犯的益处；

（5）可能需要克服的困难；

（6）参与项目矫正活动的具体要求。

第二课：破冰行动，团队建设

课堂目标：矫正民警熟悉团队成员，成员间彼此熟悉，建立信任关系，形成矫正团体。

活动材料：黑板、粉笔、眼罩、彩色笔、板报纸等

矫正过程：

一、破冰模块：画篮球场地

（一）游戏方法：将全体矫正对象分成人数相等的若干小组，矫正民警发令后各小组第一人跑向黑板画篮球场的第一条线，将粉笔交给同组的第二位团员，第二位团员也画一条线，以此类推，依次进行，看哪一组的篮球场最先画好。

（二）游戏要求：每人只能画一条线如“口”必须画四笔，矫正民警评判最快且画得最好的小组获胜。

二、组成团队

（一）实验组矫正对象在矫正监区集中关押在两个小组，仍以小组为单位分成两个小队，由小组学习组长担任队长。

（二）团队命名：发动组内成员，通过民主的方式共同为所在的小队起一个积极向上的名字，作为大家共同的标志。

（三）创作队徽：在版报纸上用水彩笔创作队徽，寓意团结共进。

（四）确定团队口号：鼓励矫正对象，再次通过民主方式共同给小组确定一个响亮的口号，鼓舞士气。

（五）确定队歌：共同创作几句队歌，增强凝聚力。

（六）制定组内规则：集思广益，制定规则和奖惩办法。

三、团队展示

两队在队长的带领下分别展示队名、口号、队歌和队规，互相鼓劲加油。

课后作业：小组成员同心协力对小组环境进行布置：张贴心愿树、正心镜以及禁毒誓词等。

第三课：宣读、签订《矫正意愿书》

课堂目标：以宣读、签订《矫正意愿书》的形式，强化矫正意愿。

活动材料：《学习手册》

矫正过程：

一、发放《学习手册》；

二、由队长代表全体矫正对象宣读《矫正意愿书》；

三、全体矫正对象阅读《学习手册》，签订《矫正意愿书》。

课后作业：仔细阅读《学习手册》。

辅助材料：

矫正意愿书

我已了解此次项目矫正活动的目标。我自愿参加矫正项目，在矫正期间愿作如下保证：

1. 我一定准时参加矫正项目的所有活动，因为项目团体需要我提供的意见和技巧示范，我的缺席会对整个矫正活动造成影响。（只有每位成员都参与，矫正项目才能有效地进行。如果你不能参加，请与指导者联系。任何成员都有权利在任何时刻退出本矫正项目。但是，如果你考虑退出，请事先和指导者沟通。）

2. 对于其他成员在矫正活动中的所言所行，我绝对保密。活动外我不做任何有损团体利益的事。（每个人都有隐私权，你可以不透露任何你不想和别人分享的事。如果项目进行时有录音录像，这份合约即是你允许录音录像带仅能作训练用的书面同意书。如果另有用途我们会再征求你的书面同意。）

3. 矫正活动进行过程中，我对其他成员持信任态度，愿对她们暴露自己，与之分享自己的情感和认识。对他人的表露，我愿提供反馈信息。

4. 项目矫正活动时，我决不会对他人进行人身攻击。

5. 项目矫正活动时，我积极参与，不做任何与活动无关的事。

6. 项目矫正活动结束后，我会配合循证矫正课题组开展跟踪研究。

南京女子监狱

承诺人：

签约时间：

单元2：聚焦戒瘾问题

第四课：要改变的理由VS不改变的理由（讨论、辩论）

课堂目标：提出矫正项目的核心“戒瘾”。

活动材料：《学习手册》

矫正过程：

一、课程导入：要求矫正对象们在《学习手册》空白页的中间画一条竖直线。在直线的一边写下你能想到的吸食毒品的好处，在另一边列出吸食毒品的坏处及它是如何影响你和周围的人的。

请一名矫正对象和我们一起分享她的理解和认识。

矫正民警：毒品有这么大的危害，那么请问大家想不想戒毒呢？

要求矫正对象回答。

矫正民警：希望每位团员都真心愿意戒毒，矫正的第一个模块就是有关戒毒意愿的问题。

二、现场讨论、辩论，矫正民警板书。

要改变的理由 VS 不改变的理由

三、介绍戒毒意愿

四、总结

矫正目标明晰：心瘾戒断。对于矫正对象当下的处境和应对这一处境的最佳方式发展处一个清晰的、双方都赞同的图景（或至少能有一些假设）。即成瘾治疗项目的目标：降低物质使用程度以及与之相关的痛苦程度。“追求降低再犯率的目标”，在矫正对象身上推动积极的改变会增进公共安全。

课后作业：讨论题：你的戒毒意愿属于哪一种类型？

辅助材料：

1. 关于“戒毒意愿”

意愿，在中文词典中解释为心愿，愿望；在英文中解释为 wish、desire，即愿望、渴望、期望的意思，是人的一种心理状态。

在人的生存发展过程中会产生各种需求，这些特定需求作为原动力产生了意愿，意愿催生人作出决定改变行为。因此，要想改变人的行为就要追根溯源，寻找并改变其背后的意愿。同理，要改变吸毒行为，维持戒毒状态，就需要激发并增强戒毒人员的戒毒意愿。

关于戒毒意愿的定义和分类，目前在学术界尚无统一定论。在此，我们参照深圳市第二劳教所及暨南大学医学院课题研究小组关于戒毒意愿的专题研究，对戒毒意愿进行定义。戒毒意愿，是指通过戒毒满足内部和外部刺激引起的各种生理和心理需要，通俗地讲，就是戒毒人员愿不愿意戒毒，心中有没有真正戒除毒瘾的想法。

根据一般涉毒人员的戒毒现状，我们参照相关研究，将戒毒意愿分为五大类：

（一）避内：避免吸毒对身体、生命的损害而戒毒。

（二）避外：为了避免吸毒带来的外部麻烦而戒毒。

（三）趋内：渴望戒毒，做与戒毒有关的事情。

（四）趋外：为了家庭幸福、承担责任而戒毒等。

（五）戒毒信心：对自己戒毒充满信心，愿意克服困难，抵抗毒友诱惑，抵抗对毒品的依赖及戒毒过程中的痛苦。

2. 增强戒毒意愿有什么作用

戒毒意愿不强是导致复吸的主要原因之一。戒毒意愿在毒瘾戒除和保持操守环节中非常重要，有较强的戒毒意愿是迈向成功戒毒的第一步。

有了强烈的戒毒意愿，才能够理智地、自觉自愿地作出戒毒决定，树立坚定的戒毒信心。果断地拒绝任何诱惑。

列举实例，如现在场所中存在脱瘾治疗期间抵触治疗和教育，对各项学习活动抱无所谓态度的戒毒人员，这部分戒毒人员离监后不久复吸的很多。

第五、六课：探索价值观和目标（最重要的事）

课堂目标：帮助矫正对象通过追寻“最重要的事”，探寻自己的价值观，明确人生的意义和追寻的目标。

活动材料：价值观卡片、纸笔、PPT

矫正过程：

一、课程导入：关于选择

假设某矫正对象近期劳动压力大而出现失眠的症状，适逢心理健康指导中心引进“安思定”设备，每天中午安排一小时治疗，将可能对改善失眠症状产生较大的作用。是否报名参加。

参加治疗的原因：认为心理健康比劳动更重要，有好的精神状态是缓解劳动压力的前提。

不报名的原因：认为压力本就来源于完不成劳动任务，不能再利用劳动时间进行心理治疗。

结论：大家的选择之所以不同，是因为背后的价值观不同。那什么是价值观呢？

二、价值拍卖会

（一）矫正民警组织团员坐下，并告知今天的活动主题。

（二）将要进行的拍卖项目清单发到团员手中。同时，告知团员，每人有5000元，代表了一生的时间和精力。每项价值底价500元，每次加价不得低于500元。（清单见后）

（三）要求矫正对象思考后，写出购买计划及资金分配。

（四）矫正民警开始依序进行拍卖，团员可依自己喜好喊价，买到时矫正民警敲三次以示成交。

（五）待所有拍卖项目拍卖完后，矫正民警引导大家讨论：

1. 什么价值是大家都想买的？而什么价值是大家比较不想买

的？为何会有这样的不同？

2. 看到别人想买的与自己不同时有什么感受？

3. 如果请你选五个你最重视的前五个价值并排出次序，而这在拍卖会中自己所重视的价值是否有异同？（成员是否能买到自己想要的，而那些是自己看重的吗？）

（六）发放价值对照表

课后作业：回顾价值拍卖过程，明确自己的价值观和目标。

辅助材料：

价值清单表

拍卖项目	预算价格	拍卖最高价格	够得价格
1. 有机会公平对待所有人			
2. 有钱帮助全世界贫病者			
3. 各科成绩都满分			
4. 每一年都可以做自己想做的事			
5. 有机会知道重要问题的答案			
6. 有一颗可以使人说实话的药丸			
7. 可以成为世界大富翁			
8. 可以当总统			
9. 拥有一位最要好的朋友			
10. 在世界上最美的地方有一栋房子			
11. 可以成为世界上最吸引人的人			
12. 可以健康的活到 100 岁			
13. 有一座藏有你喜爱的书的图书馆			

续表

拍卖项目	预算价格	拍卖最高价格	够得价格
14. 能使世界上的人对待他人正如个人所希望的方式			
15. 有100万元给世界上需要的人			
16. 可以成为你希望的那一科目中最好的人			
17. 可以只有享乐，不需做事			
18. 可以做全世界最聪明的人			
19. 可以完全自主			
20. 有一屋子的钱			
21. 可以当50万人的老板			
22. 被世上每个人喜爱			
23. 拥有可以出席全世界各种音乐会与舞蹈表演的门票			
24. 拥有全新的各种衣服与发型			
25. 有颗药丸可以解决所有你担心的事			
26. 有一部能回答你所有问题的计算机			
27. 有机会能与你所尊敬的神仙共处			

价值对照表

价值	项目
正义	1、14
服务	2、15
成就	3、16

续表

快乐	4、17
智慧	5、18
诚实	6
自由	19
财富	7、20
权力	8、21
爱心	9、22
美感	10、23
外表	11、24
健康	12
情绪良好	25
知识	13、26
宗教与道德	27

单元3：唤出戒瘾动机

第七课：重要尺

课堂目标：唤出改变语句——为什么改变是重要的一些理由。

活动材料：纸笔、白板等

矫正过程：

一、重要尺选择

在一个由0到10的量表上，0代表“完全不重要”，10代表“现在对我来说最重要的事情”，你会说有多重要？

为什么你选择……而不是0（或较小的数字）？

什么会将你由现时的数字带到较大的数字？

如果某个重要他人可能给予什么数字？

你觉得为什么他给的数字会这么大？

二、查问极端状况

假如你继续这样下去，不做改变，你会想象得到可能发生的最坏情况是什么？

你认为如果你真的做出改变，最好的结果可能是什么？

如果你完全成功地做出你想要的改变，事情会有怎样的不同？

花一分钟时间想象你真的成功了，可以带来的一些好处是什么？

回看：

你开始吸毒之前是怎样的？10年前的你和今天的你有什么不同？

展望：

如果你真的决定做出这个改变，你希望将来有什么不同？

想象5年后，10年后，15年后的自己。

假设你没有做出任何改变，你认为你的生活5年后会怎样？

三、举例

唤出过程的目标在于引出对方的改变动机，关键是去探索和建立重要的目标或价值观与当事人现在的行为之间的差距主题。

能举个例子，你在人生中曾经在什么时候做了一些事或做了一个改变，你为此真的付出了一些努力，或许是一些你起初不肯定你能做的事？

现在运用你的想象力，假设你成功地做出改变，你的生活在5年后会怎样。

四、分析讨论梦想与现实的差异

让矫正对象将自己的梦想与大家一起分享。请矫正对象自愿站起来说出梦想。对于太遥远的梦想不要嘲笑或训斥，要加以引导并组织讨论。

课后作业：让矫正对象写下梦想中的生活，可以用文字或图画来表达。

辅助材料：

1.《我心中梦想的生活》

我的梦想是希望通过自己的努力养活自己也养活父母，让他们不再为生计奔波，能安度晚年……

我的梦想是可以嫁给阿东，组建一个幸福的家庭……

我的梦想是做一个意志坚定的女人，把毒品永远赶出我的生活……

我的梦想是让人忘记我是一个白粉妹，记住我是水果店的老板娘小美……

第八课：信心尺

课堂目标：强化矫正对象自我效能感。

活动材料：纸笔、白板等

矫正过程：

一、解释信心

MI 是关于激活个人改变的一种方式，特别聚焦于信心。除非矫正对象有一定的信心，认为改变是可能的，否则不可能承诺做出改变。

“我真的要改变，但我不能”

		重要性	
		高	低
信心	高	1	2
	低	3	4

1. 知道改变是重要的，也有信心完成；

2. 相信改变是可能的，而不认为是重要的；

3. 承认改变的重要性，但信心低落；

4. 认为改变既不重要也不可能。

在一个特定行为的层面，信心一直被称为“自我效能感”，是一个预测成功实行的很好的因素。当信心低得阻碍改变时，MI 用来强化希望，希望是从当事人的内心唤出的，希望的种子一直都在，等待被发现并被带到光明的地方。

二、信心尺选择

如果你决定了你就可以做到，对此你有多大信心？在一个从 0 到 10 的量表上，其中 0 代表完全没有信心，10 代表极有信心，你会说你在哪里？

“为什么你在 × 而不是 0?”（或一个较小的数字）

“有哪些因素会将你由 × 带到 × （更大的数字）?”

“我可以怎样帮助你由 × 带到 × （更大的数字）?”

三、认出和肯定优势

建立信心的另一种方式是认出对方拥有的在改变过程中有用的更全面的优势和资源，优势的肯定本身能鼓励自尊和信心。

1. 选择成功改变者的特点（100 个正面特质）

看看这些优点，并圈出适合你的形容词，至少找出五个，探索优势。

2. 回顾过去的成功

你在你的人生中做出过哪些困难的改变？有什么事情你当初不确定能做到而最终做到了？

3. 脑力激荡

尽可能多的关于如何实现改变的想法，列表。讨论哪个想法最有成功的希望，并询问原因。

对“失败”的重新释义——毒品滥用者通常不会第一次尝试戒毒便成功，多一次尝试，对方就会向着成功更近一步。

“失败”原来被归因为内在和稳定的因素（如：无能力），现在重新归因为外在和不稳定因素（如：努力或运气等）

课后作业：假想思考——一封寄自未来的信。要求：我想你要做的是想象一下从现在起的5年后，你已经成功地做出你想要的这一改变。写一封由未来的你寄给现在的你的信。你能想象吗？这个未来的、更有智慧的你说一些鼓励的话，并描述你是如何设法完成这个改变的。

辅助材料：

成功改变者的特点

接纳	坚决	灵活	坚持	固执
主动	能干	集中	持久	感激
适应力强	关心	宽恕	正面	彻底
冒险	有信心	向前看	有力量	体贴
深情	体谅	不受拘束	虔诚	坚韧
肯定	勇气	快乐	快速	信任
警觉	创意	健康	合理	可信
活泼	果断	抱有希望	接受	诚实

续表

雄心勃勃	奉献	想象力丰富	轻松	理解
稳固	确定	灵巧	可靠	独特
敢言	不怕死	聪明	资源丰富	势不可挡
自信	勤奋	知识渊博	负责任	朝气蓬勃
细心	实干	有爱心	明智	有远见
大胆	渴望	成熟	熟练	完整
勇敢	热心	开放	坚定	愿意
醒目	有效	乐观	灵性	迷人
有能力	精力充沛	有序	沉稳	智慧
小心	有经验	有条理	稳定	相称
开朗	忠实	有耐心	直接	热情
聪颖	无惧	感知	坚强	起劲

第九课：戒除毒品宣誓承诺仪式

课堂目标：通过仪式的方式，使矫正对象发誓不再接触毒品，承诺不再复吸。

活动材料：纸笔、白板、宣誓词

矫正过程：

一、讲解预防复吸训练的目标

预防复吸训练的目标是使服刑人员认知高危情境，学会观察渴求，建立警报系统，通过反复的训练学会拒绝毒友的引诱，形成有效预防复吸的策略。

二、讲解什么是自我效能感

（一）自我效能是指个体感觉能有效地控制自己生活的某些方面的能力，这里指戒除毒瘾的能力。

（二）如果吸毒者具有较高的自我效能感，就具有较强的改变动机。

（三）如能在一次高危情境中完成一次有效应付，自我效能感受就会提高，复吸的可能性就降低；如果这一次没有成功的应付，那么他的自我效能感就会降低，他就会感到无助，进而反复用药以获得即刻的满足，导致完全的复吸。

三、进行脑力激荡游戏

（一）请参与者各自说出毒品对自己的损益情况，由记录员做记录。

（二）列出关于吸毒的损益表。

（三）帮助团体成员纠正认知偏差、发展合理认知。

四、进行承诺仪式

五、进行戒除毒品的宣誓

例：请所有团员伸出右手，竖起三根手指（食指、中指、无名指），然后一起宣誓："我宣誓：从今天起远离和毒品有关的人和事，坚决对毒品说'不'，自尊自爱，自立自强，珍爱生命，珍惜生活，谨守承诺，永不沾毒。"

六、签订行为改变和保持的计划书

七、签订不再复吸和犯罪的承诺书

注意：

庄重沉稳——营造一个庄重严肃的氛围。

强化承诺的效力——使承诺者认识到这是一个重要的时刻。

课后作业：每日对照监房内的"禁毒誓词"，默念宣誓词。

辅助材料：

1. 宣誓词

我宣誓：从今天起远离和毒品有关的人和事，坚决对毒品说

“不”，自尊自爱，自立自强，珍爱生命，珍惜生活，谨守承诺，永不沾毒。

单元4：计划改变方案

第十课：改变的路径（头脑风暴）

课堂目标：通过小组成员脑力风暴，找寻改变的路径。

活动材料：纸笔、白板等

矫正过程：

一、矫正民警组织讨论方案一：当有一个清晰的计划时

1. 对计划进行总结

2. 引出行动型改变的语句

（1）唤出启动语句：你做了哪些准备？

（2）要求承诺：你会去做吗？

（3）得到更具体的承诺：你怎样做准备？

（4）设定一个日期：什么时候你能这样做？

（5）准备：第一步是什么？

3. 排除障碍，提出问题，由当事人回答如何应对

4. 获得更具体的细节

目标实现分级的方式，提供一个标准化的疗效评估方式。核心是找到一种方法来精细化区分目标改变的程度，其目的是提供一种方法，从一个简答的对话中确定那个人是如何追求目标的。一个有效衡量变化的方式是发展从 -3 到 +3 的量表。（量化，如每周减少酒精或毒品使用）

二、矫正民警组织讨论方案二：当有几个清晰的选择时

任务：树立优先级并在其中做出选择

1. 确认目标
2. 给选项列清单
3. 引出当事人的直觉
4. 总结计划
5. 排除障碍

三、矫正民警组织讨论方案三：从零开始发展计划

任务：头脑风暴，生成各种想法而非暂停去评价它们。

课后作业：列出你所能想到的各种促进改变的方法。

第十一课：制定改变方案

课堂目标：明确所处的改变阶段，制定针对性的改变方案。

活动材料：纸笔、白板等

矫正过程：

一、戒毒阶段性变化的五个阶段

阶段递进法，是根据戒毒人员在接受戒毒过程中戒毒意愿的阶段性变化规律，采取由浅入深，由易到难，逐步提高的训练方式，不断增强戒毒意愿，强化拒毒戒毒行为的训练方法。

根据戒毒人员戒毒意愿改变的阶段性变化规律，可分为五个阶段，即考虑前、考虑、准备、行动、维持。

（一）考虑前：并没有认识到毒品的危害，感到被迫进入戒毒所，除了违反法律受到处罚外，没有其他问题。

（二）考虑中：考虑使用毒品如何影响他人，也许正在尝试做出一点改变，如减少毒品的使用量。

（三）准备：已打算要戒毒；或许已经减少使用量，已清楚知道吸毒的坏处多于好处。

（四）行动：已经不再使用毒品；避开会引起使用毒品的环境

和情况；寻求支持与帮助以维持拒绝

（五）维持：已经很久没有使用毒品；改变了生活方式而变得更有责任感；帮助他人停止使用毒品。

二、案例分析：他们处于什么阶段

案例一：小兴已厌倦每个人对她使用毒品的事不停地唠叨："为什么他们就不能少管我的事？难道他们不明白只要我能偶尔使用一点毒品，就能感觉更好吗？它能帮助我放松，就如一些人喜欢喝酒一样。为什么毒品是非法的，真不公平！"

小兴正处于"考虑前"阶段，她甚至还没考虑到自己是否面临的问题。

案例二：小华感到非常自豪。他已经两个星期没有使用毒品了，并且不再和以前一起吸毒的朋友交往。他也开始避开使用毒品的场所。他在工作方面表现得很好，也认识了两位新朋友。他的家人见他每晚准时回家吃饭，都感到很高兴。他真的希望能永远不再使用毒品。

小华处于"行动阶段"，他不仅承认自己有问题，而且寻求帮助，并且采取行动作出改变。

案例三：小明在戒毒所已有两个月的时间。他本来觉得没有必要来这里。"毕竟，我又没有每天使用毒品！"最近，他开始发现自己使用毒品的方式和许多其他的吸毒者相同。"也许我正走上这些顽固吸毒者的道路？如果我继续使用毒品，是否会像他们那样染上严重的毒瘾？"

小明正处于"考虑"阶段：他已经开始考虑自己是否染上毒瘾，并需要帮助和采取行动才能康复。

案例四：小金在两年前离开了戒毒所后决心不再使用毒品。离开后的两个月，她曾有一次重蹈覆辙，使用了在抽屉里找到的一些毒品。然而，第二天当她醒来时，她为自己的行为感到恐慌，于是请一位支持她的朋友前来和她谈话。之后她再也没有使用过毒品。每当她觉得需要帮助，就会打电话给这位朋友。她每天都会去上班，老板对她的进步表示满意。她已完全改变了旧有的生活方式，花更多时间与家人、朋友在一起，并且对拒绝毒品充满信心。

小金正处于“维持”阶段，她曾经出现问题但已采取行动，而且康复状况还维持了将近两年的时间。

三、同类案例分析：老王戒烟

老王是一个老烟虫，但最近戒烟成功。老王逢人便讲他的戒烟故事。一年前，老王还是烟不离手，总是手里夹着香烟向同事说：“饭后一支烟，赛过活神仙！”

半年前，经常抽的香烟涨价了，这让本来就不让老王抽烟的王太太更加唠叨，老王不得已，一包烟分两天抽。三个月前，办公室和公共场所的禁烟令让老王不禁重新考虑之前不怎么相信的“吸烟有害论”，主动将吸烟量降为一天五支；一个月前，老王因咳嗽被老伴拉着去了趟医院，检查结果一出来，老王被吓坏了：慢性支气管炎、肺气肿和慢性气道阻塞都有了，血压还偏高，医生说再抽烟容易引起冠心病、高血压、高胆固醇、还有可能致癌……老王一下子就把烟给戒了。现在碰上派烟的同事，老王会得意地摆摆手，近期还开始钻研起茶道，他自己说已经一个月不曾抽烟了。

找出关键词，分析戒烟各状态所对应的改变阶段：

（一）一年前，老王还是烟不离手，认为“饭后一支烟，赛过活神仙”；（考虑前）

（二）半年前，经常抽的香烟涨价了，老王不得已，一天抽半包烟；（考虑）

（三）三个月前，老王开始相信“吸烟有害论”，主动将吸烟

量降为每天五支；（准备）

（四）一个月前，因为吸烟导致了一系列病症，老王就把烟给戒了；（行动）

（五）现在老王已经一个月没有抽过烟了，还开始钻研起了茶道。（维持）

四、自我剖析：所处的戒毒阶段及其原因

了解了关于各改变阶段的划分及上面的一些例子，请戒毒人员思考一下自己处于哪个阶段，为什么？他们当中是否有人已经采取戒毒行动？（注意：被送入监狱强制隔离戒毒不算是行动！行动是需要作出抉择的。被送入强制隔离戒毒所或监狱只不过是滥用毒品的后果。）

五、制订阶段递进计划

（一）明确目标，确定自己达到什么阶段，确定一个合理、明确的目标是制订好计划的前提。

（二）拆分大目标，把它分为阶段性小目标，这样做有利于计划的实现。

（三）细化计划，确定阶段性小目标的实现方法、步骤。例如要实现“考虑前”到“准备”阶段的飞跃，可以通过阅读介绍毒品危害的书籍，学习我国的禁毒法律，以及自我反省等方法，分三步骤进行。须注意的是，最好确定各个步骤的实现时间，以方便把握。

（四）制订一个备选方案，应对突发状况。

（五）选定计划监督人，督促计划完成情况。也可以选择与自己计划相近的戒毒人员一同完成。

（六）执行计划。

课后作业：制定一个适合自己的戒瘾改变方案。

第十二课：模块测试（戒毒意愿调查问卷；动机尺、信心尺、重要尺）

课堂目标：通过量表测试评估“激发改变动机”模块的矫正效果。包括：戒毒意愿调查问卷；动机尺、信心尺、重要尺；矫正民警自评提纲。

活动材料：量表、笔

矫正过程：

组织矫正对象完成量表测试；同时，安排对照组矫正对象完成模块测试。

辅助材料：

1. 戒毒意愿测试

想一想，你的戒毒意愿属于下面哪一种？

（1）避免吸毒对身体、生命的损害而戒毒；

（2）由于长期吸毒体质虚弱，甚至疾病缠身，为“保命”而暂时放弃吸毒；

（3）为应付某些急迫事项不得已戒毒，如就业、结婚、出国等；

（4）由于毒资入不敷出或者失去毒品来源，无法维持毒品摄入，为暂时摆脱毒瘾和避免出现痛苦的戒毒症状，无奈进行戒毒；

（5）谋求获利型：吸毒者往往是以贩养吸，想通过到戒毒所戒毒，多结识一些朋友，出去以后迈向这些人推销毒品；

（6）长时间吸毒已经感觉不到快感，为重获快感而戒毒；

（7）因被亲友强迫或被公安机关抓获而戒毒；

（8）自己戒毒失败，不得已来强戒所戒毒；

（9）为了家庭幸福，承担责任而戒毒；

（10）憎恨毒品、渴望戒毒，对自己戒毒充满信心，愿意克服困难、抵抗毒友诱惑、抵抗对毒品的依赖及忍受戒毒过程中的痛苦。

找出符合你情况的表述，将你的“戒毒意愿”对号入座。

2. 动机尺、信心尺、重要尺

动机始终是一个复杂的但有助于预测治疗结果的因素。测量动机目前对许多与健康相关的干预措施和调查而言是一个很重要的方面（Walters，Rotgers，Saunders，Wilkonson，&Tower，2003）。考虑到在本项目中的使用是在监狱内服刑时的调查，故补充说明为：根据对你出狱后的情况进行想象来填写。

1	2	3	4	5	6	7	8	9	10
我从未想过改变自己的毒品使用状况		有时我会考虑改变自己的毒品使用状况		我已经决定改变自己的毒品使用状况		我已经在尝试改变自己的毒品使用状况		我的毒品使用状况已有所改变，相对以前使用较少	

1	2	3	4	5	6	7	8	9	10
完全没有信心戒除毒瘾				一般信心					极其有信心戒除毒瘾

1	2	3	4	5	6	7	8	9	10

我从未想过改变自己的毒品使用状况	有时我会考虑改变自己的毒品使用状况	我已经决定改变自己的毒品使用状况	我已经在尝试改变自己的毒品使用状况	我的毒品使用状况已有所改变，相对以前使用较少

3. 戒毒意愿调查问卷

姓名：________年龄：____性别：____婚姻状况：未婚　已婚　离异

初次吸毒年龄：____吸毒年限：____戒毒次数：____文化程度：

请仔细阅读每一题，然后根据最近一个月以来的实际感觉，选择最符合的答案，在方格内画一个“√”，请不要漏掉任何问题（多数不符合 = 有点符合）

题号	项目	完全不符合	多数不符合	不清楚	多数符合	完全符合
1	现在我想得最多的是如何戒毒成功	0	1	2	3	4
2	我戒毒是因为吸毒给我带来了太多痛苦	0	1	2	3	4
3	我能应付戒毒过程中身体上的痛苦	0	1	2	3	4
4	我已厌倦了吸毒	0	1	2	3	4
5	为了身体健康，我选择戒毒	0	1	2	3	4
6	我怀疑心理治疗能够帮助我戒毒	0	1	2	3	4
7	戒毒是因为我想过正常人的生活	0	1	2	3	4

续表

题号	项目	完全不符合	多数不符合	不清楚	多数符合	完全符合
8	继续吸毒将是一条不归路，所以我要戒毒	0	1	2	3	4
9	我能应付戒毒过程中精神上的痛苦	0	1	2	3	4
10	假若我戒不了毒，我感觉是一种失败	0	1	2	3	4
11	我相信自己一定能够戒毒成功	0	1	2	3	4
12	最近，我心情很平静	0	1	2	3	4
13	为了改善夫妻（恋人）关系，所以我要戒毒	0	1	2	3	4
14	为了实现尚未完成的理想，我要戒毒	0	1	2	3	4
15	孤独与空虚会导致我重新吸毒	0	1	2	3	4
16	我渴望得到戒毒成功的一切经验	0	1	2	3	4
17	我戒毒是因为现在我吸毒已经没有了快乐	0	1	2	3	4
18	我有决心克服今后生活道路上的困难	0	1	2	3	4
19	我戒毒是因为要承担对自己、父母及家人的责任	0	1	2	3	4
20	因为吸毒失去了工作与生存能力，我要戒毒	0	1	2	3	4
21	我怀疑药物治疗能够帮助戒毒	0	1	2	3	4
22	吸毒让我失去了很多，为此我要戒毒	0	1	2	3	4
23	我能理解家人的难处	0	1	2	3	4
24	为了戒毒，我什么困难都愿面对，什么苦都愿承受	0	1	2	3	4
25	对自己的前途，我充满希望	0	1	2	3	4
26	我再也不想因吸毒而伤害我的家人了	0	1	2	3	4

续表

题号	项目	完全不符合	多数不符合	不清楚	多数符合	完全符合
27	我没有办法忘掉毒品带来的愉悦	0	1	2	3	4
28	我是被他人逼来戒毒的	0	1	2	3	4
29	为了我的孩子，我一定要戒毒	0	1	2	3	4
30	我不相信自己能够戒毒成功	0	1	2	3	4
31	戒毒是由于我对家人非常内疚	0	1	2	3	4
32	我相信自己能够克服对毒品的心理依赖	0	1	2	3	4
33	面对困难，我感到是一种鞭策和挑战	0	1	2	3	4
34	因吸毒导致在家，或监狱，或医院等地方活动非常受限、不自由，所以我要戒毒	0	1	2	3	4
35	我能接受他人对我的冷漠与不信任	0	1	2	3	4
36	我戒毒是为了得到幸福的家庭生活	0	1	2	3	4
37	我想戒毒，但又对难戒的毒瘾感到害怕、担忧	0	1	2	3	4
38	他人歧视会导致我重新吸毒	0	1	2	3	4
39	现在身体已没有办法吸毒了，所以要戒毒	0	1	2	3	4
40	我相信心理治疗对我戒毒是有帮助的	0	1	2	3	4
41	为了获得真正的自由，我要戒毒	0	1	2	3	4
42	我不想过吸毒这种让人看不起的生活	0	1	2	3	4
43	我无法消除脑中毒品的影子	0	1	2	3	4
44	戒毒，是因为家人给我压力	0	1	2	3	4
45	为了家人的名誉，我要戒毒	0	1	2	3	4

续表

题号	项目	完全不符合	多数不符合	不清楚	多数符合	完全符合
46	我尽可能与戒毒专业人员或有成功经验的人多聊天	0	1	2	3	4
47	我嫌买毒品麻烦或危险，因此我要戒毒	0	1	2	3	4
48	我仿佛被毒品大网网罗住，没有办法挣脱	0	1	2	3	4
49	想戒毒，但我没有自制力而感到忧虑	0	1	2	3	4
50	我想做一个有用的、成功的人，所以我要戒毒	0	1	2	3	4
51	我再也不想让毒品伤害我的身体的	0	1	2	3	4
52	最近我经常和家人、朋友沟通	0	1	2	3	4
53	吸毒导致（或将要导致）家庭关系破裂，因此我要戒毒	0	1	2	3	4
54	吸毒常使我有犯罪感，因此我要戒毒	0	1	2	3	4
55	我坚决断绝与毒友的任何联系	0	1	2	3	4
56	为了不失去（或找一个）工作，我要戒毒	0	1	2	3	4
57	如果有难的工作要我做，我不希望分配给我	0	1	2	3	4
58	戒毒后，我打算尽可能多地做些事情，让自己忙起来	0	1	2	3	4
59	我戒毒是为了以后的人生过得更有意义	0	1	2	3	4
60	吸毒导致朋友、亲戚疏远我，为此我要戒毒	0	1	2	3	4

续表

题号	项目	完全不符合	多数不符合	不清楚	多数符合	完全符合
61	家人对我戒毒不信任，我发誓要戒毒成功	0	1	2	3	4
62	我戒毒是为了成为有脸面的人	0	1	2	3	4
63	我戒毒是为了戒毒后能挣更多钱	0	1	2	3	4
64	对未来我感到绝望	0	1	2	3	4
65	我相信药物治疗对戒毒的帮助	0	1	2	3	4
66	为了戒毒，我打算离开易致我吸毒的环境	0	1	2	3	4
67	有吸毒条件时，会导致我重新吸毒	0	1	2	3	4
68	因经济压力我才戒毒	0	1	2	3	4
69	我愿意坚持不懈地努力，直到戒毒成功	0	1	2	3	4
70	因吸毒总是担心被抓太痛苦，所以我要戒毒	0	1	2	3	4
71	因家人对我的关心和不放弃，我下定决心戒毒	0	1	2	3	4
72	吸毒让我遇到很多麻烦，所以一定要戒毒	0	1	2	3	4
73	这个社会不允许吸毒，所以我必须戒	0	1	2	3	4
74	戒毒过程中，我能够抵抗毒友诱惑	0	1	2	3	4
75	面对吸毒环境，我没有办法抵抗	0	1	2	3	4
76	为了和朋友、亲戚保持亲密关系，我要戒毒	0	1	2	3	4
77	我戒毒是为了对社会做贡献	0	1	2	3	4

4. 矫正民警自评提纲

导进过程：

（1）这个人在和我说话时有多舒服呢？

（2）我在多大程度上支持这个人并能提供什么帮助呢？

（3）我了解这个人的观点和顾虑吗？

（4）在这次对话中我有多舒服呢？

（5）这感觉是一种协作性的关系吗？

聚焦过程：

（1）这个人实际上有什么改变的目标吗？

（2）对于这个人，我有不一样的关于改变的诉求吗？

（3）我们是一起为一个共同的目标在工作吗？

（4）我们感觉像是在一起移动，而不是在不同的方向上吗？

（5）我对于我们要去哪里有明确的感觉吗？

（6）这感觉像是跳舞还是摔跤？

唤出过程：

（1）这个人自己关于改变的原因是什么？

（2）这个人的不情愿更多的是关于改变的信心还是重要性？

（3）我听到了什么样的改变语句？

（4）我是不是在一个特定的方向上走得太远或者太快了？

（5）翻正反射是否拉着我成为那个为改变而争辩的人呢？

计划过程：

（1）迈向改变的合理的下一步会是什么？

（2）什么东西会帮助这个人往前走呢？

（3）我是否记得是去唤出而不是去规定一个计划呢？

（4）我是否在许可的情况下提供需要的信息或者忠告呢？

（5）什么会是对这个人最有用的，我是否保持一种平静的好奇心态呢?

模块二：纠正非理性信念

主要理念：人的行为是心理活动的外在表现，而心理活动的产生是以内环境的生理冲突和外环境的信息为动力。吸毒是后天习得的行为，随着不断练习而熟练，并且形成了自动思维和行为模式。吸毒成瘾后，每当遇到情绪、压力等问题时，矫正对象就会自动想到采取吸毒的方式来解决。认知行为疗法是一组通过改变思维和行为的方式来改变不良认知，消除不良情绪和行为。本模块运用共情，组织辩论，进行戒瘾利弊分析；深入了解毒品及毒瘾的相关知识及最新理念；聆听、阅读、抄写心经；贴上积极标签等方式形成正确的自我认知，改变对毒品、自己、他人和环境的非理性的信念及要求，理解毒瘾是可以戒除的，自己是有能力戒除心瘾的。

单元5：关于“成瘾”的非理性信念

第十三课：讨论“我”的想法（ABC）

课堂目标：帮助矫正对象寻找到关于“成瘾”的非理性信念。

活动材料：白板、纸笔

矫正过程：

一、矫正民警讲解ABC理论，强调B（信念）的决定性作用

（一）信念是一个人行为深受其对某种刺激与事件的解释而定，此种解释即是一种想法或认知基模（Cognitive Scheme）或称认知表徵（Cognitive Representation）或为信念、看法、观念、意念、概念、构念、构想。个人对自我与环境所持的一组系统的认知结构。个

人的情绪与行为受其信念所支配。

（二）一个人对于某物质的成瘾行为将深受其对物质成瘾所抱持的想法所决定。（Beck，1976；Beck et al. ，1993）

（三）举例说明：

1. 婆婆认为生活一定要节俭，但媳妇一逛街就买好几件衣服，婆婆看在眼里就很生气，把媳妇数落一顿。

2. 我非常爱你，活着要在一起，死也要一起死。因此，你不能跟我分手，你要分手，我感到很伤心与愤怒，于是先把你杀死，然后再自杀。

二、引导矫正对象回顾吸毒那刻，自己的想法，组织讨论。

课后作业：剖析自己关于“成瘾”的非理性信念。

第十四课：分类为触发、自动化、促进性

课堂目标：学习将想法分成触发、自动化、促进性三类。

活动材料：白板、纸笔

矫正过程：

一、矫正民警讲解触发、自动化、促进性三类非理性信念的区别及辨别方法

（一）支配个人成瘾行为的信念

支配一个人的成瘾行为可区分为“核心信念”与“成瘾信念”。

核心信念：一个人对自己与其周遭的想法，如“我是一个孤单的人”或“我的家境很不如人”“没人愿意理我”等。

成瘾信念：意指与用药或药物作用相关的包含情意的认知结构。药物成瘾者所抱持之信念主要围绕在追求快乐、问题解决、痛苦解除、与逃避等。同时此等用药信念将因个人成瘾物质之型态而有所差异，而且以丛集的方式出现。（Beck et al. ，1993）如“饭后一根烟快活似神仙”“用药后全身舒畅”等。

（二）成瘾信念种类

成瘾信念种类可再细分为：

1. 触发信念如“若我服用一片将会好过一点”；

2. 自动化信念如“我好惨啊!”，渴求如“好想嗑药”；

3. 促进性信念如“这次嗑药将不会怎么样”、工具性信念如“到处找钱”、连续性使用或再用药如“买药加以服用”等等。

二、组织矫正对象归纳白板上罗列的非理性信念

（一）詹德杰（2003）以半结构化晤谈探究二十位成年滥用药物者成瘾过程与戒瘾意愿、经验等相关认知处理，归纳出成年滥用药物者保持下列信念：

1. 低估滥用药物行为的严重性；

2. 低估滥用药物友伴的危险性；

3. 低估毒品可怕的成瘾性；

4. 高估本身的自制力；

5. 高估毒品效果；

6. 高估压力的影响；

7. 破戒效应等。

（二）Beck et al.（1993）非理性成瘾信念

1. 为维持心理与情绪的平衡而需要用药的信念；

2. 期待药物可以增强社会与心智功能而用药；

3. 期待透过滥用药物获得快乐与兴奋；

4. 用药可以让个人精力充沛，而且助长权力感；

5. 期待用药会有慰藉的效应；

6. 假设用药可以疏解无聊、焦虑、紧张、及沮丧的情绪；

7. 确信除非渴求能满足或困扰得以抒解，否则渴求或困扰将会一直持续下去，甚至变得更糟；

8. 借口或处理危机而认为用药是天经地义的信念："既然我觉得不舒服，用药可以缓解不舒服，所以我就可以用药了。""我已经很痛苦了，所以我有权力去解除这种种痛苦。"

课后作业：对照课堂内容，分析自己罗列出的非理性信念。

第十五课：罗列非理性信念

课堂目标：罗列非理性信念，用于矫正对象对照检查。

活动材料：白板、纸笔

矫正过程：

板书罗列矫正对象的想法。主要包括：

1. 当我看到吸毒时的自己是人不像人、鬼不像鬼时好想把瘾戒掉，但是一旦瘾头来时，却又无法控制自己；

2. 内心苦闷，想借以麻醉自己；

3. 吸食冰毒不会上瘾，即使上瘾也很好戒除；

4. 吸毒是花自己的钱，又不是去杀人放火，不关别人的事；

5. 吸毒可以解除疲劳，为了工作赚钱，只吸一点应该不会上瘾；

6. 吸毒可以发泄情绪；

7. 只吸一口应该不会上瘾；

8. 吸毒可以解除病痛。感冒的时候一吸就好，以毒攻毒；

9. 吸毒没有被害人，所以没感到罪恶；

10. 工作压力大时，为了提神，吸一下也没关系；

11. 吸毒只要不过量是无所谓的；

12. 心想我不能再吸了，但毒瘾来时先止一下再说；

13. 就想试试看毒品的滋味，满足一下好奇心；

14. 想要逃避现实环境；

15. 听说吸毒有一种飘飘然的感觉，就想试试看；

16. 我应该不会那么倒霉，被警察抓到；

17. 只要不被家人发现，吸一、二口也没事；

18. 吸毒不是件坏事，因为它可以使人暂时忘记世事烦恼；

19. 吸毒是减肥的好方法；

20. 对未来感到无望，干脆自我麻醉；

21. 再吸最后一口我就会把它戒除；

22. 吸毒可以提升自我的能力；

23. 心想活着没有意义，干脆吸死算了；

24. 吸毒是最好的问题解决方法；

25. 为了不让朋友笑我是胆小鬼，为了面子和朋友圈而吸毒。

课后作业：尝试着与自己的非理性信念辩论。

单元6：澄清非理性信念

第十六课：分组辩论

课堂目标：通过分组辩论，逐个澄清非理性信念。

活动材料：白板、纸笔

矫正过程：

一、认知行为疗法基本模式（Spiegler 等，1993）

（一）认知重构疗法（Cognitive restructuring therapy）

引导矫正对象改变扭曲的、错误的认知，进而改变其问题行为。着重于对非适应性思考的再认知，替代以更为适应的思考，特别是使用于矫正对象的问题是过度的非适应性想法时。

（二）认知行为应对技巧疗法（Cognitive - behavioral coping skills therapy）

引导矫正对象在认知上及外显行为上适当的反应，以便能有效处理他们所遭遇到的困难，此疗法适用于矫正对象对适应认知不足方面的问题。

认知行为治疗的论点帮助当事人了解他们如何诠释自我，如何自我对话将有助于修正当事人对自己的内在指导，进而改变其行为。

二、分组辩论

辩题如：1. 吸食冰毒不会上瘾，即使上瘾也很好戒除；2. 吸毒是花自己的钱，又不是去杀人放火，不关别人的事；3. 对未来感到无望，干脆自我麻醉；4. 再吸最后一口我就会把它戒除，等等。

三、讲解作业记录日常想法

场合 描述：1. 让你不高兴的事件；2. 不舒服情绪的想法或白日梦；3. 困扰的生理感觉	自动化想法 1. 写下引发情绪的自动化想法；2. 评量自动化想法的信念0%~100%	情绪 1. 列出相伴随的情绪强度0%～100%； 2. 评定相伴随的情绪强度0%～100%	理性反应 1. 写下自动化想法的理性反应；2. 评定理性反应的信念	后果 1. 重评自动化想法的信念0%~100%； 2. 列出与评定相伴随的情绪0%～100%
例： 手受伤，呆坐家中无法去工作，又缺钱。	例： 无事可做，我真受不了如此无聊 。 90%	例： 无聊 焦虑 95%	例： 可以看球赛；可以打电话给朋友	例： 10% 无聊（30%） 焦虑（20%）

课后作业：按照表格记录日常想法。

第十七课：戒瘾成本—效益评估

课堂目标：通过戒瘾的成本效益评估，投入戒瘾的行动之中。

活动材料：白板、纸笔

矫正过程：

一、填写表格

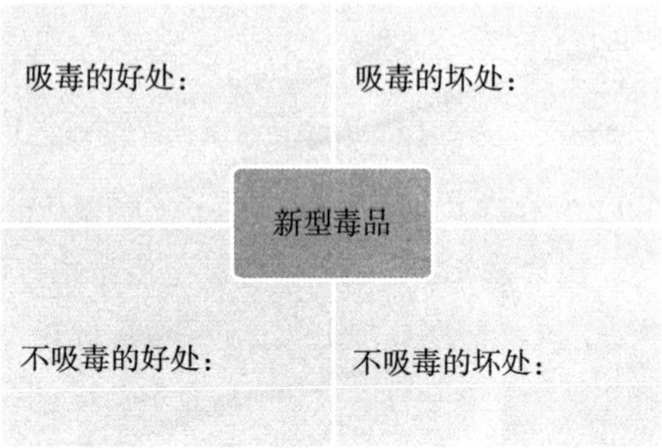

二、按图示分析“吸毒前的我”“吸毒后的我”

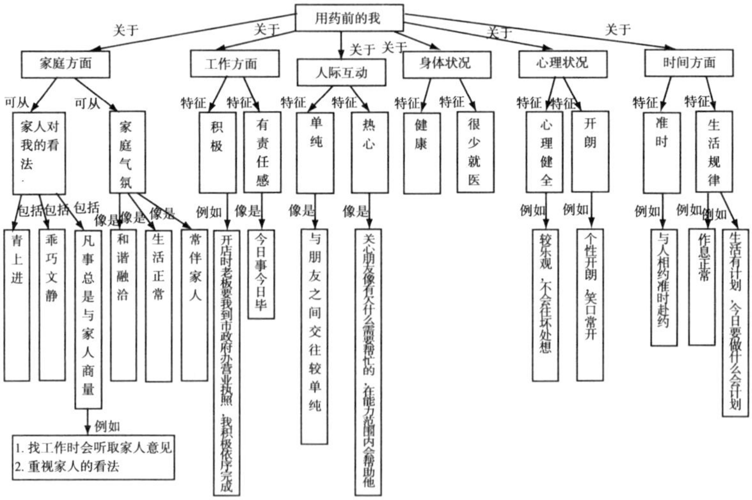

三、按图示分析“吸毒后的我”

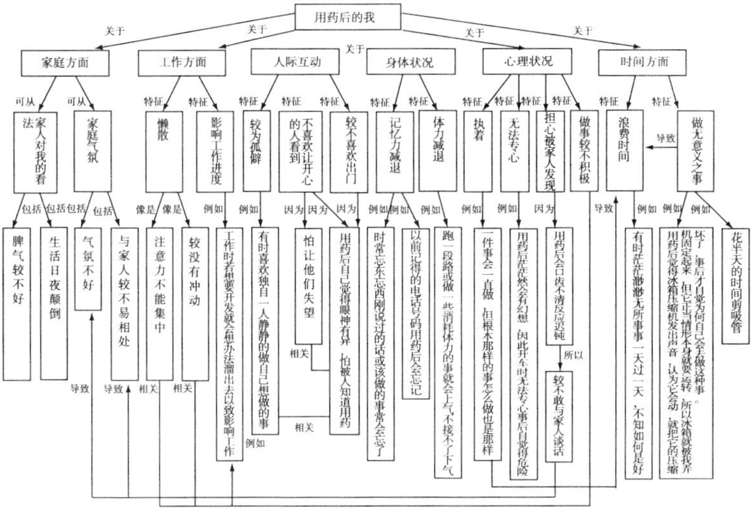

课后作业：认真学习戒瘾的“因应型想法”。

辅助材料：

1. 戒瘾的“因应型想法”。

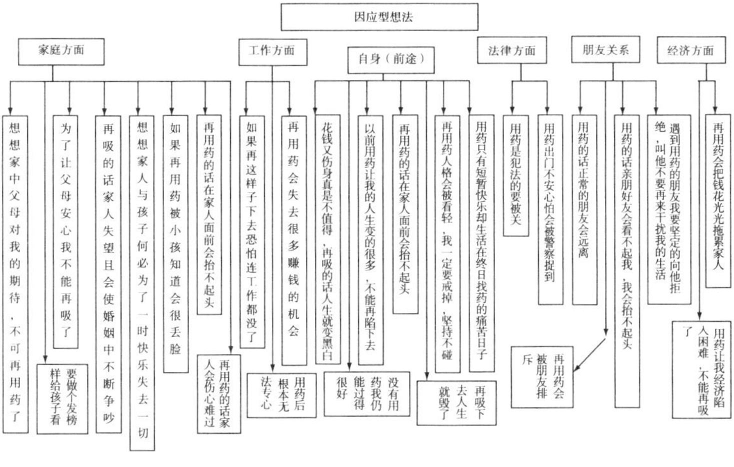

第十八课：聆听、阅读、抄写《心经》

课堂目标：帮助矫正对象了解《心经》，并将《心经》吟诵和临摹作为自己在出现毒品渴求感时转移注意力的方法之一。

活动材料：每人一本《心经》临摹本及抄经笔；《心经》全文及释义；王菲吟唱的《心经》音乐

矫正过程：

一、播放《心经》音乐

二、询问成员中是否有人熟悉《心经》，并邀请该成员分享熟悉《心经》的缘由及《心经》对自己的影响。诵读《心经》并释义

（课堂反应：有成员分享《心经》为收押到看守所后，同监舍的同犯介绍《心经》，并教其诵读，在遇到烦心事时会默念《心经》，能使自己逐渐心平气和。）

三、矫正民警带领成员朗诵《心经》，并逐句解释

四、现场临摹《心经》

（课堂反应：用金色的笔临摹《心经》引起了成员浓厚的兴趣。有成员表示要用心临摹一本《心经》送给自己的母亲。）

课后作业：每日诵读、临摹《心经》。

单元7：自我标签

第十九课：认识消极自我标签

课堂目标：帮助矫正对象了解消极自我标签及危害。

活动材料：空白A4纸每人两张、笔各一支以及一个空纸盒

矫正过程：

一、了解消极自我标签现象

（一）游戏导入：猜猜我是谁

今天给大家带来了一个见面礼，我们先来做一个游戏——“猜猜我是谁”。

请每位成员写出 10 条“我是一个……的人”。（要求写出自己的独特之处、优点或缺点，不记名）

游戏规则：把成员的有关自我描述的纸条请组长一一收上来，投入一个空纸盒中，每组派一个代表上台来从中抽取一张，矫正民警念出纸条的内容，然后让其他成员来猜一猜，这个人是谁？（矫正民警念纸条时去掉那些没有显著特征的）

（二）认识自我标签

成员刚刚在纸上写出了自己各式各样的特征，下面我们来找找藏在纸条里的秘密——自我标签！

先示范：我是一个自卑的人——我很自卑（矫正民警读出一条，让成员找一条。要求大家要说得快，抢着说！）

我很胆小　我容易发火　我动作很慢 我很粗心　我很容易紧张 我很内向　我是一个多愁善感的人　我是个很平凡的人……

想想自己身上贴得最牢的自我标签是什么？

（三）认识消极自我标签

1. 积极的自我标签：“我自信”“我勇敢”“我积极进取”等。

2. 消极的自我标签：“我自卑”“我胆小”“我害羞”“我不行”等。

经常可以听到有人这样说：“我胆子太小，我不行”“我不善于言谈”“我很容易紧张”“我脾气急躁”“我太粗心”“我很多愁善感”……这些自我否定的、贬义的描述性词语，就像“标签”一样贴在自己身上，如果使用不当或过度地使用，就会给我们带来损害，有碍于个人的身心发展。那么，这些消极自我标签会给我们带来什么呢？

请看：爱画画的小王的故事。

二、认识消极自我标签危害

“爱画画的小王的故事”

有一位服刑人员小王很爱画画，但有一天警官说她画的不好，没有画画的天赋，于是她对自己没有了信心，放弃了画画。别人问她为什么，她说：“我画的不好”，后来，再有人问她，她就说：“我向来就画不好”。

你有过类似经历吗？个别发言。

关于消极自我标签的危害，请大家做一个选择题，只能选一个最确切的答案：

1. 使人不能恰当评价自己
2. 使人失去自信
3. 使人自卑
4. 使人不敢再次尝试
5. 上面几项都是

总结：消极自我标签害人不浅，我们要设法抛弃它、撕开它。

课后作业：思考自己身上贴得最牢的自我标签是什么？对人生产生的影响。

第二十课：撕开消极自我标签

课堂目标：帮助成员改变、撕开自身的消极自我标签。

活动材料：写有消极标签的 A4 纸

矫正过程：

一、矫正民警先示范：你们会撕吗？警官先撕一个给大家看看

举例：“我是个一般的人——其实每个人都是平凡的，平凡的我可以有自己独特的生活，让自己做一个快乐的人！”你们会了吗？

二、撕标签比赛：（将矫正对象分为四个大组，要求每组对所抽的标签给出多种撕的方案）各组比一比，看谁的方法最多最好

（一）出示写好的四块牌子：生理、心理、劳动、特长

（二）让组长来选题（翻牌）

翻生理牌就给“生理标签”——我长得不够漂亮／不够帅（让组长把标签上的内容念一下，后带回小组讨论），其他依次类推。

（三）分组撕消极标签（要求每组记录好主要观点）

（四）交流结果

1. 我长得不够漂亮；（生理标签）

团员观点：我不漂亮但我可爱又大方；我不瘦但我有个性；外表的美只是暂时的，心灵的美才是永恒的……

2. 我没有意志力；（心理标签）

团员观点：只需要竭尽全力抵制住一次诱惑，有一次成功的经历就可以；服刑以来，没有毒品，也能照常生活……

3. 我某项劳动技能不行；（劳动标签）

团员观点：遇到劳动成绩上不去的现象，要分析原因；一时的做不好不代表我以后都做不好……

4. 我没有音乐、体育、艺术……细胞；（特长标签）

团员观点：我做事认真，工作负责……这些都是我的优点；兴趣是可以培养的，通过勤奋练习和不断尝试，弱项很可能变成我的强项……

三、评优胜

矫正民警主持：

1. 哪个组最有说服力？鼓掌激励。

2. 哪个组观点最丰富？鼓掌激励。

四、分享感想

团员观点：原来我们没有那么差、我们的自卑原来是消极自我标签造成的、撕掉标签可以增强自信心……

矫正民警总结：大家说得很对，原来我们并没有那么差，我们不自信时，很可能是消极标签在作怪。撕掉消极标签是我们战胜自卑，增强自信的有效手段。以后被他人或自己贴上消极标签时，该怎么办？

团员：撕掉它！

矫正民警：大家说得很好，我这里还有一招要与大家分享——就是多给他人和自己贴积极标签！

课后作业：撕掉为自己贴上的消极标签。

第二十一课：贴上积极自我标签

课堂目标：使矫正对象学会在日常生活中给自己贴积极自我标签的方法，从而能够树立积极的自我意识和自我评价方式。

活动材料：座右铭牌、“滋补处方” PPT

矫正过程：

一、贴上积极自我标签

（一）给他人贴积极标签

1. 分组对贴（三分钟内完成三个，要准确、符合实际情况）

2. 让几对团员起来发言（一方说所贴标签，被贴的一方发表感想，同时适时地奖励贴得好的团员）

（二）给自己贴积极标签

1. 用三分钟时间给自己贴积极标签（写在白纸上），要求：

（1）针对自己的弱点贴（如思维速度不快，可贴“我的思维很有深度”)；

（2）符合客观实际；

（3）贴得尽可能多。

2. 每人选一个最利于战胜自卑的积极标签。

3. 分享（抽签展示5人，抽到谁，哪位团员就大声地念出给自己贴的积极标签。）

4. 要求每人把选出的标签贴在准备好的座右铭（牌）上。（建议团员在自己桌子上放一个月以上或更长时间，每天看看积极标签并大声读出来，看一段时间之后自己身上会发生什么变化?）

二、战胜消极自我标签拓展

（一）“交叉手指”的游戏

当然，我们在撕开消极自我标签时需要克服一些以往的不良习惯。现在我们大家一起再来做一个小游戏：

1. 请大家将手掌张开，十指交叉合起来，连做三次。看看自己是左手的拇指在上还是右手的拇指在上。

结论一：人的行为是按习惯行事的，消极自我标签也是你过去经历的产物。

2. 然后请团员们用相反的方式交叉双手，大家有什么感觉?

矫正对象：别扭。

结论二：改变习惯是一个不舒服的过程。要改变一个如此小的习惯动作我们都感到困难，要消除消极自我标签、培养自信会遇到更多的困难，需要我们较长时间的努力，才能达到目的。

3. 再继续游戏，请按照可以改过来的交叉动作，稍用力重复一次，有什么感觉，再不断重复21次，有什么感觉，是不是习惯一点?

结论三：习惯是可以改变的，只要不断重复，消极标签也是可以消除的，只要经常给自己贴积极标签。

（二）课件展示“滋补处方”

（三）小结：今天和大家一起探讨了如何对待各类自我标签、重新认识自我和完善自我的问题，非常高兴与大家度过了一段快乐的时光。希望大家在平时多用我们今天学到的方法，正确认识自我和不断完善自我。

课后作业：抄录“滋补处方”，加深记忆，可长期保存备用。

辅助材料：

这次课结束后我们还可以做些什么？警官在这里给大家准备了一张“滋补处方”：

1. 尽可能不用贬义的自我描述，代之以鼓励性话语，如“我过去曾经认为自己不行……”代之以“看来也不一定都是这样，让我来试一试……”。

2. 多使用积极地自我描述，如“我写文章写得好”“我劳动最近干得比较轻松”。

3. 坚持写日记，将自己一周内使用挫败性语言的时间、地点、场合记下来。制定改变计划，并在以后记录下计划实施后的结果，及时给予强化。

4. 每当发现自己又说否定自己的话时，大声告诫自己，不要说“我就是这样”，而是说“我曾经这样”；不要说“我不行”，而是说“只要我现在努力，是可以办到的”。

5. 所有消极的“自我标签”，都是害怕失败，回避尝试的结果。因此，你应该勇敢地找一些自己以前不愿干的，不会干的，不敢干的事情，去花一些时间认真做一做。让自己完全沉浸于崭新的活动中去，品尝一下挑战生活、挑战自我给你带来的充实和快乐。

单元8：独特的我

第二十二课：我是谁

课堂目标：引导矫正对象了解自己的独一无二。

活动材料：白板、纸笔

矫正过程：

一、独特的我

（一）发放A4纸和笔给团员

（二）矫正民警告知此活动的目的：通过填充句子，寻找有没有完全与自己一样的团员。

（三）告知需要填充的句子，如下：

1. 假如我是一种树，我希望是________，因为________。
2. 假如我是一种花，我希望是________，因为________。
3. 假如我是一种动物，我希望是______，因为________。
4. 假如我是一种乐器，我希望是______，因为________。
5. 假如我是一种水果，我希望是______，因为________。
6. 假如我是一种颜色，我希望是______，因为________。
7. 假如我是一种交通工具，我希望是______，因为________。

（四）然后，矫正民警每念一项内容，相同的团员便站起来，每个团员观察是否有团员每一项都与自己相同。

（五）全体团员分享：谈活动感受。矫正民警可引导从：世界上没有完全一样的人，每个服刑人员都有自己的独特性，了解自己，要做独特的我。

（六）视听：《壮志雄心》

（七）矫正民警带来大家高呼《希望誓言》：我是一名勇敢的

人，我充满自信，我将战胜恐惧，征服忧虑，抛弃借口。我拥有无限的能量，我有着明确的目标，我不再害怕挫折和失败，今天的我超过昨天的我，明天的我超过今天的我。我心中充满了爱，我将把自己的爱无私的奉献给大家。我是一位希望者，一种生命的力量正在我心中涌动，我将全力以赴，不惜一切代价，迈向明天！

课后作业：小组“优点轰炸”活动。

（一）选定一位成员为轰炸目标，大家轮流对她说出她的优点。

（二）更换轰炸目标，重复以上环节，共选定三位成员。

（三）引导成员交流、讨论被人“轰炸”和“轰炸”别人的感受。帮助成员增强信心，懂得在交往过程中要学会接纳他人，欣赏她人。

第二十三课：我的特质

课堂目标：引导矫正对象更为深刻地认识自己，了解自己。

活动材料：纸、笔

矫正过程：

一、个人特质回响

矫正民警将 A4 纸和笔发放到团员手中，组织团员围圈而坐。提供 15 种心理需求项目：成就、秩序、自主、省察、求助、支配、顺从、表现、亲和、谦逊、慈善、变异、坚强、异性恋、攻击。

（一）请团员写出其中三项自己认为太高或太低，而影响自己生活、工作等，使自己不喜欢的个人特质。如：表现性太强、求助性太低、攻击性太低等。

（二）各人轮流念出所写的，简述不喜欢的原因，其他团员回应，并给予建设性的具体建议。

（三）播放轻音乐《梦醒时分》《念念不忘的情人》。矫正民警组织团员找一个位置，按照自己最舒服的方式坐好，闭上眼睛。

（四）分享此次活动的感受与收获。

（五）唱《真心英雄》。

二、舍弃（放手、放下）

（一）矫正民警组织团员围圈而坐。

（二）每人一张 A4 纸和笔，并写下生命中最重要或影响最大的 5 个人。

（三）矫正民警将团员写好的收起来。并逐一探讨。如：团员 A。团员 A 需叙述为什么认为这 5 个人是其生命中最重要或影响最大的人。待 A 叙述完后，要求其只保留 4 个人时会划掉谁，并说出原因。然后再要求其划掉一个，也说明原因，直至只保留一个自己认为心目中最重要或影响最大的人。矫正民警也可根据其一开始的叙述情况，直接要求其划掉 2 个、3 个甚至 4 个。

（四）在团员叙述或划掉的过程中，其他团员可以提问或者提出建议。

（五）视听：《相亲相爱一家人》《妈妈，等我回家》

（六）做手指操《真心英雄》

三、成功改变者卡片

（一）矫正民警呈现 100 张成功改变者的卡片。

（二）引导矫正对象从中挑出个人所具备的特质，至少挑出 5 个。

（三）分享所具备的成功改变者的特质如何帮助自己成功改变，戒断心瘾。

课后作业：我是怎么样的一个人？

辅助材料：成功改变者卡片

接纳	坚决	灵活	坚持	固执
主动	能干	集中	持久	感激
适应力强	关心	宽恕	正面	彻底
冒险	有信心	向前看	有力量	体贴
深情	体谅	不受拘束	虔诚	坚韧
肯定	勇气	快乐	快速	信任
警觉	创意	健康	合理	可信
活泼	果断	抱有希望	接受	诚实
雄心勃勃	奉献	想象力丰富	轻松	理解
稳固	确定	灵巧	可靠	独特
敢言	不怕死	聪明	资源丰富	势不可挡
自信	勤奋	知识渊博	负责任	朝气蓬勃
细心	实干	有爱心	明智	有远见
大胆	渴望	成熟	熟练	完整
勇敢	热心	开放	坚定	愿意
醒目	有效	乐观	灵性	迷人
有能力	精力充沛	有序	沉稳	智慧
小心	有经验	有条理	稳定	相称
开朗	忠实	有耐心	直接	热情
聪颖	无惧	感知	坚强	起劲

第二十四课：模块测试

课堂目标：通过量表测试评估“纠正非理性信念”模块的矫正效果。包括：非理性信念量表；毒瘾测试；毒瘾再认知测试。

活动材料：量表、笔

矫正过程：

组织矫正对象完成量表测试；同时，安排对照组矫正对象完成模块测试。

辅助材料：

1. 非理性信念量表

本部分包括有29题与药物使用有关的想法。请仔细阅读每一叙述句，并依照您自己的想法在该题后适当□内打"√"，表示您对该叙述句的同意程度。如果您完全同意该句的叙述，就在"完全同意"的□内打"√"；如果您大部分同意，就在"大部分同意"的□内打"√"；如果您大部分不同意，就在"大部分不同意"的□内打"√"；如果您完全不同意，就在"完全不同意"的□内打"√"。

	完全不同意	大部分不同意	大部分同意	完全同意
1. 不吸毒的人生是无聊的。	□	□	□	□
2. 不吸毒，我做不了任何事。	□	□	□	□
3. 即使停止吸毒，我的生活也不会变得更好。	□	□	□	□
4. 如果停止吸毒，我的人生将会是沮丧的。	□	□	□	□
5. 我没有足够的能力停止吸毒。	□	□	□	□
6. 不吸毒，我无法与人交往。	□	□	□	□
7. 我会吸毒全是别人造成的。	□	□	□	□
8. 没有毒品我无法放松。	□	□	□	□
9. 不吸毒，我无法解除我的焦虑。	□	□	□	□
10. 我只吸一次应该不会上瘾。	□	□	□	□
11. 吸毒可以使人暂时忘掉烦恼。	□	□	□	□

续表

	完全不同意	大部分不同意	大部分同意	完全同意
12. 吸毒可以满足好奇心。	□	□	□	□
13. 吸毒会带给我充满刺激的感觉。	□	□	□	□
14. 有时心想活着没有意义，干脆吸死算了。	□	□	□	□
15. 我应该不会那么倒霉，吸毒又被警察捉到。	□	□	□	□
16. 只要不让别人发现，吸一、两口没关系。	□	□	□	□
17. 吸毒可以缓解被人冤枉时心里不平的感觉。	□	□	□	□
18. 吸毒可以解除病痛。	□	□	□	□
19. 吸毒可以增强性能力。	□	□	□	□
20. 偶尔吸毒不会损害身体健康。	□	□	□	□
21. 吸毒花自己的钱，又不是杀人抢劫，别人不必管太多。	□	□	□	□
22. 吸毒是减肥的好方法。	□	□	□	□
23. 吸毒是最有效且快速解决问题的方式。	□	□	□	□
24. 再吸一口我就会把毒品戒掉。	□	□	□	□
25. 吸毒是提神的好方法。	□	□	□	□
26. 吸毒可以缓解工作压力。	□	□	□	□
27. 吸毒是一场理智与欲望的拉锯战，而理智终究会失败。	□	□	□	□

续表

	完全不同意	大部分不同意	大部分同意	完全同意
28. 吸毒后只要过个两三天就好了，很容易戒掉。	□	□	□	□
29. 凭我的意志力，我不会对毒品上瘾。	□	□	□	□

2. 毒瘾测试

根据你的实际情况回答下表，如果有两个或两个以上的问题回答“是”，说明你已经产生了依赖。如果回答“是”的问题在两个以下，说明你可能处于依赖的初级阶段，或可能有滥用毒品的初步问题。

序号	题目	答案	
1	你是否需要增加吸食剂量来达到和先前吸毒一样的满足程度？	是	不是
2	你是否经历戒断症状（如流鼻涕、发抖、睡眠障碍、腹泻）或正使用药物来舒缓这些症状？	是	不是
3	你是否曾想要减少使用毒品，或曾尝试减少却做不到？	是	不是
4	你是否花大量的时间在获取使用毒品或克服毒瘾上？	是	不是
5	你是否因为使用毒品而放弃了重要的活动？	是	不是
6	你是否察觉到毒品虽使你的身体比平时更加不适或情绪更加低落，但仍然在继续使用毒品？	是	不是
7	你实际使用的剂量是否比打算用的还要多，或使用时实际所花的时间比打算的还要长？	是	不是

3. 毒瘾再认知测试

仔细阅读每一条，然后根据接受训练以来的实际感觉，选择最适当的答案，在方格内画一个“√”，请不要漏掉问题（多数不符合 = 有点符合）。

序号	题目	完全不符（0 分）	多数不符（1 分）	不清楚（2 分）	多数符合（3 分）	完全符合（4 分）
1	我知道我们现在上的课的内容是叫作“心瘾戒断项目”					
2	我知道“心瘾戒断项目”跟以往课程的区别					
3	我认为“心瘾戒断项目”比以往的课程更容易让人接受					
4	我渴望得到戒毒成功的一切方法					
5	我明白自己既是一名服刑人员、一名吸毒人员，更是一名病人					
6	我有决心克服今后生活道路上的困难					
7	因吸毒失去了工作与生存能力，走上犯罪道路，我要摆脱毒品					
8	我相信自己能够克服对毒品的心理依赖					
9	没有吸毒，我已经没有生理上的不适感了					
10	我知道吸毒是违法行为而且会诱发犯罪					
11	我知道毒瘾为什么如此难戒					
12	为摆脱毒品，我什么困难都愿意面对，什么苦都愿承受					
13	我知道戒除毒瘾需要家庭的帮助					
14	我知道彻底戒除毒瘾需要社会的帮助					

续表

序号	题目	完全不符（0分）	多数不符（1分）	不清楚（2分）	多数符合（3分）	完全符合（4分）
15	我知道毒品泛滥给国家造成了巨大损失					
16	我相信毒品的泛滥会危害国家的稳定					
17	最近，我感觉精神没有以前那么颓废了					
18	这几天我脑海里已经不再想起吸毒了					
19	假若我戒不了毒，我感觉是一种失败					
20	我相信“心瘾戒断项目”能够教会我戒除毒瘾的方法					
21	吸毒让我失去很多，因此我要戒毒					
22	我能理解家人的痛苦					
23	我已经忘掉毒品带来的愉悦					
24	我愿意坚持不懈地努力，直到戒毒成功					

根据答案进行计算：

90分以上：对毒瘾的认知有了质的飞跃，已经具有强烈的戒毒意愿。

80分以上90分以下：效果明显，对毒瘾有了深刻的认知。

70分以上80分以下：取得了一定的效果，认知程度相比以前有所上升。

60分以上70分以下：效果一般，有一定的心瘾戒断意愿。

60分以下：没有效果，不能进入下一阶段的训练。

模块三：解决不良情绪

主要理念：不能正确处理负面情绪是造成毒品依赖的主要原因。矫正对象有不良情绪时，脑海里通常会闪现“吸毒可以忘记一切烦恼和痛苦”的自动思维，并为自己寻找诸如“太痛苦了，我不得不吸”的合理化借口。模块三应用认知行为疗法，聚焦 ABC 理论，引导矫正对象合理认知情绪，体验放松训练，指导察觉情绪，管理情绪的技巧和方法，避免今后再次因有害的冲动情绪而导致复吸行为，再次走上犯罪道路。

单元 9：抑郁

第二十五课：认识抑郁

课堂目标：了解抑郁情绪，并能分辨出自己的抑郁状态。

活动材料：纸笔、白板

矫正过程：

一、关于抑郁

抑郁的体验是多种多样的。有时，我们对某些事情的发生感到难过，当遭受到严重的丧失时，我们会体验到伴随着悲伤的抑郁；有时，严重的事情发生之后无法得到解决或者长时间没有机会去处理许多难以处理的事情，抑郁就会不断加重，挥之不去。仔细考虑下列与抑郁体验有关的问题：

1. 为了保持安宁，你不向别人表达你的需求、想法或者感受
2. 你失去了自己的认同感
3. 你是否对满足自己的需求和感受已觉无望

4. 你是否感到空虚和困惑

5. 你是否已经不再对别人提起你的希望和目标

6. 你是否已经放弃你的希望和目标

你的抑郁是否可能因为你没有正视自己所导致呢？如果是这样，思考下面的说法：如果你不正视自己并且还对自己加以否定，你就失去了自我，当你失去自我时，你就会变得抑郁。

以下列举了导致抑郁逐步发生的一些情绪。浏览一下，确定自己的情绪属于哪一类。了解了自己的情况之后，你就可以监控这些情绪，承担起以适当的方式照顾自己的责任，从而减少或者消除这些情绪，因此就减少或消除了你的抑郁体验。

1. 离群索居和缄默不语

2. 悲哀

3. 缺乏热情

4. 孤独

5. 忧郁

6. 无助感、失望感

7. 感到沉沦

8. 绝望

二、抑郁原因

1. 环境或者生活境况的因素。这种抑郁由变化或丧失带来的应激所引发。比如失去工作、离婚或者亲友的死亡。

2. 生物学上的因素。在我们的大脑里存在叫做神经递质的化学成分，能够在大脑的神经元之间传递信息。如果大脑里神经递质失衡，就会引起思维、行为和情感的变化。

其他生物学上的与抑郁有关的因素可能是甲状腺机能减退、药物治疗、慢性疼痛或者其他内科疾病，已经长期经受与无望感有关的应激。

3. 遗传因素。家族史和心境障碍似乎有关。这一点表明如果你的家庭成员患有慢性抑郁，那么你就有可能存在患抑郁症的易患体质。大约25%抑郁症患者的亲属之一将患抑郁症。如果你患有抑郁症，那么，有很多干预的办法能够使你的生活质量提高。治疗是确定你患抑郁症的原因以及采取适当干预的关键因素。此外，与你的医师讨论使用抗抑郁药物的可能性。

课后作业：想一想自己或者身边的人是否有过抑郁状态。

第二十六课：抑郁的自我管理

课堂目标：学习管理抑郁情绪的方法。

活动材料：纸笔、白板

矫正过程：

一、抑郁管理

抑郁是人类常见的现象。大多数的人都会在人生的某一时段经历抑郁。最明显的标志是在通常能带来愉悦的活动中找不到快乐，并且感到疲惫不堪。大多数抑郁经历并不会影响到我们的日常活动。人们可以继续做他们必须做的事情，但是他们必须强迫自己去做。

当抑郁程度发展到很严重并且已经开始影响到我们的日常活动时，称其为重性抑郁。一般抑郁和重性抑郁的区别在于，重性抑郁症状更严重，持续时间更长，并且损害个体的功能。过去让你感到满意的事情现在变得令人沮丧或者感到乏味。你逃避人群并使自己孤立，避免和他人交往且逃避生活的境况，凡事总往消极方面思量，不抱任何希望，你感到自己濒于崩溃，并出现食欲和睡眠障碍。你有可能感到，处于这种情感状态中的自己犹如一个囚徒，担心或相信这种状态勇无终结之日。有的重性抑郁患者还具有自杀倾向或者死的念头（他们希望一些事情能发生在自己身上，使他们不必在生活中继续挣扎，但是实际上他们并非真正想结束自己的生命）。

二、自我管理计划的主要组成部分

（一）安排。也就是你怎样安排你的日常生活，把关照自己的因素和干预包括在其中。通过使用日常活动表，这很容易做到。用日常活动表不断提醒自己安排好日常生活，直到你已经能够坚持不懈地关照好自己为止。

（二）支持。开发并且利用资源来消除社会隔绝和退缩行为。

（三）积极的态度。选择积极的而不是消极的想法，提醒自己，抑郁是一种暂时的情绪状态，注意要每天提醒一次。

（四）认识。为了保持并继续你在控制抑郁方面取得的进步，要求你不断认识到哪些措施对控制抑郁起作用或者哪些有益处，哪些对你没有帮助。坚持写日记可能对自我控制很有帮助。你将会识别出预示潜在退步的“警示信号”和对你产生消极影响的任何行为模式。

（五）锻炼。在你开始任何锻炼计划之前，应该先与你的医师协商。至少每两天进行一次有氧行走（快步行走 35～40 分钟），能帮助减轻身体的紧张、改善睡眠质量，增加幸福感，使你精力充沛、减少压力。

（六）营养。每天的饮食要均衡。如果你不知道怎样安排才能够保证健康饮食，那么就去请教你的医师、营养学家或者去书店查找这方面的知识。抑郁患者经常无法正常健康地安排每日的饮食，并且可能因此导致体重减轻或增加。

（七）价值观体系。明确你的价值观并罗列出来。如果你没有按照自己的价值观体系生活，那么这可能就是导致你抑郁的原因。

如同你已经了解到的，控制抑郁意味着你必须全方位的自我管理。如果你忽视了对自己的关照，则在你刚开始感觉有所好转时，部分抑郁症状可能会复发。无论是情感上的健康，还是身体上的健康，都和生活方式密切相关。

课后作业：如果自己，或者身边的人抑郁了，可以怎么做？

第二十七课：积极的态度

课堂目标：引导矫正对象养成积极的人生态度。

活动材料：白板、纸笔

矫正过程：

你对生活的态度将会极大影响到你的感受以及你怎样评价你的人生经历。如果你是一个乐观的人，那么，即使目前处于困境，你也总是期盼会有一个积极的结果。这种期盼或者寻找消极结果的倾向有时被当作是自我应验预言。

如果你有负性思维习惯，采用以下列举的方法也许有助于你改善态度：

（一）变负性思维为正性思维。要做到这一点，并不像听起来那么难。采取下列措施，就能够帮助你改变负性思维模式。

1. 认识负性思维。做一些有助于增强你对负性思维的认识的事情。坚持写日记，写下你的负性思维。只有你清楚了针对目前的境况你是怎样思考和怎样进行自我对话时，你才有可能尝试做出改变。

2. 纠正负性思维和陈述。一旦你识别出自己的负性想法和负性思维模式，你就能用正性陈述去替换负性陈述。一般来说，要找到不同的、积极的看待事物的方法并不难，但是要真正转变确实需要坚持不懈的努力。

3. 监测你付出的努力和取得的进步。这里，日记又可以起到帮助的作用。不过，评估进步的更佳的办法就是自己的感受。如果你正朝着正性思维模式转变，你会发现你的烦恼和灾难化倾向减少了，这将使你产生一种良好感受。

（二）使自己活跃起来。参加体育锻炼和其他令你感到愉快的活动。锻炼能增强美好的感受、减少身体的紧张感、减少压力，从而降低抑郁水平，让你感觉良好。同时，与你喜欢的人共度时光，参加你喜欢的活动同样是管理抑郁的积极方式。

（三）过好每一天。人们经常耗费许多精力去担心“如果……发生，会怎样”。也就是说，他们担心也许根本就不会发生的事情，并因此感到悲伤。随后，正因为他们老去想最坏的情况，所以他们不去关心自己或者其他当前需要关心的事情。需要应对的是“现在的情况是……”而不是“如果……发生，会怎样”。

（四）提醒自己抑郁已经结束了。情绪上的悲伤状态一般是暂时的。如果你感到自己已经陷入长期的抑郁，那么就与你的医师谈谈可能会有帮助的药物治疗。不过，重要的是你要对你自己和你自己的情感负责。你需要总结你在自我调理行为方面正在做哪些事情来提高情感和身体方面的良好感受。

（五）不要有负罪感。如果有些事情需要你负责，那么你就承担责任，道歉或者给予补偿。之后就不要再纠缠这些问题。负罪感会耗费精力，妨碍人的进步。

（六）生活就是选择。有的选择会带来积极的结果，而有的选择则带来消极的结果。尽最大的努力从错误中吸取教训。要知道，在整个人生旅途中，你都需要不断地学习，有时要从错误中吸取教训。

例：自我监控检查表

行为控制

早晨起床

穿衣，做好一天的准备

维持良好的个人卫生

用积极肯定的态度开始新的一天

用积极的态度思考如何度过这一天

保持对自己思维和行为的清醒认识

解决问题而不是回避问题

日常劳作

参加令人愉快的活动

与自己喜欢的人在一起

适当满足自己的需求

足够的睡眠和休息

锻炼

有营养的饮食

静思或者放松技巧

与自己的心进行交流

避免不利于自己的行为

避免损害自己的行为

参加户外活动

不要松懈

坚持按照处方进行药物治疗

在休息和娱乐活动之间保持平衡

利用自己的资源

参加支持小组的活动或出席会议

接受治疗

发现日常生活中积极的事情

你找到了哪些能减少或消除抑郁的方法?

以积极和实际的态度努力度过每一天会给你带来压力，然而采用了日常活动时间表则可以减轻这种压力，因为这样的时间表对预期进行的活动有一个总的安排。

感觉抑郁的人有可能一整天或很多天都无所事事，整日呆坐。静止不动和缺乏成就感时，他们的自尊发展水平会很低。低自尊者往往倾向于贬低自己的努力，认为自己所做的任何事情都不重要。为了体现自我价值，就要保证制定一个自我管理的计划，包括积极的态度、足够的营养、体育锻炼、放松、参加有趣的活动、有助于建立健康完善的生活方式的日常安排。

在生活中从工作到家庭，每个人都要承担很多种责任。其中有的可能很有趣，而另一些则不然。当你制定日常活动时间表时，一定要注意乐趣和完成任务之间的平衡，这将影响到你的生活满意度，在做有的事情时，你可以既享受到乐趣又完成了任务。为了使你清楚日常活动时间表包括哪些类别的事情，特例举以下例子:

起床

穿衣服

上班

读报纸

喝茶

结算收支

散步

绘画

与朋友交谈

与朋友共进午餐

到一个支持小组去参加活动

做晚餐
洗碗
干园艺活
看电影
写信
写日记
放松、静思、自信决断训练
帮助他人
听音乐

每日活动时间表

日期：
心境：

时间	计划的活动与对此活动的预期	活动的实际完成情况	对活动的感受
上午 7～8 点			
上午 8～9 点			
上午 9～10 点			
上午 10～11 点			
上午 11～12 点			
下午 12～1 点			
下午 1～2 点			
下午 2～3 点			
下午 3～4 点			
下午 4～5 点			

续表

时间	计划的活动与对此活动的预期	活动的实际完成情况	对活动的感受
下午 5 ~6 点			
下午 6 ~7 点			
下午 7 ~8 点			
下午 8 ~9 点			
下午 9 ~10 点			

坚持使用日常活动时间表，直到抑郁情绪得到控制而且自己感到不需要这种方法的支持也能保持情绪稳定为止。

课后作业：尝试着写一写日常活动时间表。

单元 10：焦虑

第二十八课：认识焦虑

课堂目标：帮助矫正对象了解焦虑情绪，并学习观照和分辨。

活动材料：纸笔、白板

矫正过程：

一、关于焦虑

在口语中，有很多词都可以来表述焦虑：着急、紧张、害怕、心烦意乱、心神不宁、坐立不安、七上八下、热锅上的蚂蚁等等。字源学研究表明（Lewis，1980），焦虑（anxiety）这个词来自于拉丁语中的 angh ，是狭小或收缩的意思。

一般来说，在精神病学界和临床心理学界，焦虑的定义有三个要件：（1）焦虑是一种烦躁、急切、提心吊胆、紧张不安的心境；

（2）焦虑者往往伴有植物神经功能紊乱的症状；（3）焦虑往往是没有相对固定的对象和明确的内容。

“焦虑”（anxiety）和恐惧（fear）在体验上很相似，但也有区别。恐惧是对具体的、可见的危险的反应，而焦虑一般是弥散的、无具体目的。这是从症状学上区分恐怖和焦虑的一个指征。

从术语学来看，临床上用的焦虑这个词，最早是从德文词 angst 来的。焦虑研究两大奠基人——克尔凯戈尔和弗洛伊德都使用 angst 这个术语。稍有不同的是，在克尔凯戈尔那里，angst 时而指焦虑，时而指恐惧，这造成了翻译的歧义。而对弗洛伊德来说，angst 多指没有明确的客体的焦虑情绪，如果这种情绪有了明确的客体，弗洛伊德则倾向于使用 furcht（fear，恐惧）这个词。

究竟什么叫做焦虑，焦虑的本质是什么，迄今仍有争议。

二、填空

我正在担心______________________________________。

课后作业：小组讨论，为任意成员正在担心的事，找到解决的办法。

第二十九课、第三十课：体验九种放松训练技巧

课堂目标：系统学习可用于控制焦虑的方法。

活动材料：放松音乐

矫正过程：

一、深呼吸练习（5 分钟）

1. 选择舒适位置坐下。

2. 闭上你的眼睛，注意力集中在你的呼吸上。

3. 心无杂念，只想着呼吸，让气息流入流出你的身体。

4. 对你自己说：“我开始放松了，呼吸平缓而有节奏。新鲜的氧气正在流入我的身体，然后呼出。我感到平静，精力充沛，精神焕发。”

5. 继续集中于你的呼吸，吸进呼出，只想着你的呼吸平缓而有节奏。

6. 在5分钟后，站起来，伸展四肢，微笑，并继续你的日常活动。

二、心理放松练习（5～10分钟）

1. 选择舒适的位置坐下或者躺下。

2. 闭上你的眼睛，想一个地方，这个地方你以前去过并发现它是放松身心的好地方。这是一个安静的环境，例如海洋、山峦、森林、风景等等。如果你不能想起一个真正的地方，则虚构一个。

3. 现在想象你正处于理想的放松之地（现在想象你就在那个最让你放松的地方）。想象你正看见所有颜色，听到所有声音，闻到所有不同的气味。你正躺在那里享受这让人心旷神怡的环境。

4. 感到安宁与平静，想象你的整个身心已经恢复活力，精神重新振作。

5. 在5到10分钟后，缓慢地张开你的眼睛并伸展四肢。当需要时，可随时回到这种放松的状态，让身心体验平静与安宁。

三、肌肉放松训练（5～10分钟）

1. 选择舒适位置坐下或者躺下。

2. 解开紧身的衣服。

3. 现在绷紧你的脚趾和脚。保持并体验这种紧张感觉，然后放松。

4. 现在绷紧你的膝和大腿。保持并体验这种紧张感觉，然后放松。

5. 现在绷紧你的臀部。保持并体验这种紧张感觉，然后放松。

6. 绷紧你的手指和手。保持并体验这种紧张感觉，然后放松。

7. 绷紧你的下肢、肘和上臂。保持并体验这种紧张感觉，然后放松。

8. 绷紧你的腹部，保持并体验这种紧张感觉，然后放松。

9. 现在绷紧你的胸部。保持并体验这种紧张感觉，然后放松。深呼吸并缓慢呼出。

10. 绷紧背的下部。保持并体验这种紧张感觉，然后放松。

11. 绷紧背的上部。保持并体验这种紧张感觉，然后放松。

12. 现在绷紧颈部（先后绷紧颈后部和颈前部）。保持并体验这种紧张感觉，然后放松。

13. 现在绷紧肩。保持并体验这种紧张感觉，然后放松。

14. 现在绷紧你的整个头。让你的脸呈现一副愁眉苦脸状，使你感到面部肌肉紧张。体验紧张然后放松。

15. 努力绷紧你身体的每一块肌肉。保持并体验这种紧张感觉，然后放松。

16. 继续坐或者躺几分钟，让松弛的感觉流经你的身体。体会肌肉紧张和肌肉放松之间的差别。

17. 现在伸展四肢，感到精神重新振作，恢复活力，并继续你的日常活动。

四、心理意象练习（10～15 分钟）

心理意象在结合其他技术使用或者单独使用时，均能增加放松效果。其目的是使你的身体、思想和情绪平静下来。让你的紧张和应激有一个缓解的机会。心理意象调动你的所有感觉来创造和再创造一个轻松的地方，或许是一个牧场，一次树林中的漫步，沿着海滩的追逐，或者你记忆中的一个特殊的地方。

找一个使你能完成放松训练练习而不被干扰的地方。用一点时间让自己舒适。闭上你的眼睛，感受全身是否存在紧张。如果你感到紧张，将其释放，让身体放松。

放松你的头部和你的脸部

放松你的肩

放松你的臂和手

放松你的胸和肺

放松你的背

放松你的腹部

放松你的臀部、腿和脚

想象在一个美丽的地方旅行，体验一种平和、愉快和舒适的放松的感觉。

深吸一口气，并缓慢和轻松地呼出。接着再深吸一次，再慢慢地呼出。让你的呼吸变得顺畅而有节奏。

脑中呈现出一个图像：你站在山顶上，雨过天晴，和风驱散了云彩。碧空如洗，阳光明媚。

在你脚下，绿树成荫，你尽情享受雨后森林的芳香。在远方，你能看见一片美丽的银色沙滩，以及那一望无际的清澈湛蓝的海水。一朵松软的云彩在微风中游动，正好漂过你的头顶。慢慢地，这片小小的云团沉下来开始浮动在你的周围。你体验到一种非常愉快、兴奋的感觉。当绒毛似的云团涌向你的脸庞时，你感到了它的凉爽、湿润的触摸。云海包裹着你的身体，所有紧张都不翼而飞，你感到了彻底的轻松愉快、神清气爽。

云朵柔柔地轻拂你的身体，带着轻轻的抚慰，你感到平静；当它沉下来缠绕着你，你有一种完全放松的感觉。你的脚下是片片云彩，它们稳稳地托住你，你随即漂浮在天空中。你感到无忧无虑。云层缓慢地向下移动，你在云朵上很安全，能看见美丽的森林通向海滩。你随着云朵的漂浮而轻微地晃动。你的心不再挂念这个世界，而是完全集中于体验这种放松的感觉。云彩能把你带到你想去的任何地方。你选择去海滩。当你来到海边，云彩停下了脚步，温柔地亲吻着海滩。你从云彩上下来，心平气和。你凝视着周围白色的海滩和美丽的蓝色海水，听着海鸥和波涛的声音。随着阳光的照射，你闻到了海洋散发出的空气，好香哦。当你漫步在海滩上，你感到温暖干净的沙子在你的脚上流动。正前方的海滩是一条柔软的毯子和枕头，你躺下来，享受柔软的感觉，波涛起伏，海鸥飞翔，凉爽的微风与温暖的阳光抚慰着你，你感到舒适、轻松、平静。你感到特别愉快，因为你知道你可随时回到这个特别而美丽的地方。你感到非常轻松，你选择回到你开始的地方，你知道自己将沉浸于这种平和放松的感觉之中。附近的楼道通向你最初去过的房间。当你向上走 5 步后，你将更清晰自己所处的环境，随之你将感到轻松而振作。你现在楼梯的底端，开始攀登。

第 1 步到第 2 步：向上移步

第 2 步到第 3 步：你感到放松，意识更清晰

第 3 步到第 4 步：你能觉察周围环境，感到身体放松

第 4 步到第 5 步：你感到头脑清醒，精神振作，睁开你的眼睛，渐渐伸展四肢

五、简式放松练习（5 ~ 10 分钟）

让身体舒适。

从 10 倒数到 0。

呼气时，默数每个数。

随着数数，你更加放松，你感到越来越进入松弛状态。当数到 0 时，你将完全放松。

你感到越来越放松，感到紧张离开了你的身体。

你正变得像一个碎布玩偶一样柔软，紧张感烟消云散。

你非常放松。

现在深呼吸，越来越深。

感到全身深度放松，继续放松。

现在，你更放松了，你应该感受到情感的平静。

你感到恬静而安详，安稳而妥贴，镇定而平和。

尝试感觉内部的安宁和自信。

让自己感觉良好和放松。

再一次感受放松的感觉。

让你的肌肉放松下来，对一切感觉良好。

平静安宁的环境使你感到越来越平静和安详。

你将继续放松几分钟。

当我告诉你开始数数时，从1数到3，随着深呼吸默数每个数。

当你数到3时，睁开眼睛。你将感到轻松而敏捷。

当你睁开眼睛时，你将从放松状态中恢复自我意识。

周围环境似乎变得更和缓而安宁。

你将更轻松和平静。

现在从1数到3。

六、简式渐进式放松练习（5~10分钟）

握紧两只拳头，感到紧张。缓慢地放松，感觉紧张在消散。体会紧张与放松之间的差异，现在手部肌肉已经放松了。

收紧双臂肌肉，收紧二头肌，现在缓慢地放松双臂。

脚趾向下弯曲，直到大腿肌肉紧张，现在缓慢地放松。感到紧张减轻。

脚趾向上弯曲，直到腿背肌肉紧张，现在缓慢地放松。感到紧张减轻。

将腹部肌肉向外撑，并使之紧张。现在缓慢地放松，你的臂已放松，你的腿已放松，你均匀的呼吸使你有一种平静的感觉，紧张感随之消散。

将腹部向上收紧，直到横隔膜感受到压力。现在缓慢地放松，让你的臂放松，你感觉良好，你的心跳轻快而柔和。

将你的头尽量向后倾斜，伸展肌肉，体验紧绷感。

现在缓慢放松，感到紧张消失。

皱起你的前额，保持不动，感受紧张，现在放松，感到紧张消失。

眼睛尽量斜视，保持不动，现在放松。

扮鬼脸调动你的脸部肌肉，保持别动。现在放松，缓慢而自然地放松。你的臂已放松，呼吸畅通，你浑身上下感觉良好。

让你的身体完全放松，放松到甚至连一块肌肉也不想动的地步。你全身心都感到平和、安静和松弛。继续放松。当你想站起来时从 4 数到 1，你将感到浑身轻松，精神振作，头脑清醒，心平气和。

七、渐进式肌肉放松练习（20 ~ 25 分钟）

找一个没有任何干扰的环境，尽可能让自己感到舒服，为一次愉快和舒适的体验做好准备。自然地躺下或者斜倚在一把椅子上。双腿不要交叉，解开紧身的衣服，脱掉鞋，摘去眼镜，双臂自然放于身体两侧。缓慢地张开嘴，轻轻地左右摇动下巴。现在闭上嘴，让牙齿微微分开。吸气，然后慢慢地呼出。

在你绷紧身体的某一部分时，应使身体的其他部分保持放松状态不要受力。让身体紧张的部分绷紧几秒钟，然后放松。接着做深呼吸，深深地吸气，屏息一会儿，然后向外呼气，这时你默想“紧张没有了，我已经放松了”。你已经不觉得有肌肉紧张所带给你的不适的感受了。掌握这种技术的目的是为了让你体会紧张和放松之间的区别。现在就开始进行渐进式肌肉放松训练吧。

首先，绷紧你身体的所有肌肉，包括下巴、眼睛、肩、臂、手、胸、背、腿、腹、臀部和脚。让全身紧张。保持这种紧张一会儿，然后默想“紧张没有了，我已经放松了”，开始放松你的整个身体，随着身体放松，轻松的感觉像波浪一样一阵阵向你袭来。你感到很平静。

再做一次深呼吸，深深地吸气，再屏息，体会这种紧张感觉。缓慢地呼出并默想“紧张没有了，我已经放松了”。你感到极为放松。让自己越来越放松。继续这样做，使你身体的各个部分都放松。体验紧张与放松之间的差别。

皱起你的前额，保持你身体的其余部分放松。你感到你的前额非常紧。体会这种紧张感。现在放松，感到紧张消失了。不再皱眉头，深呼吸。屏息一会儿，向外呼气，默想“紧张没有了，我已经放松了”。

尽可能大地张开你的嘴。你的面颊感到紧张。体会这种紧张。现在轻轻地闭上嘴，同时默想“紧张没有了，我已经放松了”。深呼吸，向外呼气并默想“紧张没有了，我已经放松了”。

闭上你的嘴。极力将你的舌头顶住上颚。你的嘴和面颊感到紧张。保持紧张一会儿，然后放松。深呼吸。向外呼气并默想“紧张没有了，我已经放松了”。当你向外呼气时，舌头舒适自然，唇稍微分开。

保持身体其余部分放松，紧闭牙关。面颊肌肉感到紧张。保持紧张一会儿，然后放松，深呼吸。向外呼气并默想“紧张没有了，我已经放松了”。

现在把注意力集中到你的前额、眼睛、下巴和面颊。这些肌肉放松了吗？全部都不紧张了吗？继续释放紧张，你感到放松代替了紧张。当紧张全部消失后，你感到面部非常平滑而柔软。你的眼睛放松了，你的舌头放松了，你的下巴轻松无力，你看的颈部肌肉也非常放松。

你的面部和头部肌肉正变得越来越放松。你的头仿佛可以轻轻从一侧转向另一侧。你感到面部柔软而平滑。在你让身体的其他部分放松时，继续放松你的面部、头部和颈部，而且越来越放松。

留意你的肩。双肩轮流向上耸起，试图接触你的耳朵。感到肩部和颈部开始紧张。保持这种紧张，现在让紧张消失、放松。感受你的肩部随身体的放松而放松。深呼吸、屏气，向外呼气并默想“紧张没有了，我已经放松了”。

注意体验肩部的紧张和放松之间的差别。向上耸起你的右肩并且努力使之接触你的右耳朵。你的右肩和颈部右侧感到紧张。保持紧张，现在放松。深呼吸，向外呼气并默想“紧张没有了，我已经放松了”。

现在向上耸起你的左肩并且努力使之接触你的右耳朵。你的左肩和颈部左侧感到紧张。保持紧张，现在放松。深呼吸，向外呼气并默想“紧张没有了，我已经放松了”。感到放松的状态在双肩扩散。感到自己变得柔软、无力和放松。

手臂前伸，握拳。感到手臂紧张。保持紧张，现在放松。深呼吸，向外呼气并默想“紧张没有了，我已经放松了”。

把你的右手放在一个物体上，然后压住。感到臂部和肩部紧张。保持紧张，现在放松。深呼吸，向外呼气并默想“紧张没有了，我已经放松了”。

现在反过来把你的左手放在一个物体上，然后压住。感到臂部和肩部紧张。保持紧张，现在放松。深呼吸，向外呼气并默想“紧张没有了，我已经放松了”。

把你的臂向肩的方向弯曲，好像在炫耀你的肌肉那样对折起来。感到紧张，保持紧张，现在放松。深呼吸，向外呼气并默想“紧张没有了，我已经放松了”。

把注意力放在你的胸部。深呼吸，让空气充满你的肺。你的肋骨周围感到紧张。向外徐徐呼出，默想“紧张没有了，我已经放松了”。随着你继续放松、自在和缓慢地呼吸，感到越来越放松。

再一次深呼吸。屏气，再次体验放松和紧张之间的差别。绷紧你的胸部肌肉。保持紧张，向外呼气并默想“紧张没有了，我已经放松了”。随着向外呼气，感到放松，继续缓慢、自然和有节奏地呼吸。每呼吸一次，都让你越来越轻松。

让你的面、颈、臂和胸部放松，背部向上拱起呈弓形（如果你坐着则向前拱起）。背的两侧感到紧张。保持这个状态一会儿。现在放松，深呼吸，向外呼气并默想“紧张没有了，我已经放松了”。放松的感觉向上扩散到你的肩部，向下深入到你的背肌。

松弛的感觉扩展并遍布你的全身，而且变得越来越深。让整个身体放松。面部和头部放松了，颈部放松了，肩部放松了，臂放松了，胸放松了，背也放松了。你越感到放松和舒适，这些部位越来越放松。

把注意力转移到你的腹部。收紧腹部肌肉，短暂保持紧张。然后让紧张消失，放松。放松感占据了你的腹部。所有的紧张正在被放松替换，你感到因放松随之而来的身心的安宁和平静。做深呼吸，向外呼气并默想“紧张没有了，我已经放松了”。

现在尽量鼓起你的腹部。短暂保持紧张。再让腹部放松，做深呼吸，屏气，向外呼气并默想“紧张没有了，我已经放松了”。

现在向内收缩你的腹部。试着把腹部收向你的脊椎骨。保持住。紧张，再放松。做深呼吸，向外呼气并默想“紧张没有了，我已经放松了”。

你正变得越来越轻松。每一次向外呼气，都能体会到微微的松弛感替换了你身体里的紧张感。随着继续做这些练习，你的身体将越来越放松。检查你的面、颈、肩、臂、胸和腹部肌肉，保证他们仍然松弛。如果它们没有最大限度地放松，则再次做这种紧张和放松的练习。你正在体验身体各个部分产生的紧张感，你正在学会使身体任何部分逐渐放松，让紧张感消失。

现在，把注意力集中于你的臀部和腿部。依靠脚后跟下压地面或躺椅来收紧臀部和腿部。当你收紧这些肌肉时，保持你身体其余的部分尽可能地放松。保持紧张。现在，紧张消失并放松。感到脚步飘浮起来。做深呼吸，向外呼气并默想“紧张没有了，我已经放松了”。感到越来越放松了。体会紧张和松弛之间的差别。松弛感越来越明显，享受这种舒适的感觉。

双脚朝双膝弯曲，收紧你的小腿肌肉。感到紧张，保持这种感觉。现在放松。做深呼吸，向外呼气并默想“紧张没有了，我已经放松了”。

现在，轻轻地把你的脚趾弯向脚底。但不能太紧，以免抽筋。感觉到紧张。现在，消除紧张。感到松弛代替紧张。做深呼吸，向外呼气并默想“紧张没有了，我已经放松了”。

保持你的小腿放松。朝膝盖方向弯曲你的脚趾。感到紧张并保持住。现在放松，感到紧张消失。做深呼吸，向外呼气并默想“紧张没有了，我已经放松了”。

感到紧张已从你的身体消失，松弛替换了紧张。

你已经让全身的主要肌肉获得了很大程度的放松。现在，让那些肌肉变得越来越放松。每当你向外呼吸的时候，继续让自己感到越来越轻松。同时将意念集中于肌肉，做深呼吸，向外呼气并默想

“紧张没有了，我已经放松了”。手放松了，胸放松了，背放松了，腿放松了，臀部放松了，腹部放松了，你的整个身体随着每次呼吸整变得越来越轻松。

将注意力集中到这种平和舒适令人愉快的体验上。你身体上的这种感觉将会随着你的练习变得更加容易体验到。

接下来，我将开始从 5 倒数到 1。在数 3 时，我将要你睁开眼睛。在数 2 时，请像打哈欠时那样伸展你的身体。在数 1 时，你完成了这次放松练习，身体感到经历了休整并感觉振作。5、4、3，睁开你的眼睛，2，伸展你的肌肉，1，你已经完成了肌肉放松练习。

当完成了以上放松程序后，个体仍处于放松状态之中，此时可将视觉想象加以应用。视觉想象适于缓解从一般性焦虑到突发性严重焦虑的不同强度的情绪反应。个体可以将自己希望控制和解决的困难情境列分等级进行逐步想象，或者就这个情境进行重复想象。采用这样的想象演练形式，使个体获得更多应对激发焦虑的情境的实践机会，并有助于个体发展行为技能及增强信心。

八、静思练习

静思是一种安静的内心活动，个体尝试于把注意力集中在一件事情上。注意焦点是什么并不重要，只是将全部其他刺激撇开。静思可以有多种方式，不同的静思技术适用于不同的目的。因此，在确定采用何种静思技术之前，明确需求和目标是必要的。下列静思技术属于一般性的方法，可根据需要改变。静思不能消除一个人生活里的一些问题，但是，它对提高应对能力，减少压力和紧张情绪的作用是明显的。

静思有五个步骤。建议个体试用各种不同的方法，以确定哪一步最舒适、最放松、受益最大。实验时，努力增强内心和外在体验变化的意识。

第一步：准备和确定你的姿势

找一个安静的地方。每天同一时间练习，每次至少 5 分钟。选择一个舒适的位置坐下，将背伸直，保持注意。确信你感到舒适，衣服宽松，环境不会使你分心。

第二步：呼吸

闭上眼睛，思想集中于你所体验到的感觉。做几次深呼吸，注意呼吸的质量。注意气息所到之处你身体的感受。试试移动你的气息从一个部位到另一个部位。深吸一口气进入腹部（即肺以下的部位），然后向上直到胸部（即肺以上的部位）。同样，当你呼气时，从底部开始，轻轻地收缩腹部，并且把空气推出。在这个过程中，思想集中于你的感受和呼吸的感觉。此项技术不需花多少时间。

第三步：明确中心点

人体存在一些可以提高某些能力的焦点或者中心点。胸部正中是心的中心，前额正中是智慧中心，肚脐是能量中心，还有一些其他中心，但是这些是最常用的。专注于心之中心，可以增加同情心，体验天人合一的境界。专注于智慧中心，可以增强智慧和直觉。专注于能量中心，可以强化个人能量的体验。3 个中心全部集中，象征着同情，智慧和能量。

第四步：设置视觉景象

设置视觉景象可以创造出心理意像，能够有意识的训练你的身体放松，忽视压力的存在。使用视觉景象的范围很宽，其已经用来改进运动成绩，并且可能对实现自我发展和自我探索的目标起到强有力的作用。在就下列主题进行静思时，为了充分体验各种视觉景象所产生的不同感受，可以增加其他供你选择的内容来丰富你的体验：

1. 一个高山湖泊

2. 一片森林

3. 生活中的快乐时光或者愉快的体验

4. 想要多少钱就有多少钱，想多成功就多成功

5. 显得身体健康

6. 小谎言（不怀恶意的谎言）

7. 无忧无虑的世界

8. 精神偶像

选择一个体现你想要的或者你的生活中正在寻找的视觉景象，并每天对此进行静思。

第五步：静思词

词语的力量是强大的，使用某些话或者短语进行静思能够让你受到启发。词语或短语与设置视觉景象具有同样的功能，只是用词语的力量代替了心理意像。大部分人习惯于将词语的力量与积极肯定联系起来。

静思词通常是一些对你有意义的重复的话或者短语。例如：

1. 爱、上帝、和平或者造物主

2. 我很充实，或者我的生活充满生机

3. 放松且和平

4. 积极自我对话

九、系统脱敏练习

系统脱敏是一种结合渐进式肌肉放松训练与视觉想象以消退不良的焦虑反应的技术。

焦虑者被指导依等级逐步想象唤起焦虑的场景，将肌肉放松作为焦虑状态的拮抗反映以抑制焦虑。唤起焦虑反应的场景等级从轻微压力或无危险性到非常危险。个体在深度放松的同时想象这些场

景。如果某一等级的想象事件激发大量焦虑，个体要停止想象并且重新放松。根据情况，对想象等级做相应的调整，或者重复这种想象场景，直到个体对其不再产生焦虑反映。

系统脱敏的十个步骤

1. 辨识激发极端焦虑的事件。

2. 对引发焦虑的事件建立十个等级。从事件链中体现最小压力的环节开始，到引发极度焦虑以致产生逃避行为的事件为止。

3. 首先进行 15 到 20 分钟的渐进式肌肉放松。确保开始后不会出现打断或分心的情况。

4. 一旦达到深度放松，呈现最低等级的场景。向患者描述这个场景的真实细节，尽可能使用所有的相关感官描述。引导患者在头脑中呈现这个场景的完整图像，在想象这些场景时，花 15 ~ 20 秒时间加以维持。

5. 指导患者如果体验到任何焦虑，就举右手食指表示。如果体验到强烈的焦虑或惊恐发作的早期症状，就请患者举两个手指，一旦出现这种情况，指导患者停止想象应激性场景，并想象一个安全平静的场所。引导患者呆在安全平静的场所想象中，直到她们再次感到放松，一旦放松，就再次开始。如果在下一个场景中出现这种状况，而且患者很难进入放松状态，回到前一个场景进行想象并且巩固这一阶段的效果，或者将这个事件根据需要进一步分解等级再进行。

6. 如果患者表示他们正体验到焦虑，让他们暂时停留在这一场景中，并指导他们“做深呼吸，将焦虑呼出，想象焦虑离开了身体，释放这种焦虑，放松。”让患者想象这一场景并保持放松状态 1 分钟。

7. 一旦患者在某一等级的场景想象中达到放松，指导患者停止想象，并且在无场景想象的情况下再次进入放松状态。通过放松训练或者引导患者想象一个安全放松的环境，使患者保持放松状态一分钟。

8. 当患者已经达到总体放松时，请其举右手食指表示。每隔一分钟检查一次，监控患者的放松状态和焦虑状态。如果患者不再有焦虑表现，就进行下一步。

9. 重复原来的场景，完成整个脱敏过程。继续重复这一脱敏场景，直到这一场景的想象不再激发焦虑。每个场景可能要重复 2 到 4 次。

10. 一旦消除了某一事件的焦虑，降到下一等级的事件想象，重复前面描述的过程。

课后作业：根据《学习手册》上的指导语，坚持每晚睡前进行放松训练。

单元 11：愤怒

教授矫正对象有关愤怒情绪的原因、识别及管理

第三十一课：认识愤怒

课堂目标：教授矫正对象识别愤怒情绪。

活动材料：PPT

矫正过程：

一、矫正民警引导矫正对象围绕以下问题开展讨论

1. 什么样的应激源、恐惧和挫折引起了你的愤怒？

2. 触发因素：你认为或暗自思量是什么增添了你的愤怒？

3. 愤怒能有效地使他人顺从你的意思行事吗？说明原因。

4. 你能找到达到目的的其他更有效的方法吗？

5. 当你感到愤怒时，你能利用的资源或支持源是什么？

3. 你会采用什么不同的方式控制愤怒？你怎样减少或者消除愤怒情绪？

7. 生活中哪些事情是你想要限制或者不予考虑的？（责任、关系、对每个人说“是”，等等）

8. 你怎样通过妥协和问题解决方法来实现自己的期望？

9. 你控制愤怒的目标是什么？你将如何做出必要的改变去达成这些目标？（例如，最终目标：我将不再对丈夫的行为感到愤怒。近期目标：承认并接受他能够对他自己的行为负责。）

10. 如果你发现，你已经尽了一切努力，但是仍然无法解决与人或环境有关的问题，唯一留给你做的事情就是放弃努力。你会怎样与这样的局面讲和？

课后作业：在把如此多的精力、时间和人生浪费在愤怒方面，你有何感想？

第三十二课：愤怒管理

课堂目标：教授矫正对象理解愤怒，有意识地对愤怒进行管理。

活动材料：PPT

矫正过程：

一、理解愤怒

愤怒是一种正常、健康的情感。如果你适当地表达愤怒情绪，那么愤怒对你而言就只是一种宣泄压力和挫折的方式，这样，你周围的人就能够理解和接受你现在的不愉快心情。如果个体内心的埋怨以及具有攻击性的愤怒情绪无法恰当地宣泄出来出来，那么对于愤怒者本人和周围感受愤怒的人来说，都是一种破坏力量。

与其他消极事务一样，愤怒往往要寻找其他的人或事来承担责任。当你认为某人应该对你遭受的压力、忧虑或者挫折负责时，你就认为自己有权以攻击性方式发泄这种愤怒情绪。

二、认识自己的愤怒体验

1. 融入社会后认识到愤怒是错误的。

2. 愤怒与焦虑有关。

3. 愤怒是用来控制和威吓他人的。

4. 担心愤怒失控。

（1）担心自己愤怒失控。

（2）担心他人愤怒失控。

5. 愤怒是人受到刺激时的正常反应。

6. 认为自己无法控制愤怒情绪。

7. 因愤怒产生的生理反应（求生的情绪反应）。

8. 假装不生气会使你很不舒服。

9. 无法驱散被阻塞和未被表达的愤怒。

10. 如果没有肯定、适当地表达出来，愤怒就有可能以破坏性的方式突然迸发，例如怨恨和仇视。

三、组织小组讨论如何有效地管理愤怒（围绕控制愤怒的基本原则）：

1. 愤怒是一种普通的情绪。

2. 为了让健康得到调节，需要把愤怒表达出来。

四、结论提示

1. 你应当对自己的人生、自己的选择以及自己的生活质量负责。

2. 明确自己的想法和感受，需要什么？缺乏什么？你是唯一了解自己内心活动的人。

3. 当你的需要或需求处于冲突或争议中时，要对别人做出让步。总能得到或者几乎不能得到自己想要的东西的想法都是不合情理的。因此，相互的尊重、让步和协商能让人们找到一种公平的解决办法。

4. 发展有效技能规划自己的人生。回顾分析自己经历过的困难，评估自己对克服困难做出的努力，并且做出愿意改变过去做法的决定。

课后作业：回顾最近一次的愤怒情绪，想想是否可以换一种更有效的方式。

第三十三课：愤怒控制

课堂目标：学习控制愤怒的技巧。

活动材料：PPT

矫正过程：

一、降低愤怒强烈程度

1. 明确自己的需求、想法和感受。

（1）把需求、想法和感受表达出来。

（2）如果他人不支持或漠不关心，那么就用适当的解决办法使自己的需求得到满足。

2. 工作一段时间后要停下来休息。

3. 进行体育锻炼或者做放松训练来减少身体的紧张。

4. 用笔写下你的感受。

5. 你决定如何为自己负责，并采取积极的行动。

二、表达愤怒的障碍

1. 担心别人不赞同自己。

2. 担心自己的愤怒失控。

3. 否定自己愤怒的事实。

（1）出于压力

（2）劳累

（3）生病

4. 允许他人否认你愤怒的权利。

5. 回避所有感受。

回避过去的情感体验，不知道何时有过愤怒、悲伤和快乐。

三、不恰当的愤怒表达方式：暴力和狂怒

1. 对你的情感体验负责。

2. 承认不恰当的愤怒表达方式是不被大家接受的。

3. 学会对愤怒的控制。

4. 明确自己的行为会给他人带来影响和损害。

四、不表达愤怒的后果

1. 抑郁——产生无能为力的体验。

2. 焦虑——常感到害怕。

3. 愧疚——融入社会后认识到愤怒是错误的。

4. 损害自己的行为。

（1）酗酒/吸毒

（2）用暴食来掩饰自己的心情

（3）心身疾病：①头痛；②肠胃问题；③高血压

5. 挑衅行为/暴力行为；

6. 掩饰愤怒；

（1）带有敌对情绪的诙谐（讽刺挖苦）

（2）唠唠叨叨，怨天尤人

（3）沉默和退缩

（4）压抑性欲

（5）情感转移

五、应对愤怒的方法

1. 当你愤怒时，应该认识到它的存在。

2. 当你有愤怒情绪时，用正确的方式表达它。

以礼貌、恭敬、自信的态度，用以“我”开头的句子来陈述自己的感受。

3. 如果你愤怒的程度十分强烈，你应该怎么办？

承认愤怒的存在并且负责地用适当的、建设性的方式来应对。

（1）活动

（2）锻炼

（3）倾诉—向能够设身处地为你着想的人表达自己的情感

（4）写日记

六、释放愤怒情绪的 10 个步骤

1. 对自己的情绪和行为要有清醒的认识。

2. 对自己的情感和反应负责。

3. 态度——将在很大程度上影响你的成功或失败。如果你的态度是消极的，那么就不要指望有什么好事会发生。

4. 自我对话。你对自己所说的话将决定你如何思考和如何感受。不妨试一下。

5. 不要对你无法控制的人和事负责。

6. 开发资源和支持系统，借以鼓励发生在你身上和你的生活中的积极变化。

7. 自我管理行为。懂得照顾自己的人更了解自己，精力更充沛，更容易快乐。

8. 培养积极的自尊感。

9. 以积极反应替代先前的愤怒反应。

10. 反复练习作出新的反应。记好日记，跟踪和强化发生的变化。写日记还能够明确需要进一步解决的问题，或者弄清楚阻碍你所期望取得的进步和发生变化的功能不良模式。

矫正作业：制定一份“愤怒情绪”的处置预案。

单元12：情绪ABC

第三十四课：合理情绪疗法

课堂目标：通过演绎心理情景剧的方式，学会运用合理情绪疗法有效调节情绪。

活动材料：情景剧演绎室、白板、便签纸、笔

矫正过程：

一、演绎情景剧《偶遇》

（一）矫正民警告知矫正独享今天的主题——情景剧来让大家通过情景剧表达自己的情绪

（二）情境设计

1. 在某一监区的一个白天。

2. 甲、乙、丙三人是同监区要好的同改。

3. 甲今天心情不好（牌子：“别惹我，烦着呢!”）

4. 甲正在监舍内徘徊，乙丙两人迎面走来，两人给甲打招呼，甲却没有理他们。甲对他们的态度引起乙丙两人不同的情绪反应。

5. 乙丙两人的对话。

（三）矫正民警将团员分为3人一组。各自模拟情境进行对话。

（四）团员分享感受。

二、矫正民警结合情景演绎讲授合理情绪疗法

三、集思广益

（一）矫正民警在背景音乐《昨天、今天、明天》中引导矫正对象将最近困扰自己并带来抑郁、焦虑、愤怒等消极情绪的事写在

纸上，折叠起来。

（二）矫正民警将全部收起来后，随机让成员抽一张，并念出纸上内容，其他成员可以帮助提供解决问题的方法。

（三）矫正民警总结，补充管理情绪的方法：

1. 幽默

2. 接纳自己

3. 坦诚

4. 有效的时间管理

5. 呼吸放松

6. 音乐放松

7. 与人分享自己的感受

8. 学会分析并找出问题的解决办法

9. 走进大自然

10. 运动宣泄

课后作业：观察生活中如何运用合理情绪疗法管理情绪。

辅助材料：

1. 合理情绪疗法

合理情绪疗法又称合理情结疗法，它的基本理论主要是 ABC 理论，在 ABC 理论模式中，A 是指诱发性事件；B 是指个体在遇到诱发事件之后相应而生的信念，即他对这一事件的看法、解释和评价；C 是指特定情景下，个体的情绪及行为结果。通常人们认为，人的情绪的行为反应是直接由诱发性事件 A 引起的，即 A 引起了 C。

ABC 理论指出，诱发性事件 A 只是引起情绪及行为反应的间接原因，而人们对诱发性事件所持的信念、看法、理解 B 才是引起人的情绪及行为反应的更直接的原因。人们的情绪及行为反应与人们对事物的想法、看法有关。合理的信念会引起人们对事物的适当的、适度的情绪反应；而不合理的信念则相反，会导致不适当的情绪和行为反应。当人们坚持某些不合理的信念，长期处于不良的情绪状态之中时，最终将会导致情绪障碍的产生。

因为情绪是由人的思维、人的信念所引起的，所以埃利斯认为每个人都要对自己的情绪负责。他认为当人们陷入情绪障碍之中时，是他们自己使自己感到不快的，是他们自己选择了这样的情绪取向的。不过有一点要强调的是，合理情绪治疗并非一般性地反对人们具有负性的情绪。比如一件事失败了，感到懊恼，有受挫感是适当的情绪反应。而抑郁不堪，一蹶不振则是所谓不适当的情绪反应了。

例如：两个同事一起上街，碰到他们的总经理，但对方没有与他们招呼，径直过去了。这两个同事中的一个认为："他可能正在想别的事情，没有注意到我们。即使是看到我们而没理睬，也可能有什么特殊的原因。"而另一个却可能有不同的想法："是不是上次顶撞了老总一句，他就故意不理我了，下一步可能就要故意找我的岔子了。"两种不同的想法就会导致两种不同的情绪和行为反应。前者可能觉得无所谓；而后者可能忧心忡忡。以至无法平静下来干好自己的工作。从这个简单的例子中可以看出，人的情绪及行为反应与人们对事物的想法、看法有直接的关系。在这些想法和看法背后，有着人们对一类事物的共同看法，这就是信念，前者在合理情绪疗法中称之为合理的信念，而后者则被称之为不合理的信念。合理的信念会引起人们对事物适当、适度的情绪和行为反应；而不合理的信念则相反，往往会致不适当的情绪和行为反应。人们坚持某些不合理的信念，长期处于不良的情绪状态之中，最终将导致情绪障碍也就是 C 的产生。

第三十五课：情绪的宣泄与释放

课堂目标：学习宣泄与释放情绪的方法。

活动材料：白纸；笔

矫正过程：

一、听我细诉

（一）矫正民警将矫正对象们带至操场草坪，组织她们围成半圆，每人发一张白纸和笔。

（二）要求成员写出目前所遭遇的三件不如意的事情，并写出心目中的倾诉对象。

（三）请一位倾诉者站到半圆中央，请她描述她的倾诉对象。

（四）找出一位符合条件（或是条件最接近）的倾诉对象，向她诉说心声。

（五）其他成员可自动轮流在倾诉对象的背后，说出她所不敢吐露的感受。

（六）每人轮流寻找倾诉对象。

（七）分享感受并讨论是否达到发泄情绪的效果。

二、引导团员写下生命中最恨或者曾经怀恨过的10个人

（一）矫正民警请一位团员分享自己写下的10个人，同时，询问该团员，如果要从这10个人中选一个自己最想打、骂，甚至诅咒他早点死去，请将他划掉，等该团员划掉后，同样，从这9个人中选一个，又划掉，如此类推，直至将起先所列的10个人全部划掉。最后，矫正民警询问其感受。

（二）让团员两两相互监督与引导将所列10人慢慢全部划掉并讨论其感受

课后作业：逐条阅读《成人愉快事件表》，并去尝试。

辅助材料：

1. 成人愉快事件表

1	泡在浴缸里	60	想到自己是个很好的人	119	想到愉快的事
2	计划我的职业	61	无所事事的一天	120	坚持节食
3	还清（正在还）债务	62	参加同学聚会	121	与动物玩
4	收集东西（硬币，贝壳等）	63	去滑冰	122	开飞机
5	休假	64	去滑水	123	读小说
6	想想我毕业后会是什么样的	65	出国或在美国境内旅行	124	演戏
7	回收旧物品	66	画画	125	独处
8	去约会	67	自发地做些事	126	写日志或信
9	放松	68	刺绣	127	打扫
10	周三去看电影	69	睡觉	128	读散文
11	慢跑、散步	70	开车	129	带孩子出去
12	想想自己已经工作了一整天	71	娱乐	130	跳舞
13	听音乐	72	参加俱乐部（团艺、单亲家长，等）	131	野餐
14	想起以前的聚会	73	考虑结婚	132	在做了某事后觉得“我做得很好”
15	买家居用的小东西	74	去打猎	133	冥想
16	躺在太阳下	75	与大家合唱	134	打排球
17	计划改变职业	76	打情骂俏	135	与朋友吃午饭
18	笑	77	玩乐器	136	去爬山
19	想想过去的旅行经历	78	做艺术品和手工艺品	137	考虑成个家

续表

20	倾听别人	79	为某人做礼物	138	想起我童年时的快乐时光
21	阅读杂志或报纸	80	买唱片	139	炫耀
22	嗜好（集邮、做模型等）	81	看拳击、摔跤	140	玩牌
23	与好朋友一起度过一个晚上	82	计划聚会	141	猜谜
24	计划一天的活动	83	烹饪	142	进行政治讨论
25	会见新认识的人	84	去远足	143	玩垒球
26	想起美丽的景色	85	写书（诗歌、文章）	144	看或展示照片及幻灯片
27	存钱	86	做针线活	145	玩吉他
28	赌博	87	买衣服	146	编织
29	下班回家	88	早餐	147	玩填字游戏
30	吃东西	89	外出晚餐	148	玩撞球
31	练空手道、柔道、瑜伽	90	讨论书籍	149	好好打扮一下
32	想到退休	91	观光	150	回顾自己的进步
33	修理家里的东西	92	做园艺	151	为自己买东西（香水、高尔夫球等）
34	修我的车（或自行车）	93	去美容院	152	用电话聊天
35	想起所爱的人们的话或做的事	94	享用早上的咖啡和报纸	153	去博物馆
36	穿性感的衣服	95	打网球	154	考虑宗教问题
37	享受安静的夜晚	96	亲吻	155	点蜡烛

续表

38	照顾我的植物	97	看我的孩子（玩耍）	156	听收音机
39	买卖股票	98	想到自己比大多数人有更多有利条件	157	收到信息
40	去游泳	99	看戏剧或听音乐会	158	说“我爱你”
41	涂鸦	100	做白日梦	159	想到自己的优良品质
42	锻炼	101	计划去上学	160	买书
43	收集旧物品	102	性幻想	161	洗桑拿或蒸汽浴
44	参加聚会	103	驾车兜风	162	滑冰
45	考虑买东西	104	听立体声	163	泛舟
46	打高尔夫	105	整修家具	164	打保龄球
47	玩足球	106	看电视	165	做木工活
48	放风筝	107	列出任务清单	166	幻想未来
49	与朋友讨论	108	骑自行车	167	跳芭蕾舞、踢踏舞
50	参加家庭聚会	109	在树林中散步（或在水边）	168	辩论
51	骑摩托车	110	买礼物	169	坐在街边的咖啡馆
52	性爱	111	到国家公园旅行	170	有个鱼缸
53	跑步	112	完成任务	171	情色（性爱书籍、电影）
54	去野营	113	收集贝壳	172	骑马
55	在家里唱歌	114	看有观赏性的比赛（赛车、赛马等）	173	考虑在社区中成为活跃分子
56	插花	115	吃油腻的食物	174	做些新鲜的事

续表

57	宗教活动（去教堂、集体祈祷等）	116	教授	175	玩七巧板
58	减轻体重	117	照相	176	想到自己是一个有能力应对的人
59	去海滩	118	去钓鱼	177	其他

第三十六课：模块测试（抑郁自评量表；焦虑自评量表）

课堂目标：通过量表测试评估“解决不良情绪”模块的矫正效果。包括：抑郁自评量表；焦虑自评量表。

活动材料：量表、笔

矫正过程：

组织矫正对象完成量表测试；同时，安排对照组矫正对象完成模块测试。

辅助材料：

1. 抑郁自评量表（SDS）

下面有二十条文字，请仔细阅读每一条，把意思弄明白，然后根据您最近一星期的实际情况在适当的方格里划，每一条文字后有四个格，表示：

序号	题目	没有或很少时间	小部分时间	相当多时间	绝大部分或全部时间
1	我感到情绪沮丧，郁闷				
2	我感到早晨心情最好				
3	我要哭或想哭				
4	我夜间睡眠不好				
5	我吃饭像平时一样多				

续表

序号	题目	没有或很少时间	小部分时间	相当多时间	绝大部分或全部时间
6	我的性功能正常				
7	我感到体重减轻				
8	我为便秘烦恼				
9	我的心跳比平时快				
10	我无故感到疲劳				
11	我的头脑像往常一样清楚				
12	我做事情像平时一样不感到困难				
13	我坐卧不安，难以保持平静				
14	我对未来感到有希望				
15	我比平时更容易激怒				
16	我觉得决定什么事很容易				
17	我感到自已是有用的和不可缺少的人				
18	我的生活很有意义				
19	假若我死了别人会过得更好				
20	我仍旧喜爱自己平时喜爱的东西				

【计分】

正向计分题 A、B、C、D 按 1、2、3、4 分计；反向计分题按 4、3、2、1 计分。反向计分题号：2、5、6、11、12、14、16、17、18、20。

总分乘以 1.25 取整数，即得标准分，分值越小越好，分界值为 53。标准分的分界值为 53 分，其中 53 ~62 分为轻度抑郁，63 ~

72 分为中度抑郁，72 分以上为重度抑郁。

2. 焦虑自评量表（SAS）

下面有二十条文字，请仔细阅读每一条，把意思弄明白，然后根据您最近一星期的实际情况在适当的方格里划，每一条文字后有四个格，表示：

序号	题目	没有或很少时间	小部分时间	相当多时间	绝大部分或全部时间
1	我觉得比平时容易紧张或着急				
2	我无缘无故在感到害怕				
3	我容易心里烦乱或感到惊恐				
4	我觉得我可能将要发疯				
5	我觉得一切都很好				
6	我手脚发抖打颤				
7	我因为头疼、颈痛和背痛而苦恼				
8	我觉得容易衰弱和疲乏				
9	我觉得心平气和，并且容易安静坐着				
10	我觉得心跳得很快				
11	我因为一阵阵头晕而苦恼				
12	我有晕倒发作，或觉得要晕倒似的				
13	我吸气呼气都感到很容易				
14	我的手脚麻木和刺痛				
15	我因为胃痛和消化不良而苦恼				
16	我常常要小便				

续表

序号	题目	没有或很少时间	小部分时间	相当多时间	绝大部分或全部时间
17	我的手脚常常是干燥温暖的				
18	我脸红发热				
19	我容易入睡并且一夜睡得很好				
20	我做恶梦				

【计分】正向计分题 A、B、C、D 按 1、2、3、4 分计；反向计分题按 4、3、2、1 计分。反向计分题号：5、9、13、17、19。总分乘以 1.25 取整数，即得标准分，分值越小越好，分界值为 50。低于 50 分者为正常；50～60 分者为轻度焦虑；61～70 分者为中度焦虑，70 分以上者为重度焦虑。

模块四：压力耐受技巧训练

主要理念：据调查，许多吸毒者的吸毒行为都是在遭遇压力事件之后。矫正对象压力过大时，大脑里会产生“吸毒可以减压”的想法。模块四从社会上明星吸毒的案例导入，讨论与毒品有关的压力感受，学习危机幸存策略，掌握分析、自我安慰等技巧，开展接纳现实的指导，帮助矫正对象接受现实，识别压力，学会有技巧地忍受压力，阻止压力问题发展为吸毒借口和渴求。

单元 13：压力

第三十七课：讨论与毒品有关的压力感受

课堂目标：帮助矫正对象了解引发吸食毒品的压力及吸食毒品

后带来的压力。

活动材料：白板；纸笔

矫正过程：

本模块的技巧用于：当人们不能在其所处情境中做出更好的改变时，以及当人们因各种原因不能很好地弄清楚自己的情感并改变其感受时，运用这些技巧以帮助人们继续生活。基本上，技巧是在糟糕的情况下幸存下来，并表现良好的方式，而不是采取一些会令事情变得更糟的行为。

讨论：每个人都必须忍受生活中的一些痛苦和压力。生活不是无痛的。总是试着去避免痛苦会导致产生更多问题。引导成员举出更多与这一点有关的例子。

呈现有关逃避行为的研究文献。创伤后应激障碍从根本上就是试图回避所有会引发不舒适感的线索而导致的结果。病态的悲痛——就是永不停止的悲痛——也同样是回避的结果。回避所有与痛苦有关的线索使得痛苦继续下去。人们越是试图回避和阻止情感痛苦（以及身体痛苦），这些痛苦就越是会来纠缠着人们。试着压力情感痛苦或避免接触到与痛苦有关的线索会导致对痛苦事件的反复思索；试图消除痛苦的想法会创造出痛苦的想法。例如，一个最成功、最有效地帮助慢性疼痛病人的方案就是完全基于关照之上的。体验、忍受和接纳情感痛苦是减少痛苦的方法。

也有一些方法是帮助人们从痛苦上分心的。痛苦情境不会总是立刻被处理掉。有时针对痛苦情绪和情境进行工作的时机不合适。人们会在工作中、在学校里、在会议中感受到情绪痛苦、生气或疏离。然而，她们或许只能忍受这些感受。这个模块不是关于处理事情和改变事情的；它是关于接纳和忍受事情的。

讨论：引导成员举出例子，说明在哪些时候痛苦很强烈，但不是合适的时机，不适宜去改变痛苦的根源或搞清楚并改变痛苦的情绪。讨论这个模块和一个事实之间的关系，该事实认为，技巧训练中并不必花太多时间用来处理感受。

课后作业：在什么时候感到有压力？压力像什么？感觉到压力时有哪些不适？

第三十八课：痛苦和压力是生活的组成部分

课堂目标：引导矫正对象树立“痛苦和压力是生活的组成部分，无法逃避”的信念。

活动材料：白板

矫正过程：

心理咨询和治疗的多数方法关注于改变压力事件或环境，而很少关注接纳、找到意义和忍受压力。DBT 强调学会有技巧地忍受压力。忍受和接纳压力的能力是一个重要的精神健康目标，原因有两个。第一，痛苦和压力是生活的组成部分，无法被完全地避免或清除。如果不能接受这个不变的事实的话，将会导致痛苦的增加。第二，至少在短期内，忍受压力是努力改变自己的一个部分；否则，冲动行为会干涉到进行理想的改变的努力。

压力耐受技巧是观照技巧的一种自然进展。这些技巧是以不评价、不评判的方式接纳自己和当前的情境的一种能力。重点在于：压力耐受是一种能力，即感受所处的环境，而不要求环境变得不同的能力；以及感受你当前的情绪状态，而不试图去改变它的能力；还有观察你自己的想法和行动方式，而不试图去阻止或控制它的能力。但接纳现实不等同于赞同现实。

在 DBT 技巧训练中，压力耐受行为的目标与忍受和从危机中幸存有关，也与按生活当下的样子接纳它有关。四种危机幸存策略：分心、自我安慰、提升这一刻和考虑支持理由与反对理由。

接纳技巧包括根本的接纳（例如，从内心深处完全接纳），转变头脑（例如，选择按现实本来的样子接纳），以及意愿而非任性。

课后作业：填写压力应对情况问卷，选择适合自己的减压方法。

辅助资料：

《压力应对情况问卷》

1. 如何花费你的时间、精力和金钱，决定了你的人生方向。你是否都将它们花在有意义的事情上？是____否____，如果不是，你会做出怎样的改变呢？

____

2. 将注意力集中在现在的事情或工作上，而不是被过去或将来的恐惧击垮。你通常能关注现在吗？是____否____，如果不能，是什么阻止你关注现在呢？你怎样改变这种状况呢？

____

3. 你每天都会花时间休闲吗？例如散步、看书、听音乐，与孩子们一起游戏等。是____否____，如果不是，你打算每天做一些什么娱乐活动呢？

____

4. 你会做些挑战自我的事情来提高自信吗？是____否____，如果不是，你会做出什么样的改变来增强自信呢？

____

5. 你曾将生活大目标分解为小目标或小的可操作的事情吗？是____否____，如果不是，你认为将大目标分解成小目标是否可以帮助你应对压力呢？

____

6. 只要可能，无论何时你都尽量让自己的环境保持和谐吗？

是____否____，如果不是，你怎样保持你身处的环境和谐呢？

____

7. 你感到该说“不”的时候，你敢说和能说出来吗？是____否____，如果不是，对于说“不”可以应对你生活中的压力的说法，你是怎么看的？

____

8. 你知道怎样用自我放松技巧放松自己的身体吗？是____否____，如果不是，你将怎样学习更多的放松方法？

____

9. 你是否有独特的方法来应对愤怒而不让它影响自己呢？是____否____，如果不是，减少愤怒对控制压力有多大帮助？

____

第三十九课：从改变压力事件到接纳、找到意义和忍受压力

课堂目标：引导矫正对象运用接纳、找到意义和忍受压力的方式对待压力事件。

活动材料：纸笔、白板

矫正过程：

一、分享所填写的《压力应对情况问卷》并讨论

提示矫正对象每一个题目对应一种减压方法，包括合理利用时间、精力和金钱。关注当下，适度休闲娱乐，提高自信，分解目标，保持环境和谐，敢于说“不”，自我放松，减少愤怒等。可以根据实际情况选择。

二、分享和讨论对一句话的看法

有胸怀去接受不能改变的，有勇气去改变可以改变的，有智慧

去分辨两者的不同。

讨论过程中引导至关于接纳、关于找到意义以及有技巧的忍受压力。

课后作业：回顾本周压力事件，提供自己的应对策略。

单元14：危机幸存策略

第四十课：讨论个体如何应对压力

课堂目标：学习压力应对的方式方法。

活动材料：白板、纸笔

矫正过程：

1. 对技巧做一个总览。

（1）此处要学习的技巧是，当危机不能被立刻改变时，如何忍受危机、从危机情境中幸存的一些复合性技巧。

（2）基本观点是学习如何应对糟糕的情境而不使其变得更糟。

讨论：引导成员说出她们需要忍受的危机情境。

从危机中幸存是“有效”技巧的一部分，即有效、做起作用的事情（一个核心的观照技巧）。然而，有时人们更有兴趣向别人证明事情有多糟，而非从这个糟糕的事情中幸存下来。证明事情有多糟的问题在于，这没什么用。也就是说，尽管这可能会在短时间内有些好处（如被送到医院），但从长期来看是失败的。

（3）有四种危机幸存策略的类别：分心、自我安慰、提升这一刻、关注支持理由和反对理由。每一个都是一系列的方法，用来应对大量消极情绪和无法忍受的情境。

（4）这些策略的目的在于忍受危机情境和令人难以承受的情绪。这些技巧并不是作为一种解决所有问题或整个人生的办法来加以呈现的。有利的效果可能只是暂时的（但要达到这些效果可不容易）。提醒成员这些不会以情绪调节技巧的方式呈现，尽管它们可能会有助于调节情绪。这些技巧实际上是一些从痛苦情绪中幸存下来的方法。

讨论：让成员讨论在什么时候、为什么这样的策略会有用。也就是说，为什么从危机中幸存下来是一个好主意？争取形成一个观点：有时暂时的解决办法是可以被接受的。

课后作业：剖析压力与吸毒及复吸之间的关系。

辅助材料：

当你无法立刻使事情好转时，这些技巧可用于忍受痛苦事件和情绪。

运用“智慧头脑 ACCEPTS”转移注意力
Activities（活动）
Contributing（奉献）
Comparisons（比较）
Emotions（情绪）
Pushing away（推开）
Thoughts（思维）
Sensations（感官感觉）

五种感官的自我抚慰
视觉
听觉
嗅觉
味觉
触觉

IMPROVE（提升）这一时刻
Imagery（想象）
Meaning（意义）
Prayer（祈祷）
Relaxation（放松）
One thing at a time（一次一件事）
Vacation（休假）
Encouragement（鼓励）

支持意见和反对意见

第四十一课：分心、自我安慰

课堂目标：学习运用分心和自我安慰的方法应对压力。

活动材料：白板、纸笔

矫正过程：

一、分心的方法与减少和情绪刺激物（激发情绪的事件）的接触有关，或者在一些情况下，分心可以改变某种情绪反应的一些部分。有七种分心的技巧。

①活动，可以用多种方式调节情绪。可以分散注意力，让短时记忆充满想法、画面和感觉，从而反作用于那些激发或再激发消极情绪的想法、画面和感觉。它们直接影响生理的反应和情绪表达行为。

②奉献，把注意力从自己身上集中到自己可以为别人做些什么上面。对一些人而言，奉献也增强了一种生命的意义感，因此提升了这一时刻，对于其他人来说，也增强了自尊。

③比较，作比较也是将注意力从自己身上转移到别人身上，只

是方式不同。在这种情况下，别人所处的情境——这些人应对的方式与你相同或没有你好，或者她们没有你那么幸运——被用来以一种更积极的方式重新构建你的处境。

④情绪，激发出相反的情绪（其他比较不消极的情绪）来替代当前的消极情绪。这个策略用来干扰当前的情绪状态。这个技巧要求个体要先搞清楚当前的情绪，这样才能找到引发出相反情绪的活动。

⑤推开，把一个情境推开可以通过两种方式做到，真的离开，或者在头脑里把它屏蔽掉。让情绪以及与情绪相关的情绪线索减少联系。屏蔽是一种有意识的努力，以阻止和消极情绪相关的内部刺激。屏蔽有点像骑自行车，只有会骑的人才知道是怎么回事。这种技巧不是最好的，但在紧急情况下很有用。秘诀在于不要过度使用。

⑥思维，从其他想法上分散注意力，使短时记忆充满其他想法，这样被消极情绪激发的想法就不能继续使情绪恶化。

⑦感觉，增强其他感觉可以干扰当前这种消极情绪的生理成分。同样，感觉可能发挥作用，把注意力集中到其他事情上，而不是激发情绪的刺激物上。尤其是握住冰块非常有用。

讨论：引导成员说出她们在使用分心技巧方面的不同意见，然后讨论。可能需要鼓励。

二、自我安慰是关于安慰、滋养和对自己温柔和善的

视觉、听觉、嗅觉、味觉、触觉

讨论：是否觉得在自我安慰方面有困难。有些人相信她们自己配不上安慰、善意和温柔；当她们自我安慰时，可能会有罪恶感或羞耻感。其他人相信她们应该从别人那儿获得安慰；她们的原则就是不自我安慰，当她们试着自我安慰时，或许会对他人感到愤怒。

课后作业：小组讨论，在监禁环境下如何运用视觉、听觉、嗅觉、味觉、触觉进行自我安慰。

辅助材料：

分心技术

一个记住这些技巧的有效方法是记住“智慧的头脑善于接纳”

关于活动（Activities）：

投身于锻炼或嗜好：做清洁；参加活动；打电话或拜访朋友；玩电脑游戏；散步；工作；运动；出去吃饭；喝无咖啡因咖啡或茶；钓鱼；削木头；园艺；玩弹珠。

关于奉献（Contributing）：

对某人奉献；做自愿者工作；给别人东西；为别人做些善意的事；做一些令人惊喜的和考虑周到的事情。

关于比较（Comparisons）：

把自己与其他应对能力像你一样好或不如你的人做比较。把自己与比自己不幸的人比较。看肥皂剧，读一些与灾难和别人的痛苦有关的材料。

关于相反的情绪（Emotions）：

读饱含情绪的书或故事，旧信；去看饱含情绪的电影；听饱含情绪的音乐。要确保这些活动会创造出不同的情绪。建议：恐怖电影，笑话书，戏剧，好笑的唱片，宗教音乐，进行曲，“我是女人”（Helen Reddy）；去商店以及读有趣的贺卡。

关于推开（Pushing away）：

把这一状况放下一阵子，以此来推开它，在精神上离开这一状况，在自己与状况之间建一道想象的墙，或者用在思维中屏蔽这一状况的方式来推开它，监督自己的思想。拒绝去思考这一令人痛苦的方面，把痛苦置之高阁，把它打包，然后放到一旁，放一阵子。

关于思维（Thoughts）：

数到十；数画上或树上、窗户上等任何东西上有多少种颜色，猜字谜；看电视；阅读。

关于强烈的其他感官感觉（Sensations）：

手摸着冰箱；用力挤压一个橡皮球；洗热水澡；听非常大声的音乐；性爱；在手腕上套上橡皮筋，拉开，再松手。

自我安慰技术

一个记住这些技巧的有效方法就是想着去安慰你五官的每一种感官。

关于视觉（Vision）：

买朵美丽的花：美化房间里的一个角落，点蜡烛和看烟火。装饰餐桌，用你最美丽的餐具备餐。去有美丽艺术品的博物馆参观。坐在一个美丽的老式旅馆的大堂里。欣赏周围的自然风光。午夜出去看星星。在城市美丽的角落散步。修剪指甲让它们看上去很漂亮。看书上的美丽图片。去看芭蕾舞或其他舞蹈表演，或者在电视上看。对在你眼前经过的每一个视觉影像保持观照，但不执着于任何一个。

关于听觉（Hearing）：

听美丽的抚慰的音乐，或听精神饱满和兴奋的音乐。关注自然的声音（波涛，鸟，瀑布，树叶沙沙声）。唱最喜欢的歌，哼一个抚慰你的调子。学习玩乐器。拨打信息台号码，听别人的声音。对在你身边出现的任何声音保持观照，让它们进入一只耳朵，然后从另一只耳朵出去。

关于听觉（Smell）：

用你最喜欢的香水和乳液，或在商店里试用它们，在空气中喷洒香水，点一支香薰蜡烛。在家具上搽柠檬油。在房间里放上装花瓣的碗。煮肉桂；烤饼干、蛋糕或面包。嗅玫瑰花。在草木茂盛的地方散步，用心地吸入带着自然气息的新鲜空气。

关于嗅觉（Taste）：

好好吃一顿抚慰的饮料，例如，花草茶或热巧克力（不要酒精）；给自己一份甜食。在咖啡里放上脱脂奶油。在冰淇淋店尝不同的口味。吮吸一颗薄荷糖。嚼你最喜欢的口香糖。吃一点你平时常不肯花钱买的特别的食物，例如，新榨的橙汁。真正去品尝你所吃的食物；用心观照你所吃的东西。

关于触觉（Touch）：

洗个泡泡浴，在床上铺上干净的床单。拍拍你的狗或猫。按摩、泡脚。在全身涂上乳液。在你的前额放上冰的敷布。蜷到你家里最舒服的椅子里，或者豪华酒店大堂的椅子里。穿丝质衬衫、裙子或围巾。在百货商店里试带毛皮镶边的手套或毛皮外套。长时间地梳头。拥抱别人。感受你触摸到的一切；注意那些让你感到抚慰的触觉。

第四十二课：提升这一刻、考虑支持和反对的理由

课堂目标：引导矫正对象学习运用“提升这一刻”和“考虑支持和反对的理由”等方式应对压力事件。

活动材料：白板、纸笔

矫正过程：

一、提升这一刻就是立刻用更为积极的事情来替代消极事件

提升这一时刻的有些策略是认知的技巧，与改变对自己的评价（鼓励）或对环境的评价（积极思考、意义、想象）有关。有些技巧与改变对事件的身体反应有关（放松）。祈祷和一次关注一件事

情则与接纳和放开有关。

1. 想象，可以用于分心，安慰，提升勇气和自信，以及使未来的收获更加突出。

解释：使用想象，你可以创造一个与真实情境不同的情境；在这个意义上，就好像离开了该情境一样。然而，运用想象你可以确保你所去的地方是一个安全的地方。到一个想象出来的内在的安全的地点或房间里去，这在出现闪回时非常有用。然而，为了确保这种方法起效，你必须在非危机时期练习很多次来巩固这种技巧。

想象也可以用来更有效地应对危机。在想象中练习有效应对危机可以真的提高一个人在现实生活中有效应对危机的能力。

2. 发现或创造意义，可以在危机时帮助许多人。

3. 祈祷的实质在于一个人在这一刻完全地放开自己。这种练习与根本接纳的概念很相似。

练习：让所有成员闭上眼睛，想象或“接触”当前的一个痛苦，然后安静地尝试每一种祈祷（一个接纳的祈祷，一个“拯救我”的祈祷，一个“为什么是我”的祈祷）。在尝试每一种祈祷之前，让成员把注意力重新放在当前的痛苦上（只停留一会儿）。

4. 放松是改变身体对压力和危机的反应。人们通常会使自己的身体紧张，好像通过让身体紧张，她们就真的可以改变处境。她们通过控制自己的身体来控制处境。此处目标在于用身体接纳现实。观点是：身体与头脑进行沟通，用身体接纳可以促进用头脑接纳。

肌肉放松、呼吸和微笑练习是可以提升接纳和忍耐的放松练习，每天练习。

5. 一次一件事。尽管做起来很难，但一次关注一件事在危机中会非常有用，它可以提供时间让你平静下来。这个技巧的秘诀在于要记住：一个人要忍耐的唯一的痛苦只是“当前这一刻”。我们都常常感受到比痛苦要求的更多的痛苦，因为我们会想起过去的痛苦，并对未来可能经受的痛苦进行思考。但是实际上，关键的只有“当前这一刻”。

练习：让所有成员闭上眼睛，想象或“接触”会谈中现在这一时刻的某种不适、怒火或焦虑。指导成员在找到焦点后轻轻举起手。指导她们注意她们目前这种不舒适的水平。现在指导她们开始思考，过去在会谈中，她们必须忍受这种感受的所有这样的时刻。也让她们思考，在这次会谈，以及以后的会谈中，还必须忍受多少这样的感受。现在指导她们注意不舒适的水平。然后让她们重新把思想集中到“只是当前这一时刻”。解释：当你的头脑中说“只是当前这一刻”。放掉对未来和过去的想法。让她们注意现在的不舒适水平并讨论。

6. 休假，“从成年人状态中放个假”就是停止去积极地应对，要么退回到自己的内在，要么让自己在这一时刻被照顾。解释：每个人都需要隔段时间就从成年人状态中放个假。诀窍在于用一种不会伤害到你的方式放假，也要确保假期是短暂的。长度从几个时刻到最多一天。如果你负有责任的话，放假就需要请别人来接替一阵子你的职责。与治疗成瘾行为时使用计划性退步具有相似之处。重点在于这种退步是计划好的。

讨论：控制放假和有效使用假期的方式。

7. 激励就是激励自己。解释这一观点指的是像你会对处在危机当中的你关心的人说话那样对你自己说话。或者用你希望别人对你说话的方式对自己说话。

二、考虑支持理由和反对理由包括考虑忍受压力的积极和消极的方面，以及不忍受压力的积极和消极的方面。最终目标在于让人面对事实，接纳现实和忍受压力产生的结果要好于拒绝现实和拒绝忍受压力。

许多个体以一种自我伤害的方式（类自杀行为，物质滥用，“发脾气”等）对危机和压力做出反应。在黑板上列出“支持理由”一栏和“反对理由”一栏。让成员列出忍耐危机而不做伤害性行为和/或冲动行为的支持理由和反对理由清单。然后想出一个不忍受危机（自伤、物质滥用、一个或多个成员想要分析的其他不忍耐反应）的支持理由和反对理由的清单。确保要关注长期和短期的支持理由和反对理由。比较两个清单。

课后作业：阅读学习“辅助材料”。

辅助材料：

提升这一时刻

一个记住这些技巧的有效方法就是“IMPROVE（提升）”一词

关于想象（Imagery）：

想象非常放松的情景。想象你的内在有一个秘密的空间，看看它是怎么装饰的。在任何你感到受威胁的时候回到这个房间里来。把任何会伤害你的东西关到门外。想象一切都很顺利。想象自己能应对得很好。建造一个幻想的世界，平静而美丽，让你的头脑与这个世界在一起。想象伤害性的情绪从你的身体中滴出，就像水从水管中滴出一样。

关于意义（Meaning）：

在痛苦中找到或创造目的、意义或价值。记住，倾听或阅读灵性的价值观。关注于痛苦情境中你找到的任何积极的方面。在你的头脑中一遍遍重复它。从柠檬中榨出柠檬汁来。

关于祈祷（Prayer）：

把你的心向一个更高的存在、更大的智慧、神以及你自己的智慧头脑打开。祈求力量来承受这一刻的痛苦。把事情转向神或更高的存在。

关于放松（Relaxation）：

通过紧张和放松每一个大肌肉群来进行肌肉放松，先从手和胳膊开始，到头部，然后向下；听放松的录音带；努力锻炼；洗个热水澡或坐在热的浴缸里面喝热的牛奶；按摩你的颈部、头皮、小腿和脚。泡到非常热或非常凉的浴缸里，呆在里面直到水变得微温。深呼吸；微笑；改变面部表情。

关于一次一件事（One thing in the moment）：

把你的全部注意力放到你现在正在做的事情上。让你自己就呆在当下这一刻；把你的意识放在现在。把你的全部注意力放在伴随非心理任务（如走路、洗衣服、洗盘子、清洁、修理）而产生的身体感觉上。觉察到在每个任务中你的身体如何移动，做觉察力的练习。

关于休假（Vacation）：

给你自己放个假期。躺在床上，把被子盖到头顶，呆 20 分钟。开个沙滩上或树林里的宾馆房间，呆一两天；用完毛巾后就把它丢在地上。请你的同屋帮你把咖啡端到床上或帮你做晚餐（答应以后帮她做）。在杂货店买份劣等杂志或报纸，端杯咖啡到床上，然后读它。给自己做牛奶吐司，蜷在椅子上，慢慢地吃它。带个毯子到公园里，坐一个下午。一整天不插电话插座，或用电话应答机筛查你的电话。在必须要完成的困难工作中花掉一个小时时间去休息。

关于鼓励（Encouragement）：

为自己打气。一遍遍重复："我可以承受""事情不会永远这样""我会搞定它的""我正在尽力"。

思考支持理由和反对理由

列出一张忍耐压力的支持理由和反对理由的清单。再列出另一张不忍耐压力的支持理由和反对理由的清单——那会是一张这样的清单：通过伤害自己来应对滥用酒精和药物，或做些别的冲动的事。

关注长期的目标，黑暗尽头的曙光。记住那些痛苦终止的时候。

思考忍耐压力的积极后果。在你的头脑中想象，如果你达到了你的目标，没有冲动行事的话，你会感觉多好。

思考不忍耐你当前压力的消极后果。回忆过去，当你为了逃离这一时刻而冲动行事时发生的事情。

单元 15：接纳现实的指导

第四十三课：观察你的呼吸练习

课堂目标：引导矫正对象学会观察自己的呼吸。

活动材料：“观察你的呼吸”练习传单

矫正过程：

一、矫正民警引导矫正对象逐个进行“观察你的呼吸”练习

所有沉思或冥想练习中有一个重要的部分就是关注呼吸。关注的目的在于帮助个体接纳和忍耐她们自己、世界和现实本来的样子。对呼吸的关注也是放松训练和惊恐发作治疗的一个重要部分。

（一）深呼吸

（二）用你的脚步测量你的呼吸

（三）给呼吸计数

（四）在听音乐时追随你的呼吸

（五）在谈话时追随你的呼吸

（六）追随呼吸

（七）用呼吸来平静头脑和身体。

二、引导矫正对象选择一个适合自己的方式，根据传单练习

课后作业：让每位矫正对象选择一种她想尝试的呼吸练习每天练习。

辅助材料：“观察你的呼吸”练习

观察你的呼吸

把注意力放在你的呼吸的吸进与呼出上。观察你的呼吸，以此作为途径把自己的注意力放在智慧头脑中。观察你的呼吸，以此作为途径来掌控你自己的头脑，放弃不接纳和对抗现实。

（1）深呼吸

平躺下，平静轻柔地呼吸，把你的注意力放在腹部的动作上。当你开始吸气时，让你的腹部隆起，让空气进入到肺的下半部。当你的肺的上半部分开始充满空气时，你的胸腔开始升起，你的腹部开始变低。不要让自己疲倦。持续做 10 次呼吸。呼气要比吸气长。

（2）用你的脚步来测量你的呼吸

在庭院里沿着人行道或在小路上慢慢散步，正常呼吸。用你的步数测定你吸入和呼出的长度，持续几分钟。开始加长你的呼气一步。不要强迫自己吸更长的气。让这自然发生。仔细观察你的呼气，看看有没有想加长它的意愿，持续 10 次呼吸。

现在再加长你的呼气一步。看看吸气是否也加长了一步。只在当你觉得加长吸气会让你感到愉快时加长你的吸气。做完 20 次呼吸后，把你的呼吸恢复正常。5 分钟后，你可以再次练习加长呼

吸。当你觉得有一点点累时，就恢复正常。在几个练习加长呼吸的疗程后，你的呼气和吸气会变成同样长度。在回复到正常呼吸之前，长而均等的呼吸练习不要超过 10～20 次。

（3）数你的呼吸

交叉双腿坐在地上（如果你会的话，就打一个半莲花坐或全莲花坐）；或者坐在椅子上，脚着地；也可以跪下，或平躺在地板上；也可以散步。当你吸气时，意识到“我正在吸气、1”。当你呼气时，意识到“我在呼气，1”，记得从腹部呼吸。在开始第二次吸气时，意识到“我在吸气，2”，然后慢慢呼气，意识到“我在呼气，2”。一直持续到 10，到达 10 之后，再返回 1。不管什么时候你忘了数，都回到 1。

（4）在听音乐时追随你的呼吸

听一曲音乐，呼吸长、轻而匀。追随你的呼吸；在对音乐的运动和情感保持觉察的同时掌控你的呼吸。不要迷失在音乐中，而是继续做你自己和你呼吸的主人。

（5）在谈话时追随你的呼吸

呼吸长、轻而匀。在倾听你的朋友说话和你自己的回答的同时，追随你的呼吸。像音乐的练习一样继续。

（6）追随呼吸

交叉双腿坐在地上（如果你会的话，就打一个半莲花或全莲花坐）；或者坐在椅子上，脚着地；也可以跪下，或平躺在地板上；也可以散步。开始轻柔而正常地吸气（从腹部），意识到“我在正常吸气”。呼气时意识到“我在正常呼气”。持续 3 次呼吸。在第四次呼吸时，扩展吸气，意识到“我在长长地吸气”。呼气时意识到“我在长长地呼气”。持续 3 次呼吸。

现在小心地追随你的呼吸，觉察到你腹部和肺部的每一次运动。追随空气的进出。意识到“我在吸气，并且从吸气开始到结束一直追随吸气。我在呼气，并且从呼气开始到结束一直追随着呼气”。

持续20次呼吸，回复到正常呼吸，在5分钟后，重复练习。

在呼吸时保持微笑。一旦你掌握了这个练习，就进入下一个。

（7）用呼吸使身体和头脑平静

交叉双腿坐在地上（如果你会的话，就打一个半莲花坐或全莲花坐）；或者坐在椅子上，脚着地；也可以跪下，或平躺在地板上；微笑。

追随你的呼吸。当你的头脑和身体平静后，继续轻柔地吸气和呼气；意识到“我正在吸气，让我的呼吸和身体轻盈而宁静。我正在呼气，让我的呼吸和身体轻盈宁静。”继续呼吸3次，开始想“我正在吸气，同时我的身体和头脑是宁静的。”继续呼吸3次，开始想“我正在吸气，同时我的身体和头脑是宁静的。我正在呼气，同时我的身体和头脑是宁静的。”

在意识中保持这种想法5到30分钟，根据你的能力和你的时间而定。这个练习的开始和结束应该是放松和温柔的。当你想停止时，在回到正常的坐姿之前，先轻柔地按摩你腿部的肌肉。在站起来之前先等一会。

第四十四课：微笑练习

课堂目标：引导矫正对象学会微笑练习，通过对面部表情的控制调节情绪状态。

活动材料：“微笑”练习传单

矫正过程：

一、矫正民警解释微笑

微笑是用你的身体接纳和忍耐。为了做到这一点，你要放松你的脸、脖子和肩部的肌肉，然后用嘴唇微笑。试着采用一种神圣的面部表情。记住放松面部肌肉。情绪部分地受面部表情的控制。通过采用一种微笑——神圣、接纳的面部表情——人们能部分地控制自己情绪。如果面部表达出接纳的话，人们会觉得更有接纳性一些。

练习：让成员静静坐着。首先，让她们尝试一种非常冷漠的面部表情——没有表情，体验有什么感受。然后让她们试着真的放松面部肌肉，从前额，到眼睛，到面颊，然后是嘴和下巴，体验有什么感受。最后，让她们微笑，并体验有什么感受。讨论差异。

二、引导矫正对象进行微笑练习（使用指导语）

（一）当你早晨一醒来时就微笑

（二）在你的空闲时间里微笑

（三）在听音乐时微笑

（四）在生气时微笑

（五）躺着微笑

（六）坐着微笑

（七）在想到你最憎恨或厌恶的人时微笑

三、让每位矫正对象选择一种她想在下周尝试的微笑练习。

课后作业：让每位矫正对象选择一种她想尝试的微笑练习每天练习。

辅助材料：

1. “微笑”练习传单

微笑：

用你的身体接受现实。放松（用直接放松的方式或先紧张然后再放松的方式）人、你的脸、肘子和肩部肌肉，嘴唇呈微笑姿态。紧张的微笑往往是露出牙齿的（这可能会告诉大脑你正在隐藏或伪装）。微笑是微微地嘴角上扬，脸部放松。试着采取一种平静的面部表情。记住，你的身体会透露你的头脑的信息。

（1）在清晨醒来时微笑

在天花板上或墙上挂个纸条或其他标志，也可以写上“微笑”这个词，这样你一睁开眼就会看到。这个标志可以当做提醒你的东西。在你离开床之前花几秒钟掌控你的呼吸，轻柔地吸气和呼气3次，同时保持微笑，追随你的呼吸。

（2）在空闲时微笑

在任何时候，当你发现自己坐着或站着时，就微笑。看着一个孩子，一片树叶，墙上的一幅画，或任何相对静止的东西，都可以微笑，平静地吸气和呼气3次。

（3）在听音乐时微笑

听歌曲2到3分钟。关注你正在听的音乐（不是你其他时候的白日梦）的歌词、音乐、旋律以及情感。微笑，同时注意你的吸气和呼气。

（4）在生气时微笑

当你意识到“我在生气”时，立刻微笑。平静地吸气和呼气，在3次呼吸中保持微笑。

（5）以躺下的姿势微笑

平躺在很平的地方，不要铺床单或枕头。让你的两只胳膊松散地放在体侧，让两腿轻轻分开，在你前面伸展开。保持微笑。轻柔地呼吸，保持你的注意力在你的呼吸上。放松你身上所有的肌肉。放松你的每一块肌肉，好像它陷到地板里一样，或者好像它如此柔软，如此顺从，如挂在微风中晾干的丝巾一样。完全放松，只把你的注意力放在呼吸上，并且微笑。把你自己想象成一只猫，在温暖的火炉边完全放松，肌肉非常柔顺，不拒绝任何人的碰触。持续15

次呼吸。

（6）以坐姿微笑

坐在地板上，背挺直，也可以坐在椅子里，两脚放在地板上。微笑。吸气和呼气，同时保持微笑。放松。

（7）在想起你最恨或最看不起的人时微笑

安静地坐着。呼吸，微笑。想象带给你最大痛苦的那个人的样子。根据你最恨或最看不起或最讨厌的这个人的特点，试着去探究，在他/她的日常生活中，什么事会让这个人，什么事会让这个人痛苦。想象这个人的观念；试着去看这个人所遵循的是什么样的思想和理由。探究是什么激发了这个人的希望和行为。最后，思考这个人的意识。看看这个人的眼光和观念是否是开放的、自由的，也可以看看这个人是否受到了某些偏见、狭隘的思想、仇恨或愤怒的影响。看看这个人是否是他自己的主人。继续下去，直到你感到你的心里产生了同情心，就像井里装满了新鲜的水，你的愤怒和憎恨消失了。针对同一个人进行多次练习。

第四十五课：觉察练习

课堂目标：引导矫正对象学会觉察练习，发展出接纳。

活动材料："觉察练习"传单

矫正过程：

一、矫正民警引导矫正对象开展觉察练习

这些练习在危机中会非常有用。如果每天练习的话，它们可以帮助你发展出更为接纳的头脑。

（一）对身体姿势的觉察

（二）对与宇宙联结的觉察

（三）带着觉察泡茶或咖啡时

（四）带着觉察洗碗

（五）带着觉察手洗衣服

（六）带着觉察打扫卫生

（七）带着觉察洗一个慢动作的澡

（八）用冥想来练习觉察

二、让每位矫正对象选择一个她想在下周练习的觉察练习

课后作业：让每位矫正对象选择一种她想尝试的觉察练习每天练习。

辅助材料：

1.“觉察”练习传单

（1）觉察身体的姿势

此练习可以在任何时间和地点进行。开始把你的注意力放到你的呼吸上。双平时更平静而深长地呼吸。觉察你身体的姿势，不管你是在走路、站立、躺着或坐着。知道你自己在哪里走、站、躺、坐。知道你的身体姿态的目的。例如，你可能会意识到自己正站在一个绿色的山坡上，目的是使自己精神振作，或为了练习呼吸，或者只是站着。如果没有目标的话，要意识到没有目标。

（2）觉察到与宇宙的联结

此练习可以在任何时间和地点进行。把注意力放到你的身体与外界物质（地板或大地，空气分子，椅子或扶手，你的床单或被单，衣服等）接触的部位。试着去找到所有的你与物质发生联结或你被物质接纳的方式。考虑那个与你有关系的物质的作用是什么。也就是说，考虑该物质为你做了什么。考虑它这样做的善意。体验接触这一物质的感觉，把你的全部注意力放在这种善意上，直到在你的心中升起被联结、被爱或被关怀的感受。

例子：把注意力放在你的脚与大地的接触上。考虑大地支撑你、为你提供一条接近其他事物的道路，不让你从所有其他东西跌

落的这份善意。把注意力放在你的身体与你所坐的椅子的接触上。考虑椅子是怎么样完全接受你的，怎么样支持你，怎么样支撑你的背，让你不跌到地板上。把注意力放到你床单和被子上。考虑床单和被子接触你、包裹着你，围着你，让你感到温暖和舒适。考虑房间里的墙。它们把风雨和寒冷挡在外面。想想看，墙是怎么样通过地板和房间里的空气与你联结的。体验你与墙的联结，它为你提供了一个安全的地方让你做你的事情。去拥抱一棵树。想一想你是怎么样与这棵树联结的。生命存在于这棵树中，也存在于你之中，你们都同样受太阳的温暖照耀，被空气所环绕，被大地所支撑。试着体验这棵树爱你，它为你提供依靠，或提供树阴给你乘凉。

（3）在泡茶或咖啡时保持觉察

泡壶茶或咖啡招待客人，或给自己喝。慢慢地带着觉察做每一个动作。不让你的动作的任何细节错过你的觉察。了解你的手拿着壶把，手把茶壶兴起。了解你正在往杯子里倒香气四溢、热气腾腾的茶或咖啡。在意识中追随每一个步骤。比平常更柔更深地呼吸。如果你的意识游离开了，就屏住呼吸。

（4）在洗盘子时保持觉察

带着意识洗盘子，好像每一只碗都是一个冥想的对象一样。把每只碗都看作是神圣的。追随你的呼吸，防止你的意识游离。不要急着完成工作。把洗盘子当成生命中最重要的事来做。

（5）在用手洗衣服时保持觉察

不要一次洗太多衣服。只选择 3 ~4 件衣服。找到最舒适的姿势，可以坐着或站着，以防背痛。

带着意识洗衣服。把你的注意力保持在你的手和胳膊的每一个动作上。把注意力放在水和肥皂上。当你完成了搓洗和漂洗之后，你会感到你的身体和意识像你的衣服一样干净和清新。记住在意识游离时保持微笑燕屏住呼吸。

(6) 在清洁房间时保持觉察

把你的工作分成几个阶段：清理东西并把书收起来；擦洗厕所，擦洗浴室，扫地，除尘。给每一个任务足够的时间。慢慢行动，要比平时慢三倍。把你的注意力全部放在每一个任务上。例如，当把书放到书架上时，看着书，意识到这是一本什么书，知道你正处在把它放到书架上的过程中，知道你决定把它放到那个特定的位置。知道你的手伸向书，拿起它。避免任何急促的行动。保持对呼吸的觉察，尤其当你的思维游离时。

(7) 在洗一个“慢动作”的澡时保持觉察

给你自己 35～40 分钟时间洗澡。一秒钟也不要着急。从你开始准备洗澡水，到你穿上干净的衣服，让每个动作都轻而慢。关注每一个动作。把你的注意力放到你身体的每一个部分，不要有歧视或恐惧。觉察到流动你身体的每一注水流。当你结束时，你的头脑什么感到宁静和轻盈，就像你的身体一样。追随你的呼吸。想象你自己在一个干净而芬芳的夏日莲池中。

(8) 在冥想时练习觉察

舒适地坐在地板上，挺直背，如果坐在椅子上的话，则两脚着地。全程闭上你的眼睛，或者轻微地睁开眼，目光停留在周围的什么东西上。随着每一次呼吸，平静而轻柔地对自己说“一”。在你吸气时，说“一”。在你呼气时，说“一”，平静而缓慢。试着把你的全部思维收集起来放到这个一字里。当你的思维游离时，轻轻回来，说“一”。如果你开始想要动的话，试着不要动。只是轻轻地觉察自己想要移动。把练习的时间持续到比你想停止的时间更长些。只是轻轻地觉察自己想要停止。

单元16：接纳现实的基本原则

第四十六课：接纳

课堂目标：鼓励矫正对象理解和尝试接纳。

活动材料：白板、纸笔、传单

矫正过程：

一、根本接纳是放弃对抗现实。“根本”一词意味着接纳是来自于很深的内在，而且是完整的。接纳是唯一的拯救之道。这是一种把无法忍受的苦难转化为能够忍受的痛苦的方式。痛苦是生活的一部分，可以是身体的，也可以是情绪的。痛苦是一种自然的表达方式，表示某些事情出了问题，或者需要做某事。

（1）手被热炉子烫到而感到的疼痛会使人很快缩回她的手，没有痛觉的人有很大麻烦。

（2）悲痛的痛苦使人们伸出手去关怀痛楚的人。没有这种痛苦的话，大概也不会有社会或文化的存在，不会有人会去照顾生病的人，也不会有人会去寻找失去的爱人，也不会有人愿意和遇到困难的其他人在一起。

（3）恐惧的痛苦使得人们回避危险的东西。

（4）愤怒的痛苦使得人们克服障碍。

讨论：什么是从来不感到痛苦情绪的支持理由和反对理由？成员会喜欢从来没有痛苦情绪的人吗？

苦难意味着痛苦以及对痛苦的不接纳。当人们不能或拒绝接纳痛苦时，苦难就产生了。当人们执着于要得到自己想要的、拒绝接纳自己所拥有的时，苦难就出现了。当人们抗拒现实在当下本来的面目时，苦难就出现了。要承受痛苦是非常困难的，甚至是不可能的，而承受苦难则更难。拒绝接受现实和与之相伴随的苦难会干扰到痛苦的减轻。就像一片围绕着痛苦的云，干扰了把痛苦看清楚的能力。根本接纳使苦难转化为痛苦。

讨论：当把接纳当做一种产生变化的伎俩，就像是一种“和上帝讨价还价”（“我会接纳，但你要答应我让事情好起来。”）——这就不是真正的接纳。

讨论：有一个很大的迷思，即如果人们不接纳某事，如果人们拒绝忍受它的话，它就会产生奇迹般的变化。好像只需要抗拒和/或意志力，就可以改变。举例说明，在哪些时候，拒绝接纳事情使得发脾气和言语拒绝受到了强化。

讨论：有的人担心，如果她们真的接纳了她们的痛苦处境或痛苦情感的话，她们就会变得顺从和放弃（或让步）。引导成员讨论这种忧虑。

解释：想象你讨论紫色，然后想象你的房间被刷成了紫色。如果你拒绝接受房间是紫色的，你就永远没法重新刷一个你想要的颜色。引导成员举例说明，什么时候接纳事情本来的样子可以有助于减轻苦难，并增强减少痛苦根源的能力。

讨论：接纳，向一种更高的力量臣服，接纳无法改变的事情。

二、转变头脑就是选择接纳。接纳要求你做出某种选择。人们必须把自己的头脑转向接纳。有时候接纳只会持续一会儿，所以人们必须持续地一遍遍转变头脑。每天都要做这个选择——有时一天要做许多许多次，甚至一分钟或一个钟头之内都要做许多次。

讨论：为什么不接纳、为什么不转变头脑的所有原因。引导成员说出所有的理由。为什么开始第一步很困难？

课后作业：阅读学习《辅助材料》。

辅助材料：

接受现实的基本原则

<table><tr><td>
根本的接纳
要脱离痛苦就要从内心深处接纳一切，完全放开你自己，放掉与现实的抗争。
接纳是脱离苦海的唯一道路。
只在当你拒绝接纳伤痛时，伤痛才会制造痛苦。
决定忍受这一时刻就是接纳。
接纳就是承认现实。
接纳某事并不等同于评判事情是好的。
</td></tr></table>

<table><tr><td>
转变头脑
要接受现实本来的样子需要做出选择。这就像来到了分叉路口。你必须把你的头脑转向接纳这条路，而远离“拒绝现实”这条路。
你必须在内心有一个接纳的承诺。
接纳的承诺本身并不等同于接纳。它只是把你转向了这条道路。它是第一步。
你必须转变你的头脑，并一遍又一遍地承诺接纳。有时，你必须在几分钟内承诺很多次。
</td></tr></table>

第四十七课：意愿

课堂目标：鼓励矫正对象理解和尝试意愿。

活动材料：白板、纸笔、传单

矫正过程：

一、意愿和任性的概念

意愿是以一种有效或恰当的方式，接纳本来的存在，也对本来的存在做出反应。意愿是做有用的事，也是做当前这一情境或这一时刻需要的事。

任性是把自己的意志强加于现实之上——想搞定所有的事情，或拒绝做需要做的事情。这是做有用的事情的反面。

解释：使用比喻来解释意愿和任性。前者就像是击打从掷球机上飞出来的棒球。你所要做的就是尽你所能击好每一个飞来的球。拒绝接纳飞过来的球，并不能阻止球飞过来。意志力、挑衅、哭泣、哀求都不能阻止掷球机停止掷球，球会一直飞来。你可以站在球飞来的方向击打它，让球在受击之后飞出去，就站在那儿，什么也不用做。另一种比喻是：生活就像玩牌，对于玩牌的高手而言，拿到什么样的牌并没有太大差异。目标在于把拿到的每一把牌都尽可能打好。只要在打这一把牌的话，其他把牌就结束了。现在的游戏开始了，而上一个游戏结束了。观点在于：要对当前正在打的这把牌充满觉察，尽量有技巧地打，然后就把它放掉，去关注下一把牌。

讨论：引导成员举例说明意愿和任性。

练习：积极运用意愿和任性的观点的最佳方法是，在技巧训练会谈中，当你或成员的行为表现出意愿或任性的时候就指出来。

好吧，让我们都试着在接下来的 5 分钟里做到完全的意愿。

二、意愿与任性辨析

意愿：意味着某人完全放弃了把自己与生活区分开来，因而进入和融入到生活本身的最深刻的过程之中。这是一种认识的达成，即认识到个人已经是某种终极宇宙过程的一部分；这也是一种承诺，承诺参与到该过程中。

任性：则是将自己与生活的根本实质分离开，目的在于试图对存在本身进行掌握、指导、控制或操纵。更简单而言，意愿是对能活在每一个时刻里的这种神秘说“是的”。任性则是说“不”，或更常见的情况是“是的，但是……”

但是意愿和任性并不适用于具体的事情和情境。相反，它们反映的是人们对于生命奇迹本身的基本态度。意愿注意到了这个奇迹，并对之充满敬意，而任性则忘了它、忽略它，甚至更糟糕地要去破坏它。因此，意愿有时看上去非常主动和果断，甚至是侵略性的，而任性有时则会用顺从作为伪装。

课后作业：阅读、学习、理解《辅助材料》。

辅助材料：

> 意愿
>
> 为每一种情绪培养一个乐意的反应
>
> 意愿就是在每一种情境下以不伪饰的方式去做所需要做的事情。它的关注点在于有效性。
>
> 意愿就是非常仔细地倾听你的智慧头脑，一切行动从你内在的自我出发。
>
> 意愿就是允许你与宇宙的联结进入意识，包括你与大地的联结，与你所站的地板的联结，与你所坐的椅子的联结，与你正在对话的人的联结。

> （过度）任性
>
> 用意愿代替任性
>
> 任性是在需要行动时袖手旁观，拒绝做出所需的改变。
>
> 任性是放弃。
>
> 任性是“做有效的事情”的反面。
>
> 任性是努力想搞定一切事情。
>
> 任性是拒绝忍受这一时刻。

第四十八课：模块测试

课堂目标：通过量表测试评估“压力耐受技巧”模块的矫正效果。包括：心理韧性评估。

活动材料：量表、笔

矫正过程：

组织矫正对象完成量表测试；同时，安排对照组矫正对象完成模块测试。

辅助材料：

《心理韧性量表》

此量表包括25个条目，采用Likert－5级评分法。0－4分依次代表“完全不是这样”“很少这样”“有时这样”“经常这样”“几乎总是这样”。

0＝完全不是这样；1＝很少这样；2＝有时这样；3＝经常这样；4＝几乎总是这样

1. 我能够适应变化	0	1	2	3	4
2. 我有亲密稳定的关系	0	1	2	3	4
3. 有时上帝或命运能帮助我	0	1	2	3	4
4. 我能处理任何突发情况	0	1	2	3	4
5. 过去的成功能够给我应对新挑战的信心	0	1	2	3	4
6. 我能看到事物幽默的一面	0	1	2	3	4
7. 应对压力可以提高我自己	0	1	2	3	4
8. 我能够从疾病或者困难中恢复过来	0	1	2	3	4
9. 任何事情的发生都有它的理由	0	1	2	3	4
10. 不管做什么事情都尽自己最大的努力	0	1	2	3	4
11. 人们能实现自己的目标	0	1	2	3	4
12. 我从不放弃，即使事情看起来没有希望	0	1	2	3	4
13. 我知道到哪去求助	0	1	2	3	4
14. 即使面对压力，我也能集中注意力并且仔细思考	0	1	2	3	4
15. 我喜欢带头解决问题	0	1	2	3	4
16. 就算失败了我也不会被击垮	0	1	2	3	4
17. 我认为自己很强大	0	1	2	3	4

续表

18. 我能够做出不寻常或艰难的决定	0　1　2　3　4
19. 我能够应对不愉快的事情	0　1　2　3　4
20. 我必须凭直觉做事	0　1　2　3　4
21. 我有强烈的使命感	0　1　2　3　4
22. 我能够把握自己的生活	0　1　2　3　4
23. 我喜欢挑战	0　1　2　3　4
24. 只有努力才能实现自己的目标	0　1　2　3　4
25. 我为自己的成就感到自豪	0　1　2　3　4

三、阶段 3：戒瘾行为强化阶段

对矫正对象来说，回归后才是真正的考验。第三阶段戒瘾强化阶段就是为此而设，由预防复吸训练和重塑社会支持两个模块组成，分为 8 个单元完成。

模块五：预防复吸训练

主要理念：模块五主要通过应对渴求感训练、角色扮演、练习说“不”、利用闪示卡等形式反复进行预防复吸训练，强化矫正对象对高危情景的准确辨别，学会观察渴求，建立警报系统，学会拒绝毒友的引诱，将拒毒技巧化为日常习惯。要想对毒品说“不”是一件极困难的事，只有在回归社会后不断调整自己，坚定戒瘾决心，并运用正确的预防复吸的技巧坚决拒绝毒品，并建立一种亲近社会的态度和正确的价值观，才是真正意义上的脱毒。

单元17：应付渴求感

第四十九课：成瘾资料学习

课堂目标：用最新的知识挑战关于“毒瘾无法戒除”的非理性信念。

活动材料：讲义《关于成瘾，你以为你知道的一切都是错的》

矫正过程：

1. 矫正民警组织矫正对象围绕“为什么会成瘾”展开讨论。

2. 矫正民警呈现讲义《关于成瘾，你以为你知道的一切都是错的》，并组织分享。

课后作业：复习、理解讲义及课堂内容。

辅助材料：

1. Johann Hari：Everything you think you know about addiction is wrong——关于成瘾，你以为你知道的一切都是错的

我早年的记忆之一，就是试图去叫醒一个没办法自己清醒过来的亲戚。我当时还只是个小孩，并不知道发生了什么。当我长大一些以后，我意识到在我家庭内部有药物上瘾的问题，包括可卡因上瘾。我最近一直在思考这个问题，部分是因为：距离一些药物第一次在美国和英国被禁止，恰好过去了100年。而后全世界都开始禁止使用这些药物。

100年前，我们做出了这个重大的决策——抓捕药物上瘾者，惩罚他们，并让他们受苦。当时，我们相信这些举措可以阻止他们继续使用药物，激励他们戒断。几年前，我在关注身边几个我爱的人的药物上瘾情况，希望能够找到一些帮助他们的方式。我意识到，关于物质依赖，有很多最基本的问题，我却不知道答案。

比如，什么造成了上瘾？为什么我们继续那些没有任何效果的应对方式？又没什么什么更好的方式呢？

所以我阅读了很多资料，但并不能从中找到答案。所以我想，好吧，我会去和世界上不同地方的人，或是有上瘾问题的人，或是研究者交流，看看有什么可以从他们身上学到的东西。我一开始并没料到我会走上 3 万英里，也没想到会和各种不同的人交流，从来自布鲁克林的跨性别可卡因交易商，到一个每天花很长时间给他的猫鼬喂食迷幻剂（hallucinogen）的科学家——仅仅想知道猫鼬是不是喜欢迷幻剂。结果证明猫鼬很喜欢那些迷幻剂，当然只是在特定的情况下。我去了葡萄牙，作为全球为唯一一个合法化所有药物（从大麻到可卡因）的国家。然后我意识到，以前我关于药物上瘾的认识全是错误的。

如果我们开始接受关于药物上瘾的新证据，我们就会改变很多相关的政策。让我们先开始回顾一下我们原有的认识，我自己原先的认识。

比如，我们以在座的中间一排为例。你们中的所有人，从现在开始，20 天之内，每三天使用一次海洛因。（指现场观众）做了这个假设之后，有些人明显比另外一些人要热情很多。不过不用担心，这只是个思想实验。想象一下会发生什么？

过去一个世纪以来，我们会被告知同样一个故事，因为那些药物里有能让人上瘾的成分，过一段时间以后，人体就会产生生理上的依赖。20 天之后，你们都会成为海洛因上瘾者。对吧？我过去也是那么想的。

提醒我这个故事有不合理之处的第一件事情是它是在哪个时间点被阐释的。如果今天我离开这个讲台，出门被车撞了，摔坏了自己的髋部，我会被送去医院，然后使用很多二乙酰吗啡。实际上，二乙酰吗啡就是海洛因，而这个比你能在大街上买到海洛因要好很多，因为你从药贩子那里买来的是“受污染”的，纯度非常低，那医生开给你的海洛因是纯度很高的（因为治疗）。你会持续使用海洛因很长时间，在病房里同时有很多其他病人，你也许还没意识到，你已经使用了大量的海洛因。这样的事情全世界随时都在发生。如果我们关于上瘾的观念是对的，那些接受治疗的病人都应该变成海洛因上瘾者了啊。关于这个，已经有过详细的研究。这样的上瘾情况是不会发生的，如果你的祖母动了一次髋骨置换手术，出医院后，她不可能变成一个药物上瘾者。

当我知道这个事实后，我感到非常古怪，因为这和我被告知的、我所理解的完全相反。刚开始我不愿意相信，直到后来我认识Bruce Alexandar，来自温哥华的心理学教授。他开展了一个令人难以置信的试验，帮助我们很好地理解了药物上瘾问题。

Alexander这么跟我解释：我们关于药物上瘾的认识来自20世纪早期做的一系列简单试验，你甚至可以回家自己做。一个笼子，里面有一只老鼠，给它两瓶水，一瓶里是有海洛因或者可卡因。在做这个实验的时候，老鼠通常会选择那瓶有海洛因的水，然后很快让自己过量而死。我们就是通过这个实验认识药物上瘾的机制的，对吧？

在20世纪70年代，Alexander教授重新审视了这个实验，并注意到了一些（不合理的）事情。我们把老鼠放在笼子里，它干不了什么别的事情，只能去嗑药。让我们试一些别的方法吧。所以教授建了一个比较大的笼子，叫“老鼠公园”，简直就是老鼠的天堂。有奶酪、彩球、隧道，而且，它们可以有很多小伙伴，可以有很多性行为。当然，里面有两种不同的水，其中一些里面有海洛因。令人惊讶的结果发生了，在老鼠公园里，老鼠并不喜欢有海洛因的水。几乎从来不会碰。没有老鼠会强迫使用药物，更没有老鼠过量。而如果单独拿出来做实验，过量发生的比例几乎是100%。当他们过着愉悦的社区生活时，它们根本不会碰海洛因。

当Alexander发现这个情况时，他认为，因为它们仅仅是老鼠，和人类不一样。但幸运的是，有一个人类实验，遵守同一原则，发生在同一个时期——越南战争。

在越南，20%的美国士兵使用大量的海洛因，如果你阅读当时的新闻报道，他们（记者）非常担心，我们在未来会在美国的大街上看到几十万药物上瘾者。当这些士兵回家的时候，《普通精神病学档案》（The Archives of General Psychiatry）做了一个详细的研究，想了解他们后来怎么样了？他们没有去康复中心，他们也没有出现戒断症状，其中的95%后来就是自己不用了。如果你相信那套关于“成瘾物质”的说法，那依旧会觉得这个事实不可思议。但Alexander教授认为，关于上瘾，应该有别的阐释。

他认为，也许让你产生物质上瘾的不是那些“致瘾”位置，而是你所面对的牢笼。如果物质上瘾只是你适应生活环境的一种方式呢？

来自荷兰的Peter Cohen教授认为——也许我们不应该把它叫做物质上瘾，而应该叫做“联系”（bonding）。

人类自然的联系外界的需求，当一个人感觉健康、快乐，他会倾向于与他人建立联系。但如果不是这样，比如你受到创伤、被隔离，或者被生活打败，你会与某些给你带来安慰的东西建立联系。那些东西可能是赌博、色情产品，或是大麻、可卡因等。与一些物质建立联系是我们的天性。作为人类，这种联系正是我们所需求的东西。

一开始，我觉得很难理解，但有一样事情帮助我理解了。

我可以走过去拿一瓶水，在座的各位每人也都有一瓶水。忘记什么药物，忘记什么药物战争。我们手里有的这瓶水可以是伏特加，对吧？我们每个人都可能喝醉，这对我来说完全没问题。

在座的每个人都花钱来听演讲，我想你们都有足够的钱去买六个月的伏特加。你不会因此而无家可归。但你们不会去那么做，你们不去那么做的原因不是因为有人会阻止你，而是因为你有自己的关系和联系，而你想存在于这些关系中。你有自己热爱的工作，爱的人，你有健康的关系。

我认为物质上瘾的核心部分，或者是现有证据显示的是一个人无法存在于自己的关系网中。

所有这些都有一些很明显的证据。比如，最明显的证据来自“药物战争”。在亚利桑那州，我与一批女性进行了交流，她们被迫穿上面写着“我是药物上瘾者”的T恤，她们穿着脚镣，去挖坟墓，边上看的人就在嘲笑她们。当这些女性离开监狱，她们会有犯罪记录，她们不能获得合法的工作，这当然是一个比较极端的例子。但是，在全球范围内，我们正以这样类似的方式对待药物上瘾者。我们惩罚他们，羞辱他们，记录他们的犯罪行为。我们为他们与外界的连接设置障碍。

来自加拿大的博士Gabor Mate，有一次对我说，如果你想设计一个让药物上瘾问题变得更加严重的体系，你就会使用那个体系（亚利桑那的例子）。有一个地方则采取了完全相反的方式，我决定去看看那个体系的运作状况。

在2000年的时候，葡萄牙的药物使用问题是欧洲最严重的，1%的人口有药物上瘾问题。每年他们都在加大打击力度（采取美国的方式）：惩罚、污名化。情况每年都在恶化。一天，首相和反对派领导人坐下来一起开会，我们不能继续这样了，让我们聘请一个由科学家和医生组成的专家团队吧，来看看怎么解决这个问题。这个团队由博士 Joao 领导，在分析了现有的证据之后，他们说：将药物使用非罪化，但是，很重要的下一步是把过去用于打击药物使用、限制上瘾者人身自由的经费，用来重新建立他们与社会的联系。这和美国和英国的治疗方法完全不一样，在美英，有康复、心理治疗，当然这些有一定的作用。但在葡萄牙，他们做了一个很大的项目，为上瘾者创建工作机会，向他们提供小规模贷款，帮助他们创业。

比如，如果你说你是个机修工，他们就会带你去汽车修理厂，告诉主管说，如果你雇用这个人，我们会支付一半工资。这个项目的目标，就是保证每个上瘾者在早上起床以后，会知道有事情要去做。当我去跟葡萄牙的药物上瘾者交流时，发现他们重新找到了目标，重新建立了与社会的联系。到现在，这个试验已经进行了 15 年，结果是：根据一家英国期刊的报道，葡萄牙全国的注射药物使用者数量已经下降了 50%。过量发生率大幅下降，HIV 感染率也大幅下降了。所有的研究也表明物质上瘾问题大大缓解了，更重要的是没有人还会回到原来的体系中去，那是政治上的证据。

另外还有一层证据，我们正生活在一个自我感觉越来越脆弱的世界里，有各种各样的上瘾，无论是智能手机、购物还是吃东西。比如，在这个演讲开始之前，我们被告知必须关闭手中的智能手机。你们的表情就像是一个上瘾者被告知药贩子在未来几个小时内会缺席。我们在说人的“疏离感”是造成上瘾的因素，但要说这种疏离感在逐渐加剧，你们肯定会觉的很奇怪，因为现在是人类历史上联系最紧密的一个时代啊。但我相信，我们现在有的这种联系，或者我们认为所有的那种联系，是对真正的人类联系的戏仿而已。如果你在生活中遇到了一个危机，你会注意到一些事情，那些在

Twitter 上关注你的人不会过来坐在你身边，你在 Facebook 上的好友也不会帮助你去解决这个问题，只有在日常生活中和你有真正紧密联系的朋友才会帮助你。

环境作家 Bill MacKibben 的研究告诉了我们很多相关的信息。普通美国人所认为的个人紧密朋友（出现危机时可以求助的人）的数量，自 1950 年代开始就一直在下降，在家庭中个人空间的规模在不断增大。这就像我们这个时代的隐喻——用朋友交换个人空间，用物质交换“联系”。结果就是这是有史以来最孤独的人类社会之一。

Alexander（做老鼠公园实验那位）说，在物质上瘾领域，在我们把所有的时间都花在个人康复上，这没有错，但我们需要谈一谈社会康复。我们的生活出了问题，不仅仅作为个人，而是作为一个整体。我们创造这样一个社会，对很多人来说，个人生活就像一个被隔离的牢笼，比起“老鼠公园”里的那种社会，要差远了。

坦率说来，这不是我要研究着这个的原因，我对政治因素、社会因素不感兴趣，我只想帮助我爱的人。当这段个人研究旅程结束，回过头来看我生命中遇到的那些上瘾者，如果你很坦率，你会承认爱一个上瘾者很难。很多人知道他的情况，你也会经常发飙。关于这个问题的争论如此白热化，是因为触及到每个人的内心。每个人都认识一些上瘾症状的人，并且会说，我真希望有人会阻止你。当今社会对药物上瘾的一种典型方式就是干预。

有一部相关的片子《干预》，它建立在简单的假设之上。找到一个上瘾者，把他和其他人聚集在一起，告诉他所做的事情错了。如果他不改变的话，他们就要采取行动。他们所做的就是以断绝上瘾者与外界的联系为威胁，确保上瘾者可以按照他们希望的方式进行改变。

我开始思考为什么这个方式没用。我认为这就是将“药物战争”的逻辑引入到对个人的干预中去。我于是想，我可以成为葡萄牙人吗？我现在要做的，我无法要求你们去持续这么做，也不会告诉你们这很容易，就是加强与他们的联系，告诉他们我爱你。无论他们在不在用药物，无论你处在什么状态，只要你需要我，我就会到你身边，因为我爱你，我不想看到你孤独一人。

这个信息的核心部分是你并不孤独，我们爱你必须存在于应对上瘾问题的每一个层面，无论是社会的、政治的、还是个人的层面。

100 年来，我们一直在歌唱药物战争的曲调，现在我们应该唱爱的曲调，因为上瘾的对立面不是节制，而是“联系”。

第五十课：讨论“渴求感”

课堂目标：使矫正对象学会观察渴求，而不是付诸行动。

活动材料：PPT、《学习手册》

矫正过程：

一、矫正民警讲解什么是渴求感

（一）渴求感，是指药物滥用者对精神活性物质（包括阿片类物质、中枢兴奋剂、致幻剂等）一种持久的强烈的，甚至难以克制的需求欲望，以满足以往精神活性物质所产生的正性主观体验（如欣快感等）或解除停用精神活性物质所造成的负性主观体验（如戒断症状、负性情绪等），其核心特征是持续增加的觅药行为。

渴求感是一种强烈的要求使用成瘾物质的欲望，是一种主观体验；同时也是一种想获得某种成瘾物质的状态，是一种主观的动力状态。

（二）渴求感是许多人都能够体验到的正常的心理现象，饥饿感、性欲，电子游戏等也会产生渴求感。而毒品会产生特殊的欣快感和精神满足感，使脱毒的戒毒康复人员强烈地渴望重温梦境般的精神体验，这就是所谓的“心瘾”。

（三）心瘾是吸毒以后的自然产物，在躯体依赖消除以后仍会持续存在，是导致复吸高危行为的最主要因素。所以，应清醒地认识到渴求感的客观存在，当你心里出现渴求感时，并不意味着你已经犯了错误，重要的是如何处理它。

二、分发卡片。每个人对自己以往的渴求感进行评分（将各人的总分写在黑板上，不记名）。

三、讨论问题：请你用语言描述“你的渴求感是什么样子”（请每个人都描述一下）。

四、分发、填写渴求感强度评估表，评估入狱前的情况。

课后作业：观察目前是否存在“渴求感”，及“渴求感”的样子。

辅助材料：

1. 渴求感强度评估表

状况	没有或几乎没有	有时	经常	总是或几乎总是
你平时是否储备一些毒品以备用				
你是否在早晨醒来以后 2 小时内就要吸毒				
你是否通过吸毒来缓解周身不适				
你是否每天在一定时间内吸毒				
你是否通过吸毒来提神				
醒后的第一件事情是否就是吸毒				
你是否心里总想着吸毒这件事情				
你是否把吸毒视为第一需要				

续表

状况	没有或几乎没有	有时	经常	总是或几乎总是
你吸毒的想法是否十分强烈，无法控制				
你每天的活动是否总是围绕着如何得到毒品				

第五十一课：应对“渴求感”

课堂目标：学习积极有效应对“渴求感”的方式方法。

活动材料：白板、纸笔

矫正过程：

一、举例讨论每种诱发渴求的危险因素。总结板书：

（一）吸毒环境：当重返吸毒环境、重睹吸毒场面、重见吸毒工具、重新听到吸毒有关的话题时，会立刻触景生情，产生强烈的吸毒冲动。

（二）不良情绪：由于生活中发生不愉快的事情，造成不愉快的情绪时，特别是在生气、悲伤、孤独、内疚、恐惧和焦虑时，通过吸毒来减轻心理烦恼。

（三）家庭问题：由于吸毒，造成家庭经济崩溃，家庭成员关系恶化，彼此之间缺乏信任，家庭功能破坏，夫妻感情破裂，家庭成员对戒治丧失信心。使矫正对象觉得生活没有希望，想通过吸毒来消除烦恼。

（四）不良群体影响：戒毒后又回到以往吸毒的朋友圈子里，往往只要朋友一句话，所有的决心在刹那间忘得一干二净，重回“毒魔”的怀抱。

（五）正性情绪：遇到非常高兴的事情，想要庆贺一番。

（六）厌烦、无聊。

（七）突然有了许多钱。

二、讲解渴求感产生的原因

（一）用条件反射的原理解释，以动物为例：食物（条件刺激）、铃声（非条件刺激）、唾液（反应），铃声、唾液；以人为例：毒品（条件刺激）、触发物（非条件刺激）、渴求感（反应），触发物、渴求感。

（二）填写《我的诱发物》卡片：在填写卡片时可以给予提示：你最可能使用毒品的地点；你和谁在一起的时候最可能使用毒品；你最可能使用毒品的时间；在做什么活动你最容易使用毒品；你常常在什么情绪状况下使用毒品（如感到害怕或焦虑时；当你做事情失败之后；当你感到无聊的时候；当你自我感觉不好的时候；当你抑郁的时候；当你想提提精神的时候）等。

三、讲解渴求感波动曲线

（一）强调渴求感的短暂性。

（二）渴求感是一个波动的过程，有高峰也有低谷。

（三）渴求感不会无限持续下去，是有一定时间的，指出许多人在自己体验到渴求感从开始到结束的全过程之前就放弃了。

四、讨论并讲解如何应付渴求感

（一）分散注意力：体育运动、与人聊天、放松练习等（讨论并每人列出一张清单）

（二）谈论心中的渴求感：向要好的朋友和理解自己的家庭成员讲述自己的渴求感，可以降低焦虑。

（三）体会渴求感在自己身上发展的过程：体验开始—高潮—减退的过程，用笔将它的时间记录下来。将注意力放在渴求感本身，注意渴求感所在的身体的部位。

（四）思考吸毒以后的不良后果：许多人在这个时候只考虑好的结果，要迫使自己思考坏的后果。让矫正对象自己列出保持操守的原因以及破坏操守的后果。

（五）自言自语：不用毒品我并不会死，现在难受一点，但是我知道过一段时间就好了，反驳错误的自动式思维。

五、课堂总结

（一）渴求感是吸毒以后的自然产物，在躯体依赖消除以后仍会持续存在。

（二）对于戒毒康复人员来说，渴求感是会经常出现的，是正常的现象。它并不意味着失败。相反，你还能从中发现诱发你产生渴求感的原因。如果戒毒康复人员在碰到与使用毒品有关的场景时，会发生联想，激发“心瘾”。

（三）一些旧的诱发点很难处理和应付，即便是在你戒断数年后仍然强烈，你对此应该谨慎小心。

（四）渴求感就像大海中的波涛，在浪尖上的时候，力量很强，但是很快就会衰落到谷底。

（五）渴求感只有在你向它投降的时候才会显得很强大，如果你不去碰毒品，你的渴求感就会减弱并逐渐消失。

课后作业：记录渴求感日记

辅助材料：

1. 我的诱发物卡片

诱发渴求感的主要因素（下列表格请根据实际情况进行填写）

我的诱发物

诱发物	渴求感强度
卧室	0 1 2 3 4 5 6 7 8 9
卫生间	0 1 2 3 4 5 6 7 8 9
某个朋友	0 1 2 3 4 5 6 7 8 9
与家人吵架	0 1 2 3 4 5 6 7 8 9
……	0 1 2 3 4 5 6 7 8 9

2. 渴求感日记的记录要求

不用毒品我并不会死，现在难受一点，但我知道过一段时间就好。

目的：

（1）更加清楚地辨别引发渴求感的重要因素，以及这个因素上的强弱程度。

（2）了解自己渴求感的波动规律，知道自己面临的状况。

（3）记录下自己的想法，深入内心的情感。将外显的行为和内心的想法联系起来，通过文字表达心中的不快。

请记住：

（1）渴求感是一种条件反射，条件反射可以形成，也可以消除。

（2）渴求感是一个波动的过程，有高峰也有低谷。

（3）渴求感不会无限持续下去，是有一定时间的。

（4）采用延迟策略，等渴求感减弱后再想一下可以怎么办。

现在，请体验渴求从开始到高潮再到衰落的过程，用笔将过程记录下来。

渴求感出现的时间： 渴求感出现的场景： 渴求感出现时我的想法： 渴求感出现时我的感受： 渴求感的强度（1～100）： 渴求感持续的时间（秒）： 我是怎么应对的： 下次我要怎么做：

单元18：识别复吸的高危情境

第五十二课：我的高危情境

课堂目标：使矫正对象学会识别复吸的高危情境。

活动材料：白板、纸笔

矫正过程：

一、高危情境的理解

容易导致已戒断人员再次吸毒的高危情境通常有以下几种：处于熟悉的、与吸毒有关的环境中；体验到负性情绪；过度愉快的体验；感到无聊；使用兴奋剂状态；体验到躯体的痛苦；渴求感；突然拥有许多现金；认为偶尔用一次药没有关系等等。

此外，高危情境还包括：在现实生活中，找不到工作的烦恼，面对不良环境、交友障碍、情绪困扰、生理疾病等，这种现实生活中的压力都可能让涉毒人员一时无法承受，从而开始了偶吸。除非这时候能立刻停止毒品使用并寻求帮助，否则就有可能变成全面性的复吸。

二、基本原理

根据社会学习理论，Marlatt 等于 1985 年建立了复吸的认知——行为理论模型，提出了戒毒康复者在高危情境中的认知和应对模式，决定了是否发生复吸的可能性，即当戒毒康复者在高危情境中如果不能有效应对，则会导致复吸。矫正者可以通过帮助戒毒人员识别复吸的高危情境，通过认知和行为的训练，教会他们相应的应对技巧，降低戒毒人员对危险环境的敏感性，提高戒毒人员抵御毒品诱惑的能力。Marlatt 等提出的有关复吸的理论影响非常广泛，是预防复吸最重要、应用最广泛的一种方法。

该理论模型认为，戒毒人员戒毒后所面临的社会生活场景中有些是复吸的高危情境，比如，与以往吸毒有关的人、事、物等，不良的情绪状态、外在应激事件、家庭社会因素、经济状态等内外在因素。当戒毒人员面临高度危险的情境时，如果能够有效应对，他的自我效能感会提高，复吸的可能性就会降低；相反，如果面对高危情境不能有效应对，自我效能感会降低，就会重新开始使用药物，并在“破堤效应”和不良归因方式的影响下导致完全的复吸。

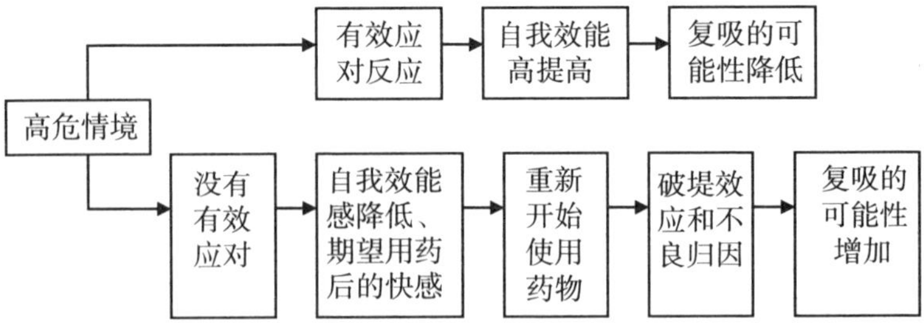

三、识别线索引诱、强迫性、孤独无聊、含无助感的负面情绪、心理依赖、环境因素，以及毒友的引诱、劝说等高危情境。

1. 配偶或伴侣用药；

2. 别人在我面前吸毒；

3. 见到管制药物与用药工具时；

4. 身边围绕吸毒的朋友；

5. 配偶不戒药生气时；

6. 配偶外遇；

7. 痛苦、挫折时；

8. 家庭突遭重大变故；

9. 和配偶离婚、和家人冲突、吵架；

10. 失眠、睡不着时；

11. 沮丧、抑郁时；

12. 生气、气愤时；

13. 和配偶吵架；

14. 觉得自己没有用时；

15. 等待判决或入监服刑时；

16. 紧张焦虑；

17. 不安烦躁时；

18. 对未来觉得没有希望时；

19. 自己对感情不忠或外遇；

课后作业：详细描述可能诱发自己复吸的高危情境。（越注意细节越好）

第五十三课：建立警报系统

课堂目标：使矫正对象学会在高危情境出现时，建立警报系统。

活动材料：《学习手册》、白板

矫正过程：

一、发放、填写《高危情境识别卡》

1. 戒断症状的反应、对负面情绪的反应、对药物线索的制约反应触发用药渴求。

2. 生活中种种与过去用药有关的线索，如与老毒友交往、接触，看朋友吸毒或朋友邀约吸毒，看到毒品或接触毒品相关情境，抽烟、喝酒；出现戒断症状等均会触发用药渴求。

3. 因负债、家庭互动困扰、家庭突遭变故，与伴侣分手、离婚或吵架，气配偶、伴侣不戒药，激发负面情绪以及感觉无聊、生活乏味而想找刺激均会触发用药渴求。

二、学会为危险情境划分危险等级，并建立警报系统。

（一）将危险情境分为 4 级，分别用红橙黄绿蓝表示，并填写在高危情境识别卡中。（“红”与“4”对应，表示渴求感高度强烈，属于高危情境；“橙”与“3”对应，表示渴求感比较强烈，属于中高危情境；“黄”与“2”对应，表示渴求感反应一般，属于中危情境；“绿”与“1”对应，表示渴求感有些反应，属于低危情境；“蓝”与“0”对应，表示渴求感无反应，没有危险。）

（二）建立警报系统。

三、组织矫正对象分别讨论当遇到高危情境时的应对策略。

课后作业：在《高危情境识别卡》上写上自己的应对策略。

辅助材料：

1. 高危情境识别卡

高危情境	级别	高危情境	级别
别人在你面前吸毒，你会很难拒绝	0　1　2　3　4	找工作遇到挫折的时候	0　1　2　3　4
你很生气的时候	0　1　2　3　4	受到他人歧视的时候	0　1　2　3　4
无聊时极其渴望	0　1　2　3　4	在和以前吸毒朋友的聚会上	0　1　2　3　4

续表

高危情境	级别	高危情境	级别
只要用了少量毒品，你就不能停了	0 1 2 3 4	如果让你一个人待着	0 1 2 3 4
在做任何事都没有动力的情形下	0 1 2 3 4	因为急躁而感到疲劳的时候	0 1 2 3 4
觉得极度孤独时	0 1 2 3 4	对未来很担忧的时候	0 1 2 3 4
家里出现大的变故	0 1 2 3 4	不能控制自己情感的时候	0 1 2 3 4
……	0 1 2 3 4	……	0 1 2 3 4

第五十四课：我的策略

课堂目标：使矫正对象学习采取有效的拒绝策略处置警报情境。

活动材料：白板、纸笔

矫正过程：

一、讲解遇到高危情境时的参考策略

（一）情绪或身体方面的问题可以找值得信赖的人诉说，寻求帮助和支持（如家人、朋友、医疗咨询机构等）。

（二）线索引诱、心理依赖和强迫性的问题可以做替代性的活动。

（三）环境因素就要果断回避，避免呆在危险环境中过长时间。

（四）毒友的引诱、劝说要态度坚决地说不，并远离毒友的圈子。

二、进行高危情境的应对模拟训练。

（一）请矫正对象五人一组，分别进行情绪或身体方面的问题、线索引诱、环境因素、毒友的引诱劝说等高危情境的模拟。

（二）选几组上台进行表演，评选出较好的一组，给予奖励。

三、进行“高危情境＋行为倾向识别＋控制策略”强化训练

根据《行为倾向识别强化训练表》《强化训练表》《识记卡》中的要求和训练实例，采用你制作的“我的高危情境识别卡”中的危险情境作为“情景呈现”的内容，进行行为倾向识别思维强化训练。训练步骤如下：

（一）选择你的“高危情境识别卡”中的每一个高危情境作为“情景呈现”逐个训练的内容。

（二）用“如果……那么……就不能……”方式进行危险行为倾向识别自我训练。

（三）在自我训练的基础上，进行小组讨论，对危险行为倾向识别结果进行修改完善。

（四）针对每一个高危情境呈现内容，想一条合适的“警示语”，并作为制作“闪示卡”的素材。

（五）制定控制策略自我运用。

（六）修改控制策略，填写《系统识记卡》。

四、制作闪示卡

闪示卡对一个吸毒者有提示作用，事实上任何一种具有提示当事人不要从事或避免表现某种行为的信物皆可。

闪示卡即是一张小纸卡，由当事人写一句话或一段话来勉励或警惕自己，一旦决查到对药物有渴求时，赶紧拿出来看一看，以抑制对药物的渴求。

课后作业：形成完整的高危情境应对策略。

辅助材料：

1. 行为倾向识别强化训练表

危险情景			行为倾向识别		
序号	情景呈现	危险等级	用“如果……那么……就不能……”的思维方式进行危险行为倾向识别自我训练	针对前述方式的危险行为倾向识别结果，征求他人意见，进行修改完善	想一条合适的“警示语”
1	实例：朋友递给我冰壶，说：“来，吸一口吧。”	高危情境	如果我禁不住诱惑吸了这一次，将来多次遇到这样的诱惑时也会同样拿过来吸，那么我就会继续吸毒，就不能过有希望的生活。	如果我禁不住诱惑吸了这一次，将来多次遇到这样的诱惑时也会同样拿过来吸，那么我就会继续吸毒，甚至会再次犯罪入狱，就不能过有希望的生活。	毒品是恶魔，会让我家破人亡。
2	……				
3	……				

2. 抵制心瘾强化训练表

危险情景			行为倾向识别	控制策略运用	
序号	情景呈现	危险等级	修改完善后的“如果……那么……就不能……”行为倾向识别结果	制定控制策略运用自我训练	针对前述策略，征求他人意见，进行修改完善
1					
2					

3. 系统识记卡

序号	危险情景		行为倾向识别	控制策略运用
	情景呈现	危险等级	采用“如果……那么……就不能……”句式	完善后的控制策略组合
1				
2				

单元19：拒绝毒品的技巧（一）

第五十五、五十六课：分组角色扮演

课堂目标：通过角色扮演法使矫正对象学会拒绝的技巧，增加团员拒绝使用毒品的能力。

活动材料：矿泉水瓶、吸管等道具、情景剧演绎室

矫正过程：

一、进行角色表演示例，得到观察结果

（一）五人一组，要求乙丙丁戊尽量劝甲吸毒，甲尽量采取一切办法拒绝吸毒，要求五人表演至少5分钟。

（二）设定一人为观察员，要求观察：是劝吸毒容易还是甲拒绝容易些？为什么？甲采用了哪些方法拒绝？

（三）请全部六组上台逐一表演。

（四）表演结束时观察员向全体成员汇报自己的观察结果。其他矫正对象补充。

二、学习拒绝的技巧

（一）首先判断对方是否是好意，有无义务答应对方的要求。

（二）对方是好意的，但你无义务满足对方要求，应委婉拒绝。

1. 先感谢对方的好意邀请

2. 语气平缓，带有歉意

3. 向对方解释原因，取得对方的谅解

4. 此次拒绝，为下一次留有余地

5. 具体表达自己的想法。

例如："对不起，我不想参加，非常感谢你的邀请"。

（三）如果对方仅考虑自己利益、强人所难或不怀好意，拒绝时应直接而清楚。

1. 拒绝时应直接而清楚，说"不"就足够了，无义务解释拒绝的原因

2. 语言清楚、语气坚定

3. 用"我"字句开头

4. 注意躯体语言

5. 不要找理由或含糊其辞，给对方留有余地，例如："不，我不想那样做""我已经戒了""不行，我认为这样做不好"。

三、再次进行拒绝的表演，得到观察结果

（一）同前面的角色表演相同，要求乙丙丁戊想尽一切办法劝甲吸毒，至少坚持3分钟。

（二）甲运用刚才所介绍的拒绝技巧，仅回答"不，我不能吸!"语气要坚定，目光注视对方。

（三）仍设定一人为观察员，要求观察：是劝吸毒容易还是甲拒绝容易些？为什么？甲采用了哪些方法拒绝？

（四）请全部六组上台逐一表演。

（五）表演结束时观察员向全体成员汇报自己的观察结果。其他矫正对象补充。

课后作业：轮流扮演游说者（拿着仿真毒品试图说服甲吸毒）、决定者（决定是否使用毒品）、旁观者（记录游说者使用的技巧），其他矫正对象配合，模拟引诱吸毒及坚决拒绝的情景。即当处于决定者的位置时，不要有所防卫，坐直，望着游说者的双眼，简单地说："不"。无论他再提出任何的理由，只说"不"，看看结果如何？

第五十七课：讨论

课堂目标：通过矫正对象间的讨论，澄清参与时的心理活动，获得成功拒毒的经验。

活动材料：白板

矫正过程：

一、邀请六组中"甲"的扮演者分享全过程中自己的想法、情绪和行为，并将前后两次扮演进行对比，得出结论。

二、邀请六组中"乙丙丁戊"的扮演者代表分享全过程中自己的想法、情绪和行为，并将前后两次扮演进行对比，得出结论。

三、邀请观察员将两次观察结果进行对比，其他矫正对象补充。

四、矫正民警总结。

当你戒毒之后，很可能遇到相似的情境，决定权在你的手中，我希望大家用只说"不"来拒绝毒品，当你要作其他重大决定时，这也是一项非常有用的技巧。

课后作业：将自己参与本单元学习的体会记录下来。

辅助资料：

1. 讨论提纲

（1）游说者利用哪些技巧？哪些最难拒绝？为什么？

（2）决定者的感觉如何？是否感到压力？在感到压力情况下，

是否容易做出决定？

（4）只说“不”是否比试图说服游说者容易些？

（5）决定者只说“不”而不说其他的话，是否游说者更难？

（6）当试图说服那些只说“不”的人的时候，感觉如何？

单元20：拒绝毒品的技巧（二）

第五十八课：说“不”；救命30秒

课堂目标：教授矫正对象将来面对毒品的诱惑时，只说“不”，从而避免复吸。

活动材料：白板、纸笔

矫正过程：

一、向矫正对象说明：许多人再次吸毒，是由于她们没有掌握如何拒绝毒品的技巧，这次课，我们将训练如何说“不”。

二、对自己说“不”

（一）正视自己的心瘾

大家都已经知道，心瘾是造成复吸的主要原因，所以对毒品说“不”的主要对象就是心瘾。在戒断心瘾的过程中，主观上大家都知道不要去想毒品，总认为只要不去想，就不会去找。因此，很多人总是强迫自己不要去想毒品。然而，越是这样，心瘾就好像鬼魅附体一样，挥之不去。其实，这样是错误的，面对心瘾不应该逃避，而应该和它正面交锋。

以故事进行说明。传说在喜马拉雅山脚下的一个小村落，来了一位仙风道骨的老人。他向全体村民宣布，他会一种点石成金的法术。不过，天下没有免费的午餐，如果要学会这套法术就必须把家中最值钱的东西拿出来当学费。村里的人实在是穷怕了，人人都想发财，都想疯了。大家商量了一下，觉得既然可以学会点石成金的法术，那么先交一点学费又有什么关系呢？于是他们虔诚地交了学费，集合起来听老人教授这神奇的法术。只听老人叽里咕噜念了一大串咒语，然后把盖在木桶下的石块变成了闪亮的金子。“快教我们吧！”每个人的喉咙深处都发出饥渴的声音。老人不厌其烦地将咒语教给了村里人，当村子里最笨的人也能背诵咒语之后，老人很满意地告诉他们：“你们等明天日出的时候就可以开始用点金术了。我保证各位都可以把没用的石头变成金灿灿的金子。不过，你们可要记住呀，念咒语的时候，脑子里千万不要想起喜马拉雅山的猴子。”“绝对不会！”村人异口同声地回答。黄金跟喜马拉雅山的猴子有什么关系呢？老人真无聊，她们哪会想起喜马拉雅山的猴子？可是……一千年过去了，有人说，如果你现在到这个村庄，你还会看到不少人把石头盖在木桶下喃喃自语，“努力”地不要想起喜马拉雅山的猴子。她们始终没有“念”出黄金来，但也没有人能怪老头说谎，因为每个人都得承认，他们越告诉自己不要想那些猴子，就越会想起哪只事不关己的猴子。

这只猴子就是吸毒女犯们的心瘾，越想赶走它，它就离得越近，越是这个时候，就越要冷静，慌乱只会造成忙中出错。心瘾长期存在是正常的，但是心瘾也会随着时间的推移逐渐减弱，所以，矫正对象必须承认体验到心瘾，正视心中的念头，大声说出：“我现在真的渴望吸毒。”只有正视心中的那只“猴子”，才能彻底地打败它，消灭它。

（二）对自己说“不”的训练

备用物品：针筒、溜冰壶、毒品替代物等。

让矫正对象面对吸毒用具或毒品替代物，大声地说出心中真实的想法，尤其是一看到这些物品就想到吸毒的矫正对象。然后再不断地告诉自己："这样做对我和我的家人都有害，我绝对不能去做。"直至能果断地说出"不"。矫正对象果断地说出"不"字，能够使他们对戒断心瘾更有信心。因此，在说"不"的时候，语气必须坚定。

注意：由于面对吸毒用具或毒品替代物时，有可能会引发潜意识的毒瘾，因此在进行这项训练时，一定要做好准备措施，最好请一位信任自己，能够正视自己毒瘾的警官或同改在身边陪同训练，但要求陪伴者在训练过程中不到最后关头不要终止训练。

三、对别人说"不"

（一）以故事引出课程内容

从前，有一个地方住着一只蝎子和一只青蛙。蝎子想过池塘，但不会游泳。于是它爬到青蛙面前央求道："劳驾，青蛙先生，你能驮着我过池塘吗?""我当然能。"青蛙回答："但在目前情况下，我必须拒绝，因为你可能在我游泳的时候蛰我。""可我为什么要这样做呢?"蝎子反问："蛰你对我毫无用处，因为你死了我就会沉没。"青蛙知道蝎子是多么狠毒，但又觉得它说的也有道理。青蛙想，也许蝎子这次会收起毒刺，于是就同意了。蝎子爬到青蛙背上，他们俩开始横渡池塘。就在它们游到池塘中央的时候，蝎子突然蛰了青蛙一下。伤势严重的青蛙大喊道："你为什么要蛰我呢?蛰我对你毫无好处，因为我死了你就会沉没。""我知道。"蝎子一面下沉一面说："但我是蝎子，我必须蛰你这是我的天性。"

从故事可以看出，难以对朋友开口说"不"的人，心里往往有这样的想法："如果我拒绝了朋友的邀请，他们就会生我的气，会让我不好意思，这件事太难了。"殊不知，心瘾正伸出"蝎子尾巴"凶狠地蛰过去，导致了复吸。虽然改变别人是不可能的，但是，改变自己的想法却是可能的。

毒品伤害的是自己的健康、生命与尊严。尊重自我是对自己的生命负责，千万不要碍于情面或讲求朋友义气而接受朋友的义气与怂恿。让戒毒人员告诉自己：“得到每个人的肯定和喜欢是不可能的，我自己也不是喜欢和肯定每一个人，能得到一些人的肯定，就可以知足了，更多的应该来自于自我价值的认同。”

“我并不是拒绝朋友，我只是拒绝毒品，我要远离毒品的控制，这是我的权利。我需要保护自己的利益，‘不’就是最大的理由，不需要其他理由。如果别人因此生气，那是他自己的问题。”无论朋友们如何劝说，都要始终面带微笑，语气坚定地说“不”，且不必作任何解释，只要坚持自己的决定。真正的朋友是会替对方考虑的，会考虑对方的需求和利益，决不会因朋友一个理智的“不”就与之断绝来往。因此，委曲求全以求适应大众的人，最终会失去自己。清楚了这些，就可以底气十足地说“不”了。

四、30 秒原则

“30 秒原则”又称为“救命 30 秒”，即在被毒品诱惑的情况下，让自己想 30 秒钟再决定是否接受毒品。也就是让大家经过反复训练，形成一种思维定式：在面对毒品的诱惑时，你们将条件反射式地用 30 秒钟进行一连串联想，最终与毒品说不。

让矫正对象在 30 秒内进行一系列联想，想到吸毒前快乐的生活，想到犯毒瘾时的痛苦，想到吸毒给亲人带来的伤害。这些联想会让矫正对象形成一个结论：毒品太可怕，赶紧逃离毒品现场。一位资深戒毒专家称，“救命 30 秒”原则是戒毒脱瘾教育理念的重大变革，以前的教育理念相信毒瘾是可以戒掉的，而“救命 30 秒”则默认了毒瘾很难戒掉，面对毒品，戒毒人员要做的不是相信自己可以忍住，而是赶紧逃离。

五、间接拒绝法

“姐妹们来！试试‘新玩意’！”

“妹妹，这东西不好，你还是和我们一起做些有益健康的运动吧！”

对朋友说不，直接拒绝朋友的一项邀请，也许会感到侮辱了朋友，因此而产生内疚的感觉。假如确实无法突破自己的内疚感，可采用以下方法：

（1）告诉提供者（诱惑者）吸毒对健康的重大危害；

（2）告诉提供者（诱惑者）毒瘾发作时的痛苦；

（3）告诉提供者（诱惑者）吸毒是违法行为，并有刑责。

使用此方法时，态度要诚恳，须表现出你很重视彼此之间的友谊，但不希望为了尊重友谊而做出自己不愿意做的事情，而对对方的劝说完全是站在为对方着想的角度。这样做，可以向毒品提供者宣传毒品的危害，劝告其一起参与戒毒，对居心叵测的诱惑者而言，这种方法可以使他们主动远离，不再接近。

六、转移话题法

“小美，别苦恼了，来点刺激的，这些东西能解除一切烦恼！”

“挫折和困难是暂时的，战胜挫折和困难将是我宝贵的财富！”

七、直接拒绝法

大家自行设计一句拒绝毒友的话，不断地进行练习，到了有需要的时候，就能脱口而出。说话时必须坚定、肯定、简单有力，还必须言行一致，不要口是心非。当说“不”的时候，心中也要想着“不”！

例如，“我不去，谢谢！”“对不起，不行！”“你自己用吧！”甚至可以直接说：“滚开！你这个毒贩子！”

八、友情劝服法

在对诱惑者使用“友情劝服法”时，态度要诚恳，要表现出你很重视彼此之间的友谊，但不希望为了尊重友谊而做自己不愿意做的事情。你的劝说完全是站在为对方着想的角度。这样做，可以向毒品提供者宣传毒品的危害，劝告其一起参加戒毒。

“小美，咱们是好朋友，你误入歧途，我会真心地帮助你!”

“小慧，有你这句话，我一定下定决心把毒瘾戒掉。”

九、终止关系法

对居心叵测的诱惑者，使用“终止关系法”，可以使他们主动远离，不再接近。

“妹妹，尝一口快活一下吧!”

“在你彻底戒断毒品以前，我不能和你继续做朋友!”

课后作业：矫正对象继续在小组内模拟引诱吸毒及坚决拒绝的情景。

第五十九课：改变“偶吸”认知

课堂目标：改变矫正对象对毒品“偶吸”的认知，使她们认识到，“偶吸”不代表戒毒失败。

活动材料：白板、纸笔

矫正过程：

一、讲解几种常见的导致复吸的心理

（一）侥幸心理：“戒毒这段时间太苦了，再吸一次后再决心与毒品告别吧，就这么一次，而且刚脱毒结束，不会成瘾的，我会完全控制自己不吸的。”

（二）补偿心理：“忍耐了那么久，应该补偿一下。”

（三）逆反心理：“你不让我吸我偏吸”。

二、讲解什么是复吸与“偶吸”

复吸是一个过程，包括三个阶段：

第一个阶段：失足或偶吸（lapse）；即戒毒后重新开始使用毒品，只偶尔用了一次或几次。

第二个阶段：偶吸与复吸之间的转化状态；偶吸后继续间断使用毒品，但尚未再次产生依赖。

第三个阶段：从偶吸后继续使用毒品，发展到再次有规律地使用毒品至依赖状态。

三、讲解什么是破堤效应

吸毒者在治疗康复初期的决心往往很大，但常常不能贯彻始终，好不容易坚持住的“操守”往往在诸多因素的反复冲击之下变得不牢固，会有经不住“再来一次”的事情发生，可这“再来一次”往往注定前功尽弃，一发不可收，直到再次成瘾，此即“破堤效应”。

四、讲解什么情况下会造成破堤效应

破堤效应的产生与患者固有的归因方式有关，如果个体将“偶吸”归因为个人内的、稳定的和普遍的因素上，做悲观的归因（如认为自己缺乏意志），就容易发生破堤效应；如果个体将“偶吸”归结于外部的、暂时的（可变的）、特殊的、可控的因素上，做乐观的归因（如将“偶吸”归因为自己一时性的对高危情境应付的失败），产生破堤效应的可能性就会降低，个体就会继续保持一种自我控制感。

五、改变对偶吸的认知

（一）将偶吸反复归因为外在的、特殊的和可控制的因素（要将可控制因素具体化，如可以通过主动回避来控制）。

（二）偶吸可以转化为不吸而不是复吸，从偶吸中学习如何继续保持。

（三）只要病人偶吸后不复吸，就能保持戒断状态。

（四）不管偶吸发生与否，预防复吸的目标是唯一的，即预防下一次偶吸或复吸。

六、讲解偶吸后的应对措施，发放偶吸锦囊卡

形成固定模式：找到可信任的人，和毒品环境隔离起来，经过一段观察期，观察自我效能感是否降低，调整自己，等待危险情境消除。

七、进行偶吸后的应对演示

课后作业：

1. 为自己设计一些关于吸毒前后生活情景的联想，例如，吸毒前快乐的生活，犯毒瘾时的痛苦，吸毒给亲人造成的伤害等，并在心里默念“毒品太可怕了，我要赶紧逃离”，并且不断进行强化练习。

2. 请以“当我……时，我将会告诉自己……”的句式写七句鼓励自己的话。

第六十课：模块评估（生物反馈心瘾渴求评估、拒绝吸毒量表、渴求度量表、毒品复吸高危量表）

课堂目标：通过量表测试评估“预防复吸训练”模块的矫正效果。包括：生物反馈心瘾渴求评估、拒绝吸毒量表、渴求度量表、毒品复吸高危量表。

活动材料：量表、笔

矫正过程：

组织矫正对象完成量表测试；同时，安排对照组矫正对象完成模块测试。

辅助材料：

一、生物反馈心瘾渴求评估

环境诱发渴求感实验模式：在环境刺激诱发状态下，运用生物反馈仪测量脑电、肌电等生理反应，并寻求通过训练降低药物依赖者对环境诱因的敏感性，降低复吸的可能。

测试过程：先进行5分钟的放松训练，运用生物反馈仪测量各项生理指标的基线值；进入实验模式，电脑播放吸毒的场景、音乐等，呈现仿真毒品及各种吸毒用具。生物反馈仪自动采集生理指数，通过与基线值对比，生成波动值。通过波动值衡量测试对象的渴求程度。同时，运用0~10分模拟标尺自我评定当时的渴求感程度。（0分为完全不想毒品，10分为极度想使用毒品。）

诱发渴求感有多种实验模式，主要体现在刺激物的不同。环境相关的线索包括观看吸毒的录像、听人谈论有关使用毒品的感受或利用矿泉水瓶、吸管等实际操作。有研究表明，直接操作诱发渴求感的作用最强。本研究主要使用观看吸毒的录像、仿真毒品、器具等，今后可尝试运用直接操作的方式诱发渴求感。

二、拒绝吸毒量表

请根据你现在的情况，认真填写“拒绝吸毒量表”（要求：必须是真实的想法，不要隐瞒）。如果面对以上的毒品，你反应会如何？（请在你认为最合适的选项下达“√”）

选“非常难拒绝”为1分，选“颇难拒绝”为2分，选“不知道”为3分，选“颇容易拒绝”为4分，选“非常容易拒绝”为5分，得分越高，说明你的抵御能力越强。

拒绝吸毒量表

毒品的种类	非常难拒绝	颇难拒绝	不知道	颇容易拒绝	非常容易拒绝
A. 大麻					
B 白粉（海洛因）					
C. 摇头丸（亚甲二氧基甲基安非他明）					
D. K 粉（氯胺酮）					
E. 冰毒（甲基安非他明）					
F. 忽得（甲喹酮）					
G. 五仔、蓝精灵					

对照本模块开始时做的结果，看看情况有没有改善。

三、渴求度量表

本部分包括有 10 题与药物使用有关的想法。请仔细阅读每一叙述句，并依照您自己的想法在该题后适当□内打“√”，表示您对该叙述句的同意程度。如果您完全同意该句的叙述，就在“完全同意”的□内打“√”；如果您大部分同意，就在“大部分同意”的□内打“√”；如果您大部分不同意，就在“大部分不同意”的□内打“√”；如果您完全不同意，就在“完全不同意”的□内打“√”。

	完全不同意	大部分不同意	大部分同意	完全同意
1. 渴求吸毒是生理反应，因此我根本无法抗拒。	□	□	□	□
2. 如果我无法满足对吸毒的渴求，这难过的情形会越来越严重。	□	□	□	□

续表

	完全不同意	大部分不同意	大部分同意	完全同意
3. 渴求吸毒的感觉使我发狂。	□	□	□	□
4. 我总是对毒品产生渴求。	□	□	□	□
5. 如果您从来没有吸过毒，就无法想象那种渴求毒品的感觉。	□	□	□	□
6. 我这辈子将会持续的对吸毒产生渴求。	□	□	□	□
7. 我无法控制渴求毒品时身体上的不舒服。	□	□	□	□
8. 对吸毒的渴求远胜于自己的意志力。	□	□	□	□
9. 当我渴求毒品时，根本无法控制自己的想法与意念。	□	□	□	□
10. 只要有想吸毒的念头，我一定会去找毒品来用。	□	□	□	□

四、DPFX 调查问卷

姓名______ 编号______ 年龄____ 文化程度______

请认真阅读下面每道题，在符合你的实际情况或看法后面的“（ ）”内打“√”。答题时请注意：不要在每道题目上反复思考，应根据看完题目后的第一印象尽快作答；要回答完每一道题目，不要有遗漏。

毒品包括：白粉（海洛因）、吹壶壶（溜冰、吸冰毒）、鸦片、大麻、摇头丸、K 粉等。

1. 如果他人在我面前提供毒品，我很难拒绝。

是（ ） 否（ ）

2. 即使为了吸毒必须偷盗，我也愿意。　是（　）　否（　）

3. 毒品能救我于孤单之中。　是（　）　否（　）

4. 我对未来很担忧。　是（　）　否（　）

5. 不论事情大小，我从不将自己的过错推给别人。

是（　）　否（　）

6. 如果毒品在我面前，我就吸。　是（　）　否（　）

7. 即使用违法的方法我也想得到毒品。　是（　）　否（　）

8. 我觉得孤独时，我会复吸。　是（　）　否（　）

9. 我不能控制我的情感。　是（　）　否（　）

10. 在我认识的警察里，个个我都喜欢。　是（　）　否（　）

11. 以后，我在聚会上可能会吸毒。　是（　）　否（　）

12. 为了得到买毒品的钱，我愿意做任何事。

是（　）　否（　）

13. 如果让我一人呆着，我就会吸毒。　是（　）　否（　）

14. 我干任何事都没有动力。　是（　）　否（　）

15. 我从未拿过别人的东西（哪怕一针一线）。

是（　）　否（　）

16. 我生气的时候，会复吸。　是（　）　否（　）

17. 我出去后就会吸食毒品。　是（　）　否（　）

18. 我极其渴望吸食毒品。　是（　）　否（　）

19. 我因为急躁而感到疲劳。　是（　）　否（　）

20. 我从来没有出现过什么差错。　是（　）　否（　）

21. 如果有人把毒品放在我鼻子下，我想我不能拒绝。

是（　）　否（　）

22. 即使我知道会被捕，但还是会吸食毒品。

是（　）　否（　）

23. 我觉得无聊时，我会复吸。 是（ ） 否（ ）

24. 我很担心我未来的生活与家庭等情况。

是（ ） 否（ ）

25. 只要我用了少量毒品，我就不能停了。

是（ ） 否（ ）

26. 我会想尽各种办法得到毒品。 是（ ） 否（ ）

27. 如果让我吸毒，我会感到鼓舞。 是（ ） 否（ ）

28. 我很难控制我的情感。 是（ ） 否（ ）

29. 我不高兴时，就会吸毒。 是（ ） 否（ ）

30. 无论遭受到多么不幸的打击，我都能不仇恨对方。

是（ ） 否（ ）

31. 我找不到做事情的动力。 是（ ） 否（ ）

模块六：重塑社会支持

主要理念：社会支持是指个体发展所依托的社会关系系统。本模块通过分析矫正对象回归社会可能遇到的问题，从社会技能训练，开展社会帮教、亲情帮教等方面重塑社会支持系统，为心瘾阶段成果的巩固和维持奠定坚实基础。

单元21：人际沟通技能训练

第六十一课：学会交流训练

课堂目标：教授矫正对象合理的交流方式，使她们能更好的与他人交流，进而建设和维护良好的社会支持系统。

活动材料：纸笔、白板

矫正过程：

一、“我”陈述

基本原理：用更多的肯定陈述改进沟通。

目标：能识别肯定陈述。

目的：明白有敌意的责备和控制性陈述与肯定性陈述之间的差别。重要的是对自己的情绪负责，你应该体谅而不是责备别人，这样才能表达你的诚实和举止得当。

需要器材：铅笔、纸

活动：用“我”开头重新表述。

例子：你不关心别人。

与我被别人忽视我感到伤心。

你错了。

你使我发狂。

走开。

重新来过。

你使我尴尬。

那是你的错误。

这是我的。

那不好。

备注：____

____

____

二、积极倾听

基本原理：当对方与你沟通时，表现出将注意力集中在他身上。

目标：确定并且能证明积极倾听。

目的：能够体会到沟通中的情绪信息，并能够用你自己的话语表达出来，而不加以分析、批评或者给予建议。

活动：联系下列句子。一个人问，一个人答。

例子：A 说：就在我走出商店上车时，我的钱包被一个男子偷了。

B 回答：你还好吗？那一定非常可怕。

描述你第一次约会前的感受。

描述在一次重要的考试前你的感受。

描述参加一次团体选拔赛之前你的感受。

描述与人发生冲突前你的感受。

描述你遭到某人威吓时你的感受。

记住：积极倾听是用适当的关注和澄清式提问来表示对对方的兴趣。

备注：______________________________

三、反映

基本原理：表示对沟通内容的兴趣和理解。

目标：能使用反馈或使用“我”陈述反映出情感信息。

目的：明确别人的信息。

活动：使用与积极倾听相同的形式和语句。

例子：“我感到你……”

“听起来好像……”

备注：______________________________

非语言交流检查表

行为观察（有则打钩）	是	否
A. 目光接触		
（1）自然地目光接触和眼球运动		
（2）目光接触中断		
（3）凝视太热烈		
（4）向下看		
（5）说话时眼睛直视求助者		
（6）倾听时眼睛直视求助者		
（7）目光转移		
（8）茫然的凝视		
B. 身体姿势		
（1）轻微前倾		
（2）身体正对求助者		
（3）悠闲的姿态		
（4）随意的手势		
（5）手和臂的自发动作		
（6）强调手势		
（7）触碰求助者		
（8）腿的位置显得很放松		
（9）没精打采		
（10）姿势固定僵硬		
（11）身体与求助者保持距离		
（12）身体与求助者距离太近		
（13）手在胸前交叉		

续表

行为观察（有则打钩）	是	否
（14）身体向一旁倾斜		
C. 头和面部的动作		
（1）肯定的点头		
（2）平静，有表现力的面部表情		
（3）合适的微笑		
（4）表情适合于求助者心境		
（5）面部僵硬		
（6）连续的点头		
（7）无关的面部表情		
（8）连续微笑		
（9）很少微笑		
（10）冷漠疏远的表情		
（11）皱眉头		
（12）过于情绪化的表情		
D. 声音质量		
（1）令人愉快的音调		
（2）合适的音量		
（3）讲话速度适中		
（4）简单、准确的言语		
（5）表达流畅		
（6）单调乏味		
（7）太多情感色彩		
（8）太高亢		
（9）太低微		

续表

行为观察（有则打钩）	是	否
（10）使用专业术语		
（11）使用俚语		
（12）语速太快		
（13）语速太慢		
（14）使用“你知道”		
（15）使用“嗯”“啊”		
（16）声音轻微的震动		
E. 让人分心的个人习惯		
（1）玩弄头发		
（2）胡乱拨弄钢笔或者铅笔		
（3）嚼口香糖		
（4）吸烟		
（5）喝酒		
（6）敲动手指或者脚		
其他		

课后作业：观察矫正民警、小组成员的沟通方式。

第六十二课：信息传递训练

课堂目标：学习如何准确表达、传递信息。

活动材料：“遵从指导”的材料每人一份、秒表一只

矫正过程：

一、活动：遵从指导（不要着急冲动，三思而后行，才会做出最恰当的决定，做出正确的行为）

（一）分发材料，提示大家要注意阅读指导语；

（二）矫正民警提示本次活动需要计时，活动计时开始；

（三）活动体验分享；

（四）注意事项：

1. 矫正民警不要过分提示指导语，只说一遍就可以。

2. 活动时间一般以 3 分钟为宜，不宜过长，时间到了就停止游戏。

二、热身活动：撕纸

（一）咨询师发给矫正对象每人一张纸。要求矫正对象在矫正民警的引导下撕纸，撕纸过程中，不能交头接耳，不能询问。

（二）讨论为什么同样是在矫正民警的引导下撕纸会有不同。

游戏规则：请所有团员按我的口令做，大家不可以向我提问。

1. 把纸张水平对折折叠；

2. 把纸张垂直对折折叠；

3. 撕下折叠过纸张的一个或多个角后继续下一个指令；

4. 把经过多次折叠和撕角处理的纸张展开，与临近的参与者做对比，看最终展开来的纸张平面的几何形态是否相同或相似并把结果报知矫正民警以便统计结果来阐述问题。

三、数字传递

（一）将矫正对象平均分成 2 组，面向矫正民警排成竖排，每组讨论选出组长 1 名，组长站在最后一个位置。

（二）组长到前面矫正民警处看需要传递的数字，而后回到本组的最后一排将数字通过肢体语言传递给倒数第二个团员。

（三）倒数第二个获得信息后，将所接收到的信息再传递给倒数第三个，以此类推，传递到最前面，最后一名将接收到的信息写在纸上。

（四）要求：传递过程中不能有任何语言交流。

（五）数字有三组，分别是9，98，008，每次传递采用计分形式，传递正确分别计5，8，10分。

（六）获胜小组，给予每人签字笔一支奖励，落后小组每人20个仰卧体坐的惩罚。

四、讨论今天的收获与感受。

课后作业：电影赏析《泰囧》。讨论电影中的相关情节，两位主角在人际交往上心态的变化过程。

辅助材料：

（一）“遵从指导”游戏活动材料

指导语：这是一个需要速度的游戏，总共30道题，请你先把所有题目看一遍，然后在右边的空白纸部分按题目的要求做，速度越快越好。做完后看看你花了多少时间，能挑战我们以前的记录吗？

1. 在纸的正中写上你的姓名。

2. 在姓名的旁边写三个“好”字。

3. 把你的性别和生日写在纸的右上角。

4. 在纸的最上方写上今天的日期。

5. 在纸的左下角画三个正方形。

6. 在这三个正方形外各画一个圆。

7. 再在这三个正方形里各画一个三角形。

8. 在你的姓名上方写上你父母的姓名。

9. 把你们三人的生肖属相分别写在姓名的旁边。

10. 把你的生日数字单个相加，把答案写在生日的下面。

11. 在纸的左上角写出你所读过的一所学校的名称。

12. 把你最喜欢的一样东西写在纸的左边。

13. 把你最讨厌的一样东西写在纸的右边。

14. 在纸的右下角画五个五角星。

15. 在你的姓名下面画一条波浪线。

16. 在父母的姓名旁边写上他们的生日。

17. 算算你父亲比你大多少岁。

18. 算算你比母亲小多少岁。

19. 再看看你父母相差多少岁。

20. 在你最讨厌的东西上打个 ×。

21. 在你最喜欢的东西旁边画一个√。

22. 接下去的三题你不用做。

23. 将题目前面的单数题号圈出来。

24. 在题目前面的双数题号上打√。

25. 在纸的下端写出 28 乘以 82 的答案。

26. 把第 7 题中你所画的三角形全部涂黑。

27. 把第 14 题中你所画的五角星全部涂黑。

28. 看完后你只需要做第 1 题和最后两题。

29. 数一数当你“幡然醒悟”时已做了多少题。

30. 在你的姓名下面写上“遵从指导我第一”。

第六十三课：冲突解决训练

课堂目标：提升矫正对象在社会交往中解决冲突的能力，培养其积极心态。

活动材料：纸笔、白板

矫正过程：

一、问题解决关键

问题解决是一类可以增强你潜在的应对能力的干预策略。掌握这些原则，为更有效地迎接生活中的挑战做好准备。你的许多负性生活经历可能与无效的行为有关，这些行为不能解决那些生活中具有挑战性的问题，反而带来不利的后果，例如心理应激引起的疾病、抑郁、焦虑和其他各种困难。

通常所见缺乏足够的解决问题技能的个体具有如下特点：没有更多的解决办法；所采用的解决办法常常不包括社会支持；对选用的解决办法可能出现的结果没有准确的预期。

个体通过掌握一种做决定和解决问题的系统方法，可获得以下益处：可学会促进家庭和团队成员间的协作性、凝聚力和相互尊重的方法；可防止因功能不良地作决定或解决问题的方式而产生人际冲突（例如独裁方式或者竞争性的权力斗争）；可通过有效地减轻应激来达到缓解紧张、焦虑和抑郁的目的；可在做决定或解决问题时，有更多的选择机会，可以更好地应对疑难问题；可增加家庭和团队成员兑现自己的承诺去完成选择的可能性；可学会一种解决问题的方式，从而可以增强信心、提高自我能力，强化自尊，解决今后遇到的复杂问题。

（一）做好准备，学会问题解决技能

让自己有准备并愿意在解决问题的实践中学会这门技能是非常重要的。这项挑战并不简单，因为丈夫或者妻子及家庭成员通常认为他们自己是受害者，受到了家庭系统中其他重要成员的无理和攻击行为的伤害。他们看不到自身的问题，而是认为解决的办法应该由“有过错的”人作出积极的改变。因此，他们在解决问题时从不合作，经常把对方当作假想敌人来看待，其人际交往的特点往往是争论、反唇相讥、贬低和争权夺利。

首先要清楚解决问题的方法是什么。从根本上讲，就是用系统的方法，帮助你协调一致地解决问题，有效地做出决定。这一方法有许多步骤，将帮助你准确地确定问题的性质，提供一些可能地解决方案，以便你能做出尽可能好的选择。最能满足你需要的选择就是最好的选择，因此接下来的一步是帮助你明确并理解对方与你的需要。这个方法也作为一种指南，帮助你与你所在的团队一起协调工作，避免不必要和毫无益处的争论。

只要你能够按照这些步骤和指南去做，这种方法就有效，让你获得成功。

（二）在解决问题时应把握互动关系

当个人准备开始着手解决问题时，应遵守下列指南：明确相关问题；把注意力集中于目前的问题而不是在过去的困难上；一次只关注一个问题；注意倾听别人对问题的关心和感受；用积极和建设性的方式看待问题。

（三）发展良好的问题解决技能

明确情绪困扰的原因；识别应对困境的资源；用系统的方法解决目前的问题；提高控制感；准备更有效地处理将来的问题。

（四）解决问题的进程（矫正民警必须促进个体的技能发展）

承认并且确定问题；明确他们的资源——优势和支持；从其他来源获得有帮助的信息；作出实际安排，涉及哪些人；订立治疗合同，明确个体与治疗师的责任。该方法不保证所采用的解决方案和所做决定都会产生预期的结果。不过，使用该方法确实能够避免错误，最大限度给你成功的机会。

（五）解决问题的步骤

承认或识别问题，分析问题，明确当事人的需要，集思广益，找到可能的解决方法，充分考虑各种假设的条件和要求，对所作的选择进行评价，完成对备选方案的选择，评价结果。

（六）解决问题步骤的图示

花几分钟时间看自己的你是否（1）通常都能很好地应对问题，只是在目前的特定情况下有难以解决的困难；或者（2）一直不能很好地应对困难？如果你是后者，则应做好准备，持之以恒，学习并改进你的问题解决技能，调动一切积极因素来达到这个重要的目标。

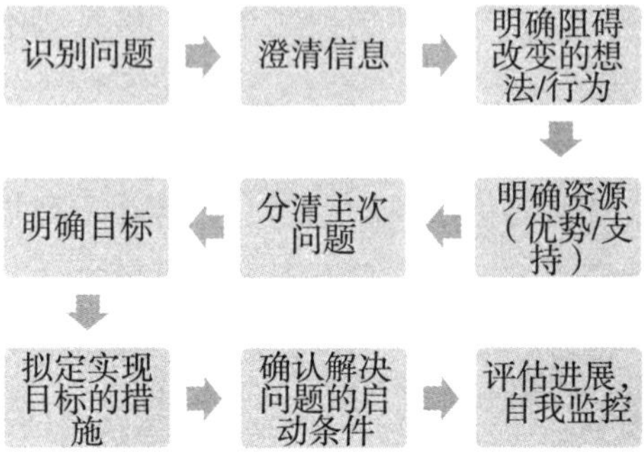

任务 1

问题举例

我希望你要用车时提前告诉我，你最后几分钟才说，真的让我为难，因为有时我需要用车，我不高兴你这样做，你应当为我考虑。

我不喜欢你连续几个夜晚与你朋友去酒吧。你陪我的时间太少，一点不重视我。我想有更多的晚上与你在一起。

你不要当着我的朋友管我的事，这样会使我感到羞辱。我想带着我的朋友回家，你不要让我觉得尴尬。

把你自己的问题列在清单上，计划如何解决。

任务 2

讨论你所经历的那种易进不易出的困境。

为什么如此难以摆脱？从中你学到了什么？你有何改变？下次再遇到相似情况你有什么不同的做法吗？

任务 3

承担风险

什么是风险?

讨论你生活中可能的风险。

怎样才能不冒险?

你为什么认为这个风险应该或者不应该出现?

如果风险出现，有什么积极的结果?

冒一点风险

不入虎穴，焉得虎子。

冒险就有风险。尝试用一些新的方法，或者以不同方式处理相同的问题。

为了得到我们所期待的某些变化、某些发展或学到某些东西，而冒一定的风险是很常见的事。不冒险，你可能可以不遭受痛苦和悲哀。可是，你也将失去学习、感受、变化、发展和快乐生活的机会。回避风险却难逃恐惧和牢笼。

(一)“不入虎穴，焉得虎子”是什么意思?

(二)对生活中的风险你是否想明白了?你害怕风险，并仍受其困扰吗?

(三)万一事情并不按照你计划的那样发展，你处理问题的方法提供给你更多还是更少的选择?

说明你目前的生活状态，以及你希望尝试哪些不同的事情。

二、确定优先解决的问题

一旦确定了主要目标和行动计划，所谓“确定优先解决问题”对于你实现目标而言，就显得极为重要。有时，人们之所以感到灰心丧气，是因为他们做事有始无终。重要的是要弄清楚背后的原因，是动机不够?或是逃避心理作怪?或者仅仅因为不是你优先考虑的事情?

（一）制定策略。这又回到了确定目标的阶段。目标确定后，接下来就把它细分成能够完成的阶段性目标，因为只有这样，把每一个需要优先解决的问题按顺序排好队，你才能集中精力一步一步去完成目标。

（二）抓住重点。要使目标有一个令人满意的结果，重要的是你应该对所有与此目标有关的问题都有一个清醒的认识。也许你在某些方面有其他一些机会，也许在某些方面又存在一些局限性。要弄清你的目标方向，事情如何随时间发生了变化，这样你可以调整需要优先解决的问题。

（三）调查取舍。利用资源优势，下功夫提高自己的知识水平，尽可能多地提问。因为实现目标要付出时间、资金和精力成本，因此就应该采用不同的途径对各种方法做深入研究。这样，当你的计划开始实施的时候，就有更多的信息让你不断修正计划，确保目标实现。

（四）实现目标。由于进行了清楚的目标确定，计划已被分解为易于管理的若干步骤，你实现目标的条件已经成熟。把需要优先解决的问题对号入座，着手实现目标。

三、“人际财富”

（一）请成员在领导者带领下完成人际财富图：要求成员在白纸上画三个大小不等的同心圆，根据与自己的心理距离的远近，在不同的圆中写上不同人的名字。其中圆心代表自己，越靠近圆心的人越代表与该成员心理距离近，是生活中重视、在意、乐于交往的对象。

（二）引导成员交流、分享自己的人际财富，思考人际财富给自己生活带来的影响，并认真反省自己的人际交往状态、交往中的优点和不足，明确努力方向。

课后作业：针对戒除心瘾问题，制定解决策略。

单元22：邀请禁毒社会帮教志愿者开展帮教活动

第六十四课：介绍当前禁毒形势、政策

课堂目标：邀请禁毒社会帮教志愿者开展帮教活动，帮助矫正对象了解形势政策，与社会接轨。

活动材料：会场布置、LED显示屏

矫正过程：

一、主持人介绍禁毒社会帮教志愿者

禁毒社会帮教志愿者主要包括公安机关禁毒支队民警、社区戒毒办公室专职社工、回归典型等。

二、由公安禁毒支队民警介绍当前禁毒形势和政策

三、帮教志愿者现场答疑解惑

四、帮教志愿者开展一对一现场教育帮扶

课后作业：学习帮教志愿者带来的禁毒知识宣传资料等。

第六十五课：回归典型帮教

课堂目标：邀请回归典型，分享成功戒瘾的经验，为矫正对象提供有效的策略及信心。

活动材料：会场布置、LED显示屏

矫正过程：

一、主持人介绍回归典型

回归典型："敬老院的好管家"刘某某；首批循证矫正对象：何某、司某某等。

二、回归典型介绍回归以后的生活，尤其是如何断绝与毒品的

联系

三、回归典型与矫正对象现场交流

课后作业：小组讨论回归典型的戒瘾经验和学习感受。

第六十六课：现场自由交流

课堂目标：了解更多的社会形势政策和戒瘾策略。

活动材料：会场布置；LED 显示屏

矫正过程：

一、组织现场自由交流

二、回归社会的心理分析

第一类：坚决不复吸

这类戒毒人员是真心想戒毒的，她们为戒毒下了很大决心，也付出了很大努力。她们回归后，不仅向自己，而且也向亲人朋友信誓旦旦，时时刻刻注意身边的人和事，不给自己机会去接触毒品，也不和毒品沾边的人来往，并且保持良好的康复习惯，为自己的康复寻求、创造良好的环境。

主要表现：信誓旦旦，时时、事事注意，不和与毒品沾边的人或事接触，保持良好的康复习惯。

第二类：对新生活充满渴望却又害怕

戒毒人员经过场所里的各种训练，希望出去后能戒除毒瘾，回归社会重新被家人和社会所接纳，开始新的生活。但由于自己是一个吸毒者，以前有着种种的“恶行”，害怕不被家人和社会接纳，她们会忏悔自己的过去，痛恨自己的行为，更害怕自己出去后会复吸，会给家人造成更大的伤害。这种既渴望又害怕，既向往又痛恨的矛盾交织心理在回归社会后会表现得尤为突出，整天情绪波动起伏不定，生活在矛盾中，为人处事显得过分小心、惶恐、忧心忡忡，不能主动去融入社会，开始新的生活。

主要表现：渴望开始新的生活，但害怕不被接纳，更害怕会复吸。情绪起伏不定，生活在矛盾中，为人处事过分小心、惶恐、忧心忡忡。

第三类：对未来感到迷惘

戒毒人员中不少是“几进宫”人员，她们反反复复的戒毒，对戒毒早就失去了信心，不相信自己，也不相信任何行为能帮助到戒毒。同时，这一群体的一个显著特点就是文化水平低下、劳动技能不高，回归社会后谋生是个问题。这些人会表现得很迷惘，不知戒毒意义在哪里，不知自己的路在何方，也不知自己回归社会中应该干些什么，能够干些什么，整天无所事事，自暴自弃，最终很可能又会走上吸毒这条路。

主要表现：对戒毒失去信心，且文化水平、工作的技能水平不高，谋生是个问题。不知应该干些什么，能够干些什么，终日迷茫

第四类：直接奔毒品而去

认定此生要与毒品相伴，吸毒是生活的主线，戒毒是插曲，是“休养生息”。回归社会意味着能再次享受毒品带来的快感。

三、应对建议

任何心理都是在一定的环境下产生的。戒毒人员在回归社会后，由于自觉或不自觉地将自己与毒品联系在一起，并引起很多相关的联想，就会产生不良的心理反应。大家要正确认识到吸毒是一种很容易反复的行为，戒毒必须经历很长一段时间，是一个相当曲折的过程。很多人想一下子或短时间内就把毒瘾彻底戒掉，这是不可能的。所以必须把彻底戒毒瘾当成长期目标，正视现实，靠制定并实现一个个短期目标来实现最终的戒毒目的。在这个过程中会碰到很多困难，要的是正确认识它，并努力克服它。

（一）坚定决心的同时，要善用学过的方法和技巧，多借助外

界的力量，制订完整的康复计划，按照计划逐步实施。

（二）坚定信念，相信自己能抵抗毒品诱惑，能被社会接受。主动找出担心害怕的事并用学到的技巧去解决，建立信信心。这种情况主要是心理问题，只要过得了“心理关”，问题就迎刃而解了。

（三）主动出击，多找事干，看自己能干什么，适合干什么，只有不停地尝试才能发现自己的能力。

（四）培养更多的、健康的爱好，体验和享受其乐趣。设法使自己有所寄托，不留有空余的时间和精力，以有效地转移对毒品的心理依赖。

课后作业：撰写参加帮教活动的感受。

单元23：邀请矫正对象家属来监开展帮教活动

第六十七课至六十九课：心理情景剧、舞蹈、手语操表演

现场访谈；亲情会见

课堂目标：通过丰富矫正环境，促进矫正对象戒断心瘾。

活动材料：会场布置、音视频资料、节目编排演等。

矫正过程：

一、什么是社会支持系统

（一）个人社会支持系统主要包含3股力量，分别是血缘关系、亲密关系、社会关系。

（二）血缘关系主要指父母和兄弟姐妹。

（三）亲密关系主要是指伴侣和最亲密的朋友。

（四）社会关系则是包含最广泛的一个支持力量，也是效果和作用最少的一个力量，主要是指关系不太紧密的朋友、同学、工作关系的同事、客户。

二、如何建立社会支持系统

（一）要具备社会支持理念。人们生活在这个世界上需要彼此支持，共同发展，在必要的时候，也要懂得求助，这与依赖不是一回事。依赖指的是自己明明能做的事也让别人为自己做，而寻求支持指的是，处于竭尽所能也难以应付的局面时寻求他人帮助。同时，我们也必须意识到，社会支持具有双重功能，我们的困难需要社会支持分担，我们的快乐也需要社会支持的分享。

（二）我们要了解：人有助人的需要。在力所能及的情况下，助人会使助人者也感到快乐。不仅如此，由于人们的这种普遍需要，因而适时适度向人求助，还会提升人们的亲密程度。有的人由于缺乏自信，往往把寻求支持看作是无能。其实不然，寻求支持也意味着向他人表示：今天我求助于你，是因为我有困难，同时，也因为我有信心在将来某个时刻同样有能力向你提供帮助。

（三）要区分社会支持系统中不同关系所具有的不同功能。有时候人们求助失败，不是因为他没有社会支持系统，而是因为他不懂得区分不同关系之间的差异。例如，有人要求合作伙伴能像朋友一样理解自己，这显然是个不切实际的要求。

（四）要了解天生的社会关系网络并不等于社会支持系统，社会支持系统需要平时细心的呵护。如果我们平时不懂得体贴、关心并帮助他人，不懂得与他人分享生活，那么，我们就很难构建获得社会支持系统。

（五）对别人的支持，我们要有感恩的心，要懂得感激和回报。很多时候，一声“谢谢”一句“要不是你帮我，我当时真不知怎么办好”这样简单的话，就会使助人者心里充满了快乐与成就感。而很多求助者不懂得说“谢谢”，是因为他们有一个很大的误区，认为都是熟人，我不说他也知道。而事实是，如果我们不说，别人就不知道，结果，助人者助人的快乐就有可能转变为不满和疏远。

（六）尽管人离不开社会支持，但是在遇到困难时，我们还是要尽可能依靠自己，或者是社会服务机构，不要事事求助于别人。比如，搬家可以请搬家公司，用车可以用出租车，心理上有困扰可以打心理热线电话或去做心理咨询等等。尽量依靠社会服务机构不仅能有效解决自己的困难，而且也是对亲友的体谅。现代生活中，人人都很忙，你并不是别人所认识的唯一一个人，因此，要能不给别人添麻烦就不添。这样，在你遇到难以处理的大问题时，你就有可能从亲友、熟人等关系中获得最广泛而又有效的支持。当然，即使在这种时候，也要注意不可强人所难。

（七）作为别人社会支持系统的一部分，你对无法胜任的求助也不要勉为其难，每个人的能力都有限，实在帮不上的事你就要及时、明确地告诉别人，以免耽误别人的事。最忌当时满口答应，结果却食言，那是最容易损害社会支持系统的行为。

三、提升自己正向的心理能量

（一）心理能量，即心理力量，是促使人意识到自己需求和主体性、驱使人采取适当行为的冲动、勇气、意志力及各种特征的情绪、感情等心理力量。

（二）心理能量是可以转化的，主要有 3 种情况：均量转化、等量转化和引爆转化。

（三）均量转化是人对人的一种良性转化，例如开心的时候和朋友分享，不开心的时候有朋友分担，这种转化是最良性、最值得提倡的转化方式。

（四）等量转化一般是人对物，例如不开心的时候，有的人会摔东西，东西碎裂就是心理能量转化的结果，人承受不了的能量转移到了物体身上。

（五）引爆转化则是人对自己或者对别人的一种负性能量转化。

（六）心理能量不可以被凭空消灭，我们所能做的，就是根据它的规律来转化它、利用它，而让我们有更幸福的生活。

四、养成良好的习惯

（一）多跟父母通电话，在彼此问寒问暖当中，增进家人的亲密感，父母永远是我们的忠实的后盾。

（二）下班后，多参加一些有兴趣的社交的组织活动，把志同道合的朋友圈子扩大。

（三）在同事间，多些集体活动，例如吃饭、聊天、户外运动都是有益团队融合的好方法。

（四）注意养成健康的生活方式，例如爱上一个运动，通过运动发泄心理负性能量。

（五）培养自己多些有益身心的活动，例如听音乐、看电影、写博客、去社区做爱心扶助的工作。

课后作业：邀请社会支持系统来监参加“告别心瘾　走向明天”循证矫正成果汇报活动。

辅助材料：

1. “告别心瘾 走向明天”循证矫正成果汇报主持词

【灯光变幻，出主持人】

主持人：秋水长天好时节，霜天红叶笑迎宾。收获的季节布满寻证的足迹，收获的喜悦孕育明天的希望。

尊敬的各位领导、各位来宾，全体民警和服刑人员，大家上午好！南京女子监狱循证矫正成果汇报活动即将开始。出席今天活动的领导和嘉宾有江苏省监狱管理局循证矫正专家组成员，司法部燕城监狱，山东省任城监狱，浙江省十里丰监狱，四川省眉州监狱，陕西省汉中监狱，云南省丽江监狱和我省浦口监狱、镇江监狱、连云港监狱、未成年犯管教所的分管领导及循证矫正科研人员，常州市钟楼区司法局领导，以及我监监狱领导、民警代表。

让我们以热烈的掌声，对各位领导和嘉宾的到来，表示：最诚挚的欢迎和最衷心的感谢！

今天在现场参加活动的还有矫正对象家属、回归典型代表及各位服刑人员，欢迎你们！

第一篇章

主持人：2012 年，循证矫正的方法与实践正式引入中国，我监作为全国九家试点单位之一，以涉毒型女犯为研究和矫正对象，积极探索，取得了阶段性成果。首先，由我监循证矫正课题组民警王璐向各位领导和嘉宾汇报涉毒型女犯心瘾戒断矫正项目成果，掌声有请！

【主持人退场，王璐警官上场】

◆成果汇报

【汇报结束，王璐警官直接引入专题片《寻证之路》】

◆播放视频《寻证之路》

【视频结束，主持人上场】

主持人：专业的矫正技术和方法，为矫正对象摆脱困惑、戒除心瘾架起了一座桥梁。下面，就请欣赏由十一监区带来的，根据矫正对象张某某真实的心路历程创作编排的心理情景剧《HUO》。

◆心理情景剧：《HUO》

第二篇章

【情景剧表演结束，主持人上场】

主持人：新生路上，除了张某某，还有这样两名矫正对象，她们在矫正民警的关爱引导之下，摆脱了心瘾，走向心愿花开的明天。请看大屏幕。

◆视频——《心愿花开》

【视频结束，主持人上场】

主持人：下面有请视频中的主人公李某、刘某某。

◆李某、刘某某从东台口上

主持人：我们很想知道，通过半年的矫正项目训练，你们从中收获了什么？和大家分享一下你们的体会，好吗？

李某：收获很大，体会也很深。这段特殊的矫正经历，给了我信心和希望，也给了我重返社会自新自强的勇气，这是我收获的最宝贵的财富。只要坚持，就一定会看到成果。我会坚持下去，记住我是茶庄的老板李某。

刘某某：以前是不知该怎么戒瘾，现在有了明确的目标和方法；以前亲情远离，现在又重新得到家人的信任，这是我感觉最大不同的地方。这半年多的努力没有白费，相信自己有能力做到不再沾毒。

主持人：还有十几天，李某、刘某某就要刑满回归了。为了延伸矫正成效，监狱积极联系地方社区矫正部门，进行无缝对接，今天，李某户籍所在地的常州市钟楼区社区矫正管理中心副主任殷俊也来到了现场，掌声有请殷主任上台。

◆殷主任从西台口上（由一名民警引导）

主持人：殷主任，作为地方社区矫正的专职人员，今天您想对大家说些什么呢？

殷主任：今天，我来到帮教会现场，真切感受到了南京女子监狱在踏踏实实对涉毒型女犯开展循证矫正工作，我们也已经与监狱建立了长期稳固的跟踪回访帮教机制。其实，对于涉毒型矫正对象来说，她们中大部分人的戒瘾动机是积极的，戒瘾心愿也是迫切的。作为社区，我们会积极的进行跟踪回访，那么对于李艳，我们也会作为重点帮教对象，经常地跟她联系，解决她的实际困难，将矫正成果延续下去。

主持人：殷主任，我想问一下，李某回归后，如果遇到困难，可以直接去找你吗？

殷主任：当然可以，我们会竭尽全力去帮助她。

主持人：李某，听到了吗，记得有困难找殷主任。请殷主任和李艳到台下就坐。

◆示意殷主任、李某退场（由一名民警引导回座位）

主持人：刘某某，等你回归的时候，你户籍所在地的司法部门的领导也会来接你的，怎么样，有信心吗？

刘某某：信心是有的，但是我还是有点担心，回去以后，能不能尽快地被社会接受。

主持人：有这些担心也是正常的，我们今天特地为你请来了回归助力人。掌声有请南京女子监狱心理健康指导中心主任姚丹，回归典型何某上台。

◆姚主任、何某从西台口上

主持人：姚主任是监狱循证矫正课题组组长，何某是监狱首批循证矫正实验组对象。刘某某，借今天这个机会，有什么困惑尽管问。

刘某某：我最大的困惑是，在这里，没有毒品的诱惑，也没有歧视的眼光，我想问下何某，出去以后碰到这些问题该怎么办？

何某：很多东西都是难以避免的，关键是要靠自己，用我们经常开玩笑的一句话：牢都坐了，还有什么可怕的？当然了，我也有一些小经验，在这里和你分享一下，归纳起来，就是记住三个数字：第一个记住父母的年龄，千万不要子欲养而亲不待；第二是记住坐牢的天数，是不是还想回到失去自由的日子；第三个也是相当重要的，那就是记住姚主任的电话号码，不管是报个平安也好，有困难求助也好，那里永远有最温暖的支持。

主持人：何某的话非常实在，我想不仅是刘某某能从中得到启发，相信在座的每一名服刑人员也都受益匪浅。那么姚主任，你对刘美艳还有什么要嘱咐的？

姚主任：何某给刘美艳送了三个锦囊妙计，我呢，就送四样礼物给李某和刘某某。这是一张版画，这个小伙子是刘某某的儿子，他在等着妈妈回到身边。

【LED 屏出现第一份礼物画面】

姚主任：这也是版画，是我们矫正民警和全体矫正对象的合影，希望你们能记住我们一起走过的这段时间。

【LED 屏出现第二份礼物画面】

姚主任：第三份礼物是一本渴求感日记，我们也把对刘某某的祝愿写在了上面。希望刘某某能够坚持在这本日记上记录下自己回归后面对毒品渴求时的想法、感受，以及是怎么做的。上面也有我的手机号码，我们很愿意继续陪你走下去。

【LED 屏出现第三份礼物画面。】

姚主任：最后是一块学生手表，是我们送给孩子的，我们希望由她的妈妈带回去送给孩子，珍惜和孩子、和家人在一起的分分秒秒。

【LED 屏出现第四份礼物画面。】

主持人：谢谢姚主任，谢谢何某和刘某某。我们也希望全体矫正对象能借助今天活动带来的温暖和力量，走向明天！请大家到台下就坐！

第三篇章

主持人：温暖的话语涤荡心灵，感恩的情思牵动心田。下面，请欣赏由十一监区循证矫正对象带来的古筝演奏及舞蹈《恩情》。

◆古筝演奏及舞蹈——《恩情》

主持人：母爱，是优美的一首歌，代代传唱，经久不衰。下面，请欣赏由希望艺术二团带来的独唱《我的好妈妈》。

◆独唱：《我的好妈妈》

【舞蹈结束，主持人上场】

主持人：爱的执着，传递温暖的阳光；爱的承诺，奏响和谐的乐章。最后，请欣赏由十一监区民警和矫正对象共同表演的手语舞《传递爱》。

◆手语舞——《传递爱》

【《传递爱》歌曲声中，主持人上场】

主持人：传递爱，把最美的心愿连起来；传递爱，一路阳光与你同行。

"告别心瘾 走向明天"循证矫正成果汇报活动到此结束。让我们再次以热烈的掌声，向各位领导和嘉宾表示衷心的感谢和崇高的敬意！

让我们共同祝愿——明天更美好！

◆请领导和嘉宾先行退场

2. 心理情景剧《HUO》

第一幕：祸（huo）

人物：青春学生 12 名；小颖

开场：学生们场上各自造型，模拟毕业场景，充满青春洋溢，表现出毕业时愉悦的场景

背景音乐：《青春纪念册》

背景视频：1

（所有人下场）小颖：我叫小颖，那一年刚从中专学校毕业，

以不错的成绩告别了菁菁校园，毕业典礼上同学们神采飞扬的笑容，自信十足的“V”形手势，汇成了大家对于未来的无限向往。外面的世界吸引着我，我渴望在繁华热闹的大城市中也能有我的一片天。可现实却是残酷的，经历了几次应聘，不是因为户口就是因为学历，始终找不到工作，怎么办，怎么办呢？

旁白：陷入迷茫困惑的小颖没能经受住朋友的诱惑，沾染上了毒瘾，忘记了梦想，迷失了自我，踏上了以贩养吸的不归路。

小颖表现吸食毒品和毒瘾发作的场景及反应。（配音乐）

（恶魔上场）：舞蹈15秒，表现邪恶狰狞的面孔。

背景视频：2

（警鸣声响起），恶魔仓皇而逃，小颖拼命地奔跑，无助地蜷缩在角落

背景视频：3

旁白：张小颖，18岁，因贩卖毒品罪被判处有期徒刑5年，于2014年12月投送至南京女子监狱服刑。入监初期她性格偏激，任性多疑，对周围的一切充满了敌意，排斥跟家人联络，与同改关系紧张。

第二幕：惑（huo）

场景：生物反馈室

人物：恶魔，天使；警官1名

背景视频：生物反馈室

旁白：今年，十一监区开展涉毒女犯的循证矫正科研工作，小颖也积极参加了项目矫正，今天，来到生物反馈室，进行心理渴求的测试及评估。

（桌上摆着生理测试仪及仿真毒品，测试开始，背景越来越暗，慢慢出现了天使与恶魔，小颖的表情始终很纠结）

背景视频：5

恶魔：这是冰毒吗？我的心怎么跳得这么快，想死你了，宝贝！

天使力量虚弱，拉一拉主角。

恶魔：“一年吸毒，十年戒毒，终身想毒”，看，心瘾是戒不掉的，我不想再白费力气了。

天使力量虚弱，安慰主角。

恶魔：没有毒品，我是撑不下去的。

天使力量虚弱，想给主角力量。

恶魔：我的人生已经全完了，再改变也不会变好的。（恶魔占了上风）

背景视频：6（1）、6（2）、6（3）、6（4）

背景视频：图片4

警官：张小颖，你的测试已经结束了，来，跟我一起做个放松训练吧！闭上眼睛，放松身体，将注意力集中在你的呼吸上，很好，深深的吸气，缓缓地呼气，感觉到新鲜的氧气流入你的身体，感到平静，精力充沛。很好，慢慢睁开眼睛，感觉怎么样？

小颖：我的心跳得没有刚才那么快了，感觉很舒服，很放松。可是，我怕我经不住诱惑，就像刚刚在测试里一样，差一点控制不了自己。

警官：心瘾是吸毒以后的自然产物，在生理脱毒以后还会存在，当你心理出现渴求感时，并不意味着你已经犯了错误，重要的是如何处理它。

小颖：警官，那我要怎么做呢？

警官：不要逃避，和它正面交锋，勇敢地说出一个字：不！你看，她们是怎么做的！

第三幕：获（huo）

场景：心理情景剧演绎室

人物：小A；小B；小C；A、B、C、D四名吸毒者；小颖妈妈；警官

道具：摇头丸，海洛因，病毒，注射器等

A吸毒者带着白粉上场：姐妹，来试试新玩意，这东西能解除一切烦恼。

小A：看看，看看，我一天的时间安排得满满当当，哪有功夫玩这个，“不”！

B吸毒者带着针筒上场：工具我都帮你带好了，使用一下吧？

小B：这东西好吓人，好怕怕呀，人家可不要变得这么丑！“不”！

C吸毒者 带着吸管、锡箔纸上场：该放松一下了，放心，吸一次不要紧，绝对不上瘾。

小C：推了推眼镜，不要吵不要闹，这里是公共场合，没看到我在看书吗？“不！”，毛主席曾教导我们：书中自有黄金屋，等我看完这本弟子规再说。

警官：张小颖，要是你，你会怎么办呢？

D吸毒者 带着溜冰壶上场：别人的话你可以不相信，可我们是老乡，我是不会害你的，再快活一次吧！

小颖：“这……不……不……”（小颖犹豫了，“不”得不坚定）

背景视频：7

突然画面闪出卡片

小颖：“不！”（小颖痛苦着不堪的吸毒史）

警官：小颖，这是你自己写的心愿卡片，每次有复吸的念头，它就会随时出现在你的脑海中，就像护身符提醒你不再走入深渊！

背景视频：8（闪现出以妈妈为背景的闪示卡）想象与妈妈的隔空对话，不触碰对方。

小颖：妈……

妈妈：小颖，我的孩子……

小颖：妈，我好想你，你好吗?

妈妈：妈好，就是每天担心你

小颖：妈，我错了，我对不起你，你能原谅我吗?

妈妈：傻孩子，当妈的怎么会不原谅自己的女儿呢?人不怕犯错，重要的是错了能改。

小颖：妈，我以后再也不要浑浑噩噩地生活了。我要回家，妈，我要回家!

妈妈：孩子，总有一天你会回家的。不过，在回家的路上你还会遇到许多人生的十字路口，向左还是向右，妈相信你能做出正确的选择，找到更有意义的活法。

小颖：妈，相信我。我会改，一定改!

妈妈：妈相信，听警官的话，妈会一直在家等着你!

小颖坚定点头。

第四幕：尾声

场景：情景剧演绎室舞台

A、B、C、D 吸毒者同时上场

A：小颖，就差你一个人了，忍耐了那么久，应该补偿一下了。

小颖：不!我已经戒了!

B：小颖，偶尔吸一次也不会怎么样嘛!

小颖：不!我不会再让我妈为我流一滴眼泪!

C：小颖，你就真的不想再来一口?吸一口就精力充沛，可以做很多的事。

小颖：不！不用毒品我也不会死，最多现在难受一点，过段时间就好了。

D：小颖，你这样连一个朋友都没有！

小颖：我并不是拒绝朋友，我只是拒绝毒品，我要远离毒品的控制，这是我的权利。我需要保护自己的利益。“不”就是最大的理由，不需要其他理由。得到每个人的肯定和喜欢是不可能的，真正的朋友会考虑对方的感受，继续吸毒只能是一条不归路，还是跟我一起，对毒品，说“不”吧！

ABCD：不？不？不，不，不！（从犹豫到坚定）

人物：矫正对象 12 人

背景视频：结尾 PPT 9

旁白：当你被毒品诱惑时，让自己想够 30 秒再决定是否接受。想一想吸毒前快乐的生活；想一想犯瘾时的痛苦；想一想吸毒给家人带来的伤害。（配合背景播放 5 组吸毒前的快乐生活；10 组吸毒时丑陋的画片和 10 组父母流泪的照片）

舞蹈定格，大屏幕：远离毒品，珍爱生命！

单元 24：走向明天

第七十课：音乐中讨论“明天”

课堂目标：让矫正对象明白任何事情都是相对的，不是一成不变的，只要自己努力，就一定会有收获；明白、体会生活中快乐无处不在，生活中的欢声笑语是需要我们自己去发掘的；回忆参加项目矫正以来经历 的点点滴滴，坚定信念，重塑自我，告别团体。

活动材料：音乐、照片视频等等

矫正过程：

一、坐地起身

（一）矫正民警将小组人数编号，让成员抽签决定自己的顺序。

（二）矫正民警详细解读游戏规则：1. 要求起初四个人一组，围成一圈，背对背的坐在地上。2. 不能用手撑地站起来。3. 随后依次增加人数，每次增加 1 人，到 10 人后，每次增加 2 人。4. 加人游戏次序按照抽签顺序进行。5. 活动过程中，暂时未加入的团员冲动拉拉队，为他人加油、鼓劲。6. 活动过程中不允许游戏成员轻言放弃，确实因身体等其他原因不得不离开游戏时，必须接受一定的惩罚方能离开游戏并担任拉拉队队员。

（三）待所有成员均加入到游戏并完成坐地起身后，矫正民警宣告游戏结束。

（四）矫正民警引导大家讨论游戏的目的、作用与自己的收获。（必要时，矫正民警要引导成员从该游戏主要从团队队员之间的配合，游戏活动需要大家齐心协力，游戏活动的完成需要大家坚持、靠毅力，游戏活动就像生活中面临的困难，只是暂时的，通过努力最终都会完成等方面谈）

二、项目团体总结与回归

（一）矫正民警将整个团体至组团以来，所经历的点点滴滴通过视频回放、图片展示的方式，让矫正对象们再回忆团队曾经走过的点点滴滴。

（二）矫正民警组织大家分享至组团以来的感受与收获。

（三）在背景音乐《好兄弟》的背景下，让团员们围成一圈，手臂互搭，共同加油、打气。然后再深情相拥。

（四）唱：《明天会更好》。

（五）矫正民警分发纸条与信封，组织团员为其他团员写上自己最真挚的祝福语。团员写好后，将纸条折叠，分别放入你祝福的人的信封里。要求团员在离开团队后才能将祝福纸条打开。

（六）唱：《朋友》，在歌曲声中结束本项目。

课后作业：打开你的祝福纸条。

第七十一课：拍摄集体、个人照片，结束团体

课堂目标：留下具有矫正意义的精彩瞬间。

活动材料：活动T恤、便服

矫正过程：

一、矫正民警和矫正对象共同在狱园分别拍摄集体照、多人照、单人照

二、矫正民警组织矫正对象在草坪上畅谈矫正感想

三、将拍摄的照片冲印发放，留作纪念

课后作业：为精彩瞬间取个名字。

第七十二课：模块评估（社会支持评定量表）

课堂目标：通过量表测试评估“重塑社会支持”模块的矫正效果。包括社会支持评定量表。

活动材料：量表、笔

矫正过程：

组织矫正对象完成量表测试；同时，安排对照组矫正对象完成模块测试。

辅助材料：

《社会支持评定量表》

指导语：下面的问题用于反映您在社会中所获得的支持，请按各个问题的具体要求，根据您的实际情况写。谢谢您的合作。

1. 您有多少关系密切，可以得到支持和帮助的朋友？（只选一项）

(1) 一个也没有

(2) 1 ~ 2 个

(3) 3 ~ 5 个

(4) 6 个或 6 个以上

2. 近一年来您：(只选一项)

(1) 远离他人，且独居一室

(2) 住处经常变动，多数时间和陌生人住在一起

(3) 和同学、同事或朋友住在一起

(4) 和家人住在一起

3. 您与邻居：(只选一项)

(1) 相互之间从不关心，只是点头之交。

(2) 遇到困难可能稍微关心。

(3) 有些邻居很关心您。

(4) 大多数邻居都很关心您。

4. 您与同事：(只选一项)

(1) 相互之间从不关心，只是点头之交。

(2) 遇到困难可能稍微关心。

(3) 有些同事很关心您。

(4) 大多数同事都很关心您。

5. 从家庭成员得到的支持和照顾（在合适的框内划“√”）

	无	极少	一般	全力支持
A. 夫妻（恋人）				
B. 父母				
C. 儿女				
D. 兄弟姐妹				
E. 其他成员（如嫂子）				

6. 过去，在您遇到急难情况时，曾经得到的经济支持和解决实际问题的帮助的来源有：

（1）无任何来源

（2）下列来源：（可选多项）

A. 配偶；B. 其他家人；C. 亲戚；D. 朋友；E. 同事；F. 工作单位；G. 党团工会等官方或半官方组织；H. 宗教、社会团体等非官方组织；

I. 其他（请列出）

7. 过去，在您遇到急难情况时，曾经得到的安慰和关心的来源有：

（1）无任何来源

（2）下列来源：（可选多项）

A. 配偶；B. 其他家人；C. 亲戚；D. 朋友；E. 同事；F. 工作单位；G. 党团工会等官方或半官方组织；H. 宗教、社会团体等非官方组织；I. 其他（请列出）

8. 您遇到烦恼时的倾诉方式：（只选一项）

（1）从不向任何人诉述。

（2）只向关系极为密切的 1～2 个人诉述。

（3）如果朋友主动询问您会说出来。

（4）主动诉述自己的烦恼，以获得支持和理解。

9. 您遇到烦恼时的求助方式：（只选一项）

（1）只靠自己，不接受别人帮助。

（2）很少请求别人帮助。

（3）有时请求别人帮助。

（4）有困难时经常向家人、亲友、组织求援。

10. 对于团体（如党团组织、宗教组织、工会、学生会等）组

织活动：（只选一项）

（1）从不参加

（2）偶尔参加

（3）经常参加

（4）主动参加并积极活动

（七）矫正作业丰富矫正环境

项目组还针对女性的心理特征，根据实施模块的具体内容，丰富矫正载体，配以多项措施辅助矫正。课题组将在试点监区的30名矫正对象单独编组，2名专职民警担任分管民警，发动矫正对象制定小组公约，制作队旗、队徽、队歌，充分调动主动性和自觉性。两个矫正小组高标准配置矫正设施，无论是电脑、电视、书柜，还是精细到每一片树叶的“心语心愿树”，抑或是用心打磨的“正心镜”，每一处细节都在为循证矫正齐发力。监区还在教改活动中开辟针对矫正对象的专门活动，如音乐兴趣教育、排演心理情景剧、拍摄禁毒微电影，为她们搭建了展示自信的舞台，培养她们的正性兴趣爱好，转移消弱她们对于毒品的注意力，从侧面提升激发他们的矫正意愿。同时监区还在监规纪律、一日规范、队列训练方面进一步对该30名矫正对象加强教育，这些内容既是对矫正对象的基本要求的在强化，更是她们学会自我矫正的起点。四、阶段4：回归跟踪阶段

第四阶段的回归跟踪，为巩固矫正效果而设，对出监的矫正对象，确保矫正对象出监时与家人的联系，与社区的联系，同时建立了完善的回访机制，保证她们在需要帮助时能够“身边有人”。

打造三个平台：（1）信息共享平台。建立矫正情况告知制度，将矫正对象在监期间的有关情况书面告知所属地的社区、派出所和司法所，实现无缝对接。根据其在监内表现提出相应的延续帮教措

施和建议，并督促矫正对象定期反馈情况，实现信息对接。(2) 持续帮扶平台。开设“回归热线”、QQ 群、微信群等媒介，便于矫正对象在生活中遇到挫折、心理问题时，能及时寻求帮助，获得有效指导，也便于矫正对象之间交流思想、互相鼓励，共同保持操守。主动与重点矫正对象联系，定期提供心理辅导和信息服务。(3) 回访调查平台。建立每半年一次的回访调查制度，采取电话回访、面谈回访、社会调查等方式，对矫正对象跟踪回访，为有复吸和再犯风险的矫正对象提供及时而有效的帮助。

附　录

附录 1：术语

1. 心瘾：吸毒女犯对新型毒品强烈且难以抑制的心理渴求。

2. 心瘾戒断：吸毒女犯接触与新型毒品相关的线索时不再产生强烈且难以抑制的心理渴求。

3. 矫正项目：矫正项目是指监狱系统专门用来实现罪犯某个具体矫正目标的系统化、程序化、规范化、可操作性的干预措施或课程。

4. 女犯心瘾戒断矫正项目：监狱系统专门用来帮助吸毒女犯实现戒断心瘾的系统化、程序化、规范化、可操作性的干预措施。

附录 2：评估工具

1. 再犯风险评估表（CRA 评估表）
2. 矫正需求评估表（CNAS 量表）
3. 有无继续施用毒品倾向评估标准记录表（台湾）
4. 基本情况调查表
5. 结构性访谈提纲
6. 模块一评估量表 1：戒毒意愿调查问卷
7. 模块一评估量表 2：动机尺、信心尺、重要尺
8. 模块二评估量表 1：非理性信念量表
9. 模块二评估量表 2：毒瘾调查
10. 模块二评估量表 3：毒瘾再认知调查问卷
11. 模块三评估量表 1：抑郁自评量表（SDS）

12. 模块三评估量表 2：焦虑自评量表（SAS）
13. 模块四评估量表：心理韧性量表
14. 模块五评估量表 1：生物反馈心瘾渴求评估
15. 模块五评估量表 2：拒绝吸毒量表（refusal scale）
16. 模块五评估量表 3：渴求度量表
17. 模块五评估量表 4：毒品复吸高危量表
18. 模块六评估量表：社会支持评定量表
19. 回归后随访研究调查表

工具1：再犯风险评估表（CRA评估表）①

CRA评估表由江苏省司法警官学校宋行教授研制。在研究假设、样本选取、分析方法等方面较以往均有了实质性突破，在江苏等多个省份的矫正机构中试用，其效度也初步得到了实证检验。

被检测人：__________年龄：____文化：________籍贯：__________婚姻：____案由：____________

刑期：__________合计得分：________再犯风险等级：________检测民警：________检测时间：__________

评估维度和因子			选项		分数
			是	否	
1. 年龄	刑满时的年龄	不满18岁	2	0	
		18～35岁（含18岁、35岁）	3	0	
		36～45岁（含45岁）	2	0	
		46～55岁（含55岁）	1	0	
2. 受教育、培训情况	文化程度	文盲	3	0	
		小学（含未毕业）	3	0	
		初中（含未毕业）	3	0	
		高中（含未毕业）	2	0	
		高中以上	1	0	

① 本量表转引自宋行、朱洪祥主编：《循证矫正理论与实践》，化学工业出版社2013年版，第75～80页。

续表

评估维度和因子			选项 是	选项 否	分数
2. 受教育、培训情况	未能受到初中以上毕业教育的原因	家庭经济困难辍学	1	0	
		自己不想学	2	0	
		因违反校规校纪或法律被除名或开除	3	0	
		成绩不好，未能考上高中	1	0	
	辍学时的年龄	14 岁以下（含 14 岁）	3	0	
		15～16 岁（含 16 岁）	2	0	
		16～18 岁（含 18 岁）	1	0	
	辍学后的情况	经常与辍学或无业的朋友在一起玩	2	0	
		随父母或兄长外出务工或做生意	1	0	
	培训情况	在社会上从未受过正规职业技能培训	3	0	
		曾受到过一次自己不感兴趣的职业技能培训	2	0	
3. 婚姻家庭情况	父亲或母亲文化程度	文盲或小学	3	0	
		初中（含未毕业）	2	0	
		高中（含未毕业）	1	0	
	父母教育	简单粗暴	3	0	
		长年在外务工或经商，很少过问	2	0	
		放任不管	3	0	
	与父母关系	很紧张	3	0	
		长年在外务工或经商，没有感情	2	0	
		成年后不来往	3	0	

续表

评估维度和因子			选项 是	选项 否	分数
3. 婚姻家庭情况	父母情况	很早离异	3	0	
		父或母已去世	2	0	
		父或母残疾或久病丧失劳动或生活动力	1	0	
		家庭有其他成员残疾或久病丧失劳动或生活动力	1	0	
		均已去世	3	0	
	婚姻情况	离异	3	0	
		与恋爱对象断绝关系	2	0	
		丧偶	3	0	
		从未有异性恋爱对象	3	0	
	与子女的关系	与子女不联系或失去联系	3	0	
		与子女关系紧张	2	0	
		无子女	3	0	
	与其他家庭或亲属的关系	很少联系	2	0	
		不联系	3	0	
	成年前家庭居住情况	家庭居住拥挤	3	0	
		没有固定住所，主要靠租房	2	0	
		居住在经济不发达地区或交通不便、较封闭且经济较差的地方	2	0	
		居住在脏乱差的地方	1	0	
	成年后个人居住情况	没有固定住所，主要靠租房	3	0	
		最近失去原有住所	3	0	
		住所地经济不发达、交通不便、较闭塞或脏乱差	3	0	
		住在爱人父母家	1	0	

续表

评估维度和因子			选项		分数
			是	否	
4. 经济和就业情况	成年前家庭经济情况	经济条件一般	1	0	
		经济条件差	3	0	
	成年个人家庭经济情况	经济条件一般	1	0	
		经济条件差，	3	0	
	个人经济情况	有固定收入，但很低	1	0	
		经济收入不稳定、常有负债	2	0	
		没有固定收入且负债	3	0	
	就业情况	没有稳定的工作	2	0	
		从事的是收入低且脏苦累的工作	1	0	
		没有能力、找不到工作	2	0	
		别人歧视、找不到工作	3	0	
		不想劳动，没有找工作	3	0	
5. 成瘾情况	酗酒情况	经常喝酒	1	0	
		喝酒已影响自己的就业或家庭生活或学习	2	0	
		酒后控制自己行为能力减弱，易冲动	3	0	
	赌博情况	经常赌钱	1	0	
		因赌博已影响自己就业或家庭生活或学习	2	0	
		输钱后，总是想法补偿	3	0	
	上网情况	经常上网玩游戏或聊天，否则很难受	1	0	
		上网玩游戏或聊天已影响学习、生活或就业	2	0	
		总想找任何机会上网玩游戏或聊天	3	0	

续表

<table>
<tr><td colspan="3" rowspan="2">评估维度和因子</td><td colspan="2">选项</td><td rowspan="2">分数</td></tr>
<tr><td>是</td><td>否</td></tr>
<tr><td rowspan="5">5. 成瘾情况</td><td rowspan="5">毒品使用情况</td><td>有经常吸食毒品的经历</td><td>1</td><td>0</td><td></td></tr>
<tr><td>有注射毒品的经历</td><td>2</td><td>0</td><td></td></tr>
<tr><td>有戒毒后又复吸或复注射的经历</td><td>3</td><td>0</td><td></td></tr>
<tr><td>因吸食或注射毒品，影响自己的家庭、就业或学习</td><td>2</td><td>0</td><td></td></tr>
<tr><td>为吸毒而犯罪</td><td>3</td><td>0</td><td></td></tr>
<tr><td rowspan="9">6. 社会生活和交往情况</td><td rowspan="2">社会组织加入情况</td><td>曾加入党团等正式组织，现已离开或被除名</td><td>1</td><td>0</td><td></td></tr>
<tr><td>从未参加过任何正式社会组织</td><td>3</td><td>0</td><td></td></tr>
<tr><td rowspan="5">交往情况</td><td>很孤独，不愿与人交往</td><td>1</td><td>0</td><td></td></tr>
<tr><td>很孤独，不善与陌生人交往</td><td>1</td><td>0</td><td></td></tr>
<tr><td>总是和同学或战友或老乡交往</td><td>1</td><td>0</td><td></td></tr>
<tr><td>遇到困难或难解决的事从不找他人或政府、社会组织帮助</td><td>1</td><td>0</td><td></td></tr>
<tr><td>朋友在一起时，总是在喝酒或赌钱或出入洗浴休闲场所、夜总会</td><td>2</td><td>0</td><td></td></tr>
<tr><td rowspan="2">交往圈情况</td><td>交往的人中有一个以上的人曾有违法犯罪经历</td><td>2</td><td>0</td><td></td></tr>
<tr><td>出狱后和狱友交往比其他人多</td><td>3</td><td>0</td><td></td></tr>
<tr><td rowspan="4">7. 生理心理情况</td><td rowspan="4">出生情况</td><td>母亲在怀孕时有误吃或误用药物的情况</td><td>1</td><td>0</td><td></td></tr>
<tr><td>剖腹产</td><td>1</td><td>0</td><td></td></tr>
<tr><td>出生困难，是在医生利用器械帮助下生产</td><td>1</td><td>0</td><td></td></tr>
<tr><td>未成年时患有严重的多动症</td><td>2</td><td>0</td><td></td></tr>
</table>

续表

评估维度和因子			选项		分数
			是	否	
7. 生理心理情况	生理疾病	有脑外伤史	1	0	
		有影响自己正常就业或生活的疾病	2	0	
	心理状态	犯罪前有心理咨询史	1	0	
		犯罪前有心理疾病治疗史	2	0	
		有精神疾病治疗史	3	0	
		入监时 COPA 测试，外倾、从属、冲动、自卑、暴力倾向、变态心理或犯罪思维，有一项或两项以上超常模	2	0	
8. 离轨情况	未成年时离轨情况	经常逃学或夜不归宿	1	0	
		常与人打架子斗殴或勒索年龄小的同学	1	0	
		有小偷小摸情况	1	0	
		因严重违反校规被学校开除	2	0	
		不满十八岁时有受行政处罚或劳教、少管的经历	3	0	
		不满十八岁时有犯罪的经历	3	0	
	成年后离轨情况	有经常出入或在洗浴场所、夜总会消费、就业经历	1	0	
		除自己的配偶以外，与其他只少两个以上的异性发生过性关系	2	0	
		有受到行政处罚或劳教的经历	3	0	
		有一次以上犯罪经历	3	0	

续表

评估维度和因子			选项 是	选项 否	分数
9. 社会保障情况	生活保障	没有任何储蓄	1	0	
		没有子女养老	2	0	
		曾办过养老保险，但现在已丧失或未续保	1	0	
		从未办理过养老保险 出狱后需社会或政府帮助或资助	3	0	
	医疗保障	曾参加过农村或城镇医疗保险，但现已无效	1	0	
		从未参加过农村或城镇任何医疗保险	2	0	
10. 犯罪情况	犯罪地	本次犯罪在家乡以外	1	0	
		上次和本次犯罪均在家乡以外	2	0	
	本次犯罪罪名、罪数	犯的是与生产经营有关的罪	1	0	
		犯的是盗窃或抢夺或抢劫罪	3	0	
		贩卖毒品罪	3	0	
		犯二个以上罪名	1	0	
	本次犯罪动机及状态	生活所迫或为养家糊口	2	0	
		为追求富人生活	2	0	
		为吸食或注射毒品	3	0	
		为报复社会或他人	1	0	
		为朋友感情	1	0	
		共同犯罪	1	0	
		犯罪预备或未遂	1	0	

续表

评估维度和因子			选项		分数
			是	否	
10. 犯罪情况	本次犯罪刑罚情况	10 年以上有期徒刑（不含 10 年）	1	0	
		6 ~ 10 年有期徒刑（含 10 年）	2	0	
		4 ~ 5 年有期徒刑（含 5 年）	3	0	
		1 ~ 3 年有期徒刑（含 3 年）	4	0	
		不满 1 年有期徒刑（含 1 年）	5	0	
	上次犯罪罪名、罪数	犯的是与生产经营有关的罪	1	0	
		犯的是盗窃或抢夺或抢劫罪	3	0	
		贩卖毒品罪	3	0	
		犯二个以上罪名	1	0	
	上次犯罪刑罚情况	10 年以上有期徒刑（不含 10 年）	1	0	
		6 ~ 10 年有期徒刑（含 10 年）	2	0	
		4 ~ 5 年有期徒刑（含 5 年）	3	0	
		1 ~ 3 年有期徒刑（含 3 年）	4	0	
		不满 1 年有期徒刑（含 1 年有期徒刑、拘役、管制、缓刑或单处附加刑）	5	0	
11. 思维情况	认知情况	总认为社会不公或很黑	1	0	
		总不相信或常责怪他人或政府、社会组织或出狱后想报复	1	0	
		很自卑	1	0	
		经常行为时不考虑后果	2	0	
		总认为自己没有好的机遇、机会	1	0	
		总梦想一夜暴富	3	0	
		以经商为人生或职业目标	2	0	
		崇拜江湖	1	0	

续表

评估维度和因子			选项		分数
			是	否	
11. 思维情况		出狱后把服刑损失尽快补回	3	0	
		对他人没有责任感	3	0	
		有不诚信记录或经常说谎	2	0	
	对犯罪和刑罚的认同感	不认罪	3	0	
		对犯罪没有悔意	3	0	
		认为被判刑是自己运气不好	3	0	
		对刑罚痛苦感很短或没有	3	0	
		认为狱内生活比外面好	2	0	
		能很快适应狱内生活并与他犯关系融洽	2	0	
		犯罪情况未告知家庭或服刑后不与家人联系	3	0	
		出狱后不想回家乡或家	3	0	
	对被害人或举报人态度	对被害人无同情心	1	0	
		迁怒被害人或举报人	2	0	
		总想报复被害人或举报人	3	0	

工具2：矫正需要评估表（CNAS量表）①

被检测人：__________年龄：____文化：________籍贯：________
__婚姻：____案由：____________
刑期：__________检测民警：________检测时间：________矫正需求：________________________________

一、婚姻家庭方面需要			
（一）需要因素的确定	是	否	不清楚
1. 18岁前有过性生活			
2. 小时候受到虐待			
3. 小时候不和父母共同生活			
4. 小时候父母离婚了			
5. 在单亲家庭长大			
6. 18岁前就外出打工			
7. 婚姻关系不稳定			
8. 作为父亲（母亲）不称职			
9. 家庭关系紧张			
10. 是否需要干预			
（二）需要因素的评价	选择一项		
能够适应社会			
不需立即提高			
有提高的需要			
需要认真考虑			

① 本量表由江苏省司法警官学校宋行教授编制。

续表

（三）是否需要干预	需要		不需要
（四）参与矫正动机	低	中	高
（五）干预内容	选择一项或多项		
童年心理创伤咨询			
婚姻咨询			
父母技能			
家庭关系			
其他（在右侧简要表述）			
二、就业方面需要			
（一）需要因素的确定	是	否	不清楚
11. 没有读过初中（或上过初中未毕业）			
12. 没有读过高中（或上过高中未毕业）			
13. 学习能力很差			
14. 身体缺陷			
15. 对自己的工作不满意			
16. 工作不稳定			
17. 上级或同事对你的工作不满意、不信任			
18. 缺乏就业技能			
19. 工作中，不能较好处理上下级关系、同事关系			
（二）需要因素的评价	选择一项		
能够适应社会			
不需立即提高			
有提高的需要			
需要认真考虑			

续表

（三）是否需要干预	需要	不需要	
（四）参与矫正动机	低	中	高
（五）干预内容	选择一项或多项		
基础教育（小学、初中）			
基础教育（高中）			
职业技能教育或培训			
职业咨询			
同事交往			
工作习惯			
寻找工作技能			
其他（在右侧简要表述）			
三、社会交往与社会适应方面需要			
（一）需要因素的确定	是	否	不清楚
20. 以往无稳定住所			
21. 外表打扮、言行举止常常受到非议			
22. 理财能力差			
23. 交往的人中，有较多坐过牢的人			
24. 集体活动缺乏兴趣			
25. 不愿交往并感到孤独			
26. 遇到困难不会求助			
27. 交往的人中，有很多人有不良嗜好（吸毒、酗酒、卖淫嫖娼、赌博等）			
28. 交往常常是利用关系			
29. 很容易受他人影响和指使			
30. 没有主见，不愿意拒绝他人要求			

续表

（二）需要因素的评价	选择一项		
能够适应社会			
不需立即提高			
有提高的需要			
需要认真考虑			
（三）是否需要干预	需要	不需要	
（四）参与矫正动机	低	中	高
（五）干预内容	选择一项或多项		
自己具体确定			
犯罪同辈交往阻断训练			
社会交往的指导训练			
生活技能咨询			
理财能力的计划指导			
休闲娱乐咨询			
需要志愿帮助			
其他（在右侧简要表述）			
四、瘾癖方面需要			
（一）需要因素的确定	是	否	不清楚
31. 吸毒，并产生严重影响			
32. 酗酒，并产生严重影响			
33. 赌博，并产生严重影响			
34. 沉迷网络，并产生严重影响			
（二）需要因素的评价	选择一项		
能够适应社会			
不需立即提高			

续表

有提高的需要			
需要认真考虑			
（三）是否需要干预	需要	不需要	
（四）参与矫正动机	低	中	高
（五）干预内容	选择一项或多项		
药物矫治			
心瘾性脱毒			
戒赌矫正			
网瘾阻断			
一般维护			
健康咨询教育			
其他（在右侧简要表述）			
五、认知情感方面需要			
（一）需要因素的确定	是	否	不清楚
35. 常常不能意识或解决自身的问题			
36. 容易冲动			
37. 难以控制愤怒			
38. 常常不能处理好压抑与挫败			
39. 有性攻击、性侵害行为			
40. 曾经自杀或自伤过			
41. 饮食混乱			
42. 不能确定长远目标			
（二）需要因素的评价	选择一项		
能够适应社会			
不需立即提高			

续表

有提高的需要			
需要认真考虑			
（三）是否需要干预	需要	不需要	
（四）参与矫正动机	低	中	高
（五）干预内容	选择一项或多项		
认知技能训练			
性犯罪矫治			
冲动个性的咨询			
愤怒控制训练			
暴力预防矫正			
焦虑管理			
性问题咨询			
自杀自伤预防			
其他（在右侧简要表述）			
六、态度方面需要			
（一）需要因素的确定	是	否	不清楚
43. 具有反社会态度			
44. 具有很强控制欲			
45. 总是得过且过			
46. 对服刑规范不认同			
47. 对监管、教育不合作			
（二）需要因素的评价	选择一项		
能够适应社会			
不需立即提高			
有提高的需要			

续表

<table>
<tr><td>需要认真考虑</td><td colspan="6"></td></tr>
<tr><td align="center">（三）是否需要干预</td><td colspan="3">需要</td><td colspan="3">不需要</td></tr>
<tr><td align="center">（四）参与矫正动机</td><td colspan="2">低</td><td colspan="2">中</td><td colspan="2">高</td></tr>
<tr><td align="center">（五）干预内容</td><td colspan="6">选择一项或多项</td></tr>
<tr><td>反社会价值观、态度的认知治疗</td><td colspan="6"></td></tr>
<tr><td>反社会行为的认知矫正</td><td colspan="6"></td></tr>
<tr><td>目标意志的认知行为治疗</td><td colspan="6"></td></tr>
<tr><td>社会适应与合作问题的咨询</td><td colspan="6"></td></tr>
<tr><td>监管合作与服从的认知治疗</td><td colspan="6"></td></tr>
<tr><td>其他（在右侧简要表述）</td><td colspan="6"></td></tr>
</table>

工具3：有无继续施用毒品倾向评估标准记录表（台湾地区）[①]

编号：________姓名：__________年龄：________性别：____

总分：____继续施用毒品倾向：有　无　综合评分民警：____

评分项目	配分	得分
人格特质	小计	
一、毒品犯罪相关司法记录　（　）笔　10分/笔	不设上限	
二、其他犯罪相关记录　（　）笔　10分/笔	不设上限	
三、短期内再犯加重计分	10分	
半年内再犯10分（　）一年内再犯5分（　）未再犯0分（　）		
四、行为观察	20分	
夹藏5分（　）暴力5分（　）自杀5分（　）恐吓5分（　）		
拒食2分（　）辱骂2分（　）喧哗2分（　）其他违规2分（　）		
临床症候	小计	
五、戒断症状	20分	
有20分（　）　可能有10分（　）　无0分（　）		
六、多重药物使用	10分	
有10分（　）　无0分（　）		
七、注射使用	10分	
有10分（　）　无0分（　）		
八、使用期间	10分	

① 本记录表引自于我国台湾地区看守所附设勒戒处所使用表格。

续表

超过一年10分（ ）一个月至一年5分（ ）少于一个月0分		
九、情绪及态度	10分	
不良10分（ ）略差5分（ ）良好0分（ ）		
环境相关因子	小计	
十、社会功能	5分	
不良5分（ ）　良好0分（ ）		
十一、支持系统	5分	
家属滥用药物5分（ ）未与家人联络2分（ ）		
出生破碎家庭2分（ ）　分居或离婚2分（ ）		
与家人有严重冲突者2分（ ）		

判定原则：

1. 60分以上判定为有继续施用毒品倾向。

2. 50分以下判定为无继续施用毒品倾向。

3. 51分至59分由判定者再做整体评估后决定，若判定为继续施用毒品倾向需加注理由。

4. 情形特殊之个案，在认为依上述分数判定原则不合适时，可依据实际情况详实注明判定理由。

工具4：基本情况调查表[1]

为了了解真实信息，请你如实填写该调查表，在你认为正确的数字下面划勾。

1. 姓名：

2. 性别：①男　　②女

3. 出生日期：

4. 婚姻状况：①已婚　②未婚　③同居　④离婚　⑤丧偶　⑥分居

5. 文化程度：①大专及以上　②中专及高中　③初中　④小学　⑤文盲

6. 原来从事的工作：①农林牧渔生产人员　②商业、服务业　③无业　④其他

7. 过去吸毒以什么为主：①海洛因　②冰毒　③摇头丸　④麻果　⑤其他

8. 过去吸毒以什么形式为主：①烫吸（冰壶）　②注射　③其他

9. 第一次吸毒的年龄：

10. 最后一次吸毒的时间：

11. 吸毒时间：

12. 每日吸毒频次：

13. 自愿戒毒的次数：

14. 最长戒断时间：

15. 是否吸烟：①是　②否

---

① 本调查表为课题组自编。

16. 有无神经科、精神科疾患或内科大病：①是　②否

17. 日常娱乐方式：①读书　②电视电影　③酒吧娱乐　④赌博　⑤吸毒　⑥其他（网络）

18. 初次吸食毒品的原因：①好奇心　②受他人引诱　③环境氛围影响　④缓解不良情绪　⑤减肥　⑥控制病痛

19. 初次吸食毒品的场所：①家中　②娱乐场所或酒店　③朋友家中　④其他

20. 吸毒期间，对毒品的了解程度：①不了解　②不是很了解　③了解

21. 吸毒期间，对毒品危害的了解程度：①不了解　②不是很了解　③了解

22. 吸毒期间，对吸毒的违法性了解程度：①不了解　②不是很了解　③了解

23. 父母亲对自己的管教情况：①管不了　②能管一些　③管得住

24. 家庭氛围：①父母易怒　②单亲家庭　③惩罚式管教　④家庭和谐

25. 家庭对自己回归后的接纳：①能接纳　②基本能　③不太能　④不能

工具5：矫正对象结构性访谈评估[①]

姓名：　　　　年龄：　　　　文化：　　　　籍贯：

婚姻：　　　　罪名：　　　　刑期：　　　　入监：

刑满时间：　　　　参与矫正时间：　　　　是否在矫正小组：

访谈民警：　　　　访谈时间：

一、违法犯罪史评估

1. 这次为什么会犯罪？
2. 有过几次犯罪史？
3. 是否被强制隔离戒毒（劳教）？
4. 对上次服刑或劳教如何看待？
5. 对此次服刑怎么看？

二、物质滥用方面的评估

1. 是否有吸毒史？
2. 吸食毒品的类型？
3. 吸食毒品的频次？
4. 吸食毒品的经济来源？
5. 吸食毒品的常见原因。
6. 从吸食毒品中获得好处有哪些？
7. 因为吸食毒品受到的伤害有哪些？
8. 不吸毒的好处有哪些？
9. 继续吸毒的坏处有哪些？
10. 第一次接触毒品的时间、年龄？

① 本访谈提纲为课题组自编提纲。

11. 第一次接触毒品的场景？

12. 第一次接触毒品的原因？

13. 日常抽烟吗？抽什么牌子的烟？

14. 日常酗酒吗？

15. 日常赌博吗？

16. 是否有纹身？

17. 现在是否偶尔有对毒品的渴求？

18. 是否有戒毒、戒酒、戒赌等方面的需要？

19. 是否尝试过戒毒，结果如何？未能成功的原因。

三、身心适应评估

1. 外观形象、行为表现、体型、衣着。

2. 近期有无感到苦恼的事或不愉快的经历和愉快的经历。

3. 能记起的从儿时起的重大生活事件及对自己成长的影响。（如家庭变故、逃学、吸毒、恋爱受挫等）

4. 在外生活状况如何，有无压力感。

5. 是否接受过心理咨询、心理治疗或其他精神疾病类的治疗？

四、健康评估

1. 身体健康状况如何，有没有身体疾病？

2. 0～10cm 长线段代表心理渴求程度，从“一点儿都有”到“非常强烈”。根据现在心理渴求体验情况在线段上标记。

五、人际关系评估

1. 日常与自己交往最多、最密切的人有谁？

2. 交往的朋友中有违法犯罪的吗？这些人对你有什么影响？

3. 目前与监区警官及同改的关系如何？

4. 与他人交往是否存在困难？

六、家庭与婚姻适应评估

1. 描述一下自己的父母、兄弟姐妹及家庭关系。

2. 与丈夫（男朋友）的关系如何？

3. 与子女的关系如何？

4. 觉得自己是一个什么样的人？

5. 是否收到过性侵犯？

6. 婚姻家庭方面是否存在困难，需要帮助？

七、职业与工作适应评估

1. 从事过哪些工作？

2. 如果更换工作是因为什么？

3. 有没有一技之长和谋生的能力？

八、心理情绪评估（可结合量表测试评估）

1. 睡眠及饮食状况：

2. 性格描述：

3. 情绪的稳定性如何：

4. 焦虑、抑郁等情绪是否明显：

5. 是否对自己或对他人有消极的看法？

九、参加矫正活动意愿评估

1. 参加这次矫正活动的意愿程度（从 1 到 10 评分）

为什么是　　分，不是 0 分？为什么是　　分，不是 10 分？

2. 你觉得你改变吸毒成瘾的状态的重要程度（从 1 到 10 评分）

为什么是　　分，不是 0 分？为什么是　　分，不是 10 分？

3. 通过此次矫正你希望达成的目标：

4. 对能实现目标，彻底戒断毒品的信心指数（从 1 到 10 评分）

①为什么是　　分，不是0分？为什么是　　分，不是10分？

②你觉得如何才能从　　分提高到　　分？

③你觉得阻碍改变最大的障碍是什么？（以前成功的经验？）

④你有什么应对策略？

⑤如果你准备改变，第一步如何做呢？

5. 如果目标实现，可以满足你一个心愿，你的心愿是什么？

6. 对矫正活动的意见或建议：

7. 有没有需要矫正民警帮助解决的现实问题：

工具6：戒毒意愿调查问卷[①]

姓名：　　年龄：　　性别：　　婚姻状况：未婚　已婚　离异

初次吸毒年龄：　吸毒年限：　戒毒次数：　文化程度：

请仔细阅读每一题，然后根据最近一个月以来的实际感觉，选择最符合的答案，在方格内画一个“√”，请不要漏掉任何问题（多数不符合＝有点符合）

题号	项　目	完全不符合	多数不符合	不清楚	多数符合	完全符合
1	现在我想得最多的是如何戒毒成功	0	1	2	3	4
2	我戒毒是因为吸毒给我带来了太多痛苦	0	1	2	3	4
3	我能应付戒毒过程中身体上的痛苦	0	1	2	3	4
4	我已厌倦了吸毒	0	1	2	3	4
5	为了身体健康，我选择戒毒	0	1	2	3	4
6	我怀疑心理治疗能够帮助我戒毒	0	1	2	3	4
7	戒毒是因为我想过正常人的生活	0	1	2	3	4
8	继续吸毒将是一条不归路，所以我要戒毒	0	1	2	3	4
9	我能应付戒毒过程中精神上的痛苦	0	1	2	3	4
10	假若我戒不了毒，我感觉是一种失败	0	1	2	3	4
11	我相信自己一定能够戒毒成功	0	1	2	3	4

① 转引自施红辉主编：《戒毒脱瘾九训理论与实操》，暨南大学出版社2012年版，第35～38页。

续表

题号	项　　目	完全不符合	多数不符合	不清楚	多数符合	完全符合
12	最近，我心情很平静	0	1	2	3	4
13	为了改善夫妻（恋人）关系，所以我要戒毒	0	1	2	3	4
14	为了实现尚未完成的理想，我要戒毒	0	1	2	3	4
15	孤独与空虚会导致我重新吸毒	0	1	2	3	4
16	我渴望得到戒毒成功的一切经验	0	1	2	3	4
17	我戒毒是因为现在我吸毒已经没有了快乐	0	1	2	3	4
18	我有决心克服今后生活道路上的困难	0	1	2	3	4
19	我戒毒是因为要承担对自己、父母及家人的责任	0	1	2	3	4
20	因为吸毒失去了工作与生存能力，我要戒毒	0	1	2	3	4
21	我怀疑药物治疗能够帮助戒毒	0	1	2	3	4
22	吸毒让我失去了很多，为此我要戒毒	0	1	2	3	4
23	我能理解家人的难处	0	1	2	3	4
24	为了戒毒，我什么困难都愿面对，什么苦都愿承受	0	1	2	3	4
25	对自己的前途，我充满希望	0	1	2	3	4
26	我再也不想因吸毒而伤害我的家人了	0	1	2	3	4
27	我没有办法忘掉毒品带来的愉悦	0	1	2	3	4
28	我是被他人逼来戒毒的	0	1	2	3	4
29	为了我的孩子，我一定要戒毒	0	1	2	3	4
30	我不相信自己能够戒毒成功	0	1	2	3	4

续表

题号	项　　目	完全不符合	多数不符合	不清楚	多数符合	完全符合
31	戒毒是由于我对家人非常内疚	0	1	2	3	4
32	我相信自己能够克服对毒品的心理依赖	0	1	2	3	4
33	面对困难，我感到是一种鞭策和挑战	0	1	2	3	4
34	因吸毒导致在家，或监狱，或医院等地方活动非常受限、不自由，所以我要戒毒	0	1	2	3	4
35	我能接受他人对我的冷漠与不信任	0	1	2	3	4
36	我戒毒是为了得到幸福的家庭生活	0	1	2	3	4
37	我想戒毒，但又对难戒的毒瘾感到害怕、担忧	0	1	2	3	4
38	他人歧视会导致我重新吸毒	0	1	2	3	4
39	现在身体已没有办法吸毒了，所以要戒毒	0	1	2	3	4
40	我相信心理治疗对我戒毒是有帮助的	0	1	2	3	4
41	为了获得真正的自由，我要戒毒	0	1	2	3	4
42	我不想过吸毒这种让人看不起的生活	0	1	2	3	4
43	我无法消除脑中毒品的影子	0	1	2	3	4
44	戒毒，是因为家人给我压力	0	1	2	3	4
45	为了家人的名誉，我要戒毒	0	1	2	3	4
46	我尽可能与戒毒专业人员或有成功经验的人多聊天	0	1	2	3	4
47	我嫌买毒品麻烦或危险，因此我要戒毒	0	1	2	3	4

续表

题号	项　　目	完全不符合	多数不符合	不清楚	多数符合	完全符合
48	我仿佛被毒品大网网罗住，没有办法挣脱	0	1	2	3	4
49	想戒毒，但我没有自制力而感到忧虑	0	1	2	3	4
50	我想做一个有用的、成功的人，所以我要戒毒	0	1	2	3	4
51	我再也不想让毒品伤害我的身体的	0	1	2	3	4
52	最近我经常和家人、朋友沟通	0	1	2	3	4
53	吸毒导致（或将要导致）家庭关系破裂，因此我要戒毒	0	1	2	3	4
54	吸毒常使我有犯罪感，因此我要戒毒	0	1	2	3	4
55	我坚决断绝与毒友的任何联系	0	1	2	3	4
56	为了不失去（或找一个）工作，我要戒毒	0	1	2	3	4
57	如果有难的工作要我做，我不希望分配给我	0	1	2	3	4
58	戒毒后，我打算尽可能多地做些事情，让自己忙起来	0	1	2	3	4
59	我戒毒是为了以后的人生过得更有意义	0	1	2	3	4
60	吸毒导致朋友、亲戚疏远我，为此我要戒毒	0	1	2	3	4
61	家人对我戒毒不信任，我发誓要戒毒成功	0	1	2	3	4
62	我戒毒是为了成为有脸面的人	0	1	2	3	4
63	我戒毒是为了戒毒后能挣更多钱	0	1	2	3	4

续表

题号	项　　目	完全不符合	多数不符合	不清楚	多数符合	完全符合
64	对未来我感到绝望	0	1	2	3	4
65	我相信药物治疗对戒毒的帮助	0	1	2	3	4
66	为了戒毒，我打算离开易致我吸毒的环境	0	1	2	3	4
67	有吸毒条件时，会导致我重新吸毒	0	1	2	3	4
68	因经济压力我才戒毒	0	1	2	3	4
69	我愿意坚持不懈地努力，直到戒毒成功	0	1	2	3	4
70	因吸毒总是担心被抓太痛苦，所以我要戒毒	0	1	2	3	4
71	因家人对我的关心和不放弃，我下定决心戒毒	0	1	2	3	4
72	吸毒让我遇到很多麻烦，所以一定要戒毒	0	1	2	3	4
73	这个社会不允许吸毒，所以我必须戒	0	1	2	3	4
74	戒毒过程中，我能够抵抗毒友诱惑	0	1	2	3	4
75	面对吸毒环境，我没有办法抵抗	0	1	2	3	4
76	为了和朋友、亲戚保持亲密关系，我要戒毒	0	1	2	3	4
77	我戒毒是为了对社会做贡献	0	1	2	3	4

工具 7：动机尺、信心尺、重要尺①

根据你对戒瘾的真实想法，圈出与现实情况最为接近的数值。

1	2	3	4	5	6	7	8	9	10
是否戒除毒瘾对我来说完全不重要				一般重要					极其有信心戒除毒瘾

1	2	3	4	5	6	7	8	9	10
完全没有信心戒除毒瘾				一般信心					极其有信心戒除毒瘾

1	2	3	4	5	6	7	8	9	10
我从未想过改变自己的毒品使用状况		有时我会考虑改变自己的毒品使用状况		我已经决定改变自己的毒品使用状况		我已经在尝试改变自己的毒品使用状况		我的毒品使用状况已有所改变，相对以前使用较少	

说明：本研究采用“视觉模拟评分法”（VAS），即给予一条 10cm 的标尺，上面有十个刻度，两端分别为 1 分和 10 分，1 分代表完全不符合，10 分代表完全符合。

① 本工具为自编。

工具8：非理性信念量表①

本部分包括有29题与药物使用有关的想法。请仔细阅读每一叙述句，并依照您自己的想法在该题后适当□内打“√”，表示您对该叙述句的同意程度。如果您完全同意该句的叙述，就在“完全同意”的□内打“√”；如果您大部分同意，就在“大部分同意”的□内打“√”；如果您大部分不同意，就在“大部分不同意”的□内打“√”；如果您完全不同意，就在“完全不同意”的□内打“√”。

非理性信念量表	完全不同意	大部分不同意	大部分同意	完全同意
1. 不吸毒的人生是无聊的。	□	□	□	□
2. 不吸毒，我做不了任何事。	□	□	□	□
3. 即使停止吸毒，我的生活也不会变得更好。	□	□	□	□
4. 如果停止吸毒，我的人生将会是沮丧的。	□	□	□	□
5. 我没有足够的能力停止吸毒。	□	□	□	□
6. 不吸毒，我无法与人交往。	□	□	□	□
7. 我会吸毒全是别人造成的。	□	□	□	□
8. 没有毒品我无法放松。	□	□	□	□
9. 不吸毒，我无法解除我的焦虑。	□	□	□	□
10. 我只吸一次应该不会上瘾。	□	□	□	□
11. 吸毒可以使人暂时忘掉烦恼。	□	□	□	□
12. 吸毒可以满足好奇心。	□	□	□	□

① 本工具由我国台湾地区林瑞钦教授编制。

续表

非理性信念量表	完全不同意	大部分不同意	大部分同意	完全同意
13. 吸毒会带给我充满刺激的感觉。	□	□	□	□
14. 有时心想活着没有意义，干脆吸死算了。	□	□	□	□
15. 我应该不会那么倒霉，吸毒又被警察捉到。	□	□	□	□
16. 只要不让别人发现，吸一、两口没关系。	□	□	□	□
17. 吸毒可以缓解被人冤枉时心里不平的感觉。	□	□	□	□
18. 吸毒可以解除病痛。	□	□	□	□
19. 吸毒可以增强性能力。	□	□	□	□
20. 偶尔吸毒不会损害身体健康。	□	□	□	□
21. 吸毒花自己的钱，又不是杀人抢劫，别人不必管太多。	□	□	□	□
22. 吸毒是减肥的好方法。	□	□	□	□
23. 吸毒是最有效且快速解决问题的方式。	□	□	□	□
24. 再吸一口我就会把毒品戒掉。	□	□	□	□
25. 吸毒是提神的好方法。	□	□	□	□
26. 吸毒可以缓解工作压力。	□	□	□	□
27. 吸毒是一场理智与欲望的拉锯战，而理智终究会失败。	□	□	□	□
28. 吸毒后只要过个两三天就好了，很容易戒掉。	□	□	□	□
29. 凭我的意志力，我不会对毒品上瘾。	□	□	□	□

非理性信念维度：（29 题）

1. 吸毒功效：11、12、13、14、17、18、19、21、22、23、25、26（12）

2. 毒品依赖：1、2、3、4、5、6、8、9、33（9）

3. 侥幸心理：7、10、15、16、20、24（6）

4. 过度自信：37、38（2）

统计方法：

量表数据通过平均分进行分析计算，得分越高，则非理性信念的程度越严重。非理性信念量表总分越高表示受试者理性成分越低，越倾向于用直觉、定性和片面的观点看待问题，容易感情用事；得分越低表示受试者理性成分越高，处理事情时越多采用分析、综合、比较、抽象和概括等理性的方法。吸毒功效维度的分数越高者越深信毒品的功能，认为吸毒能为自己带来好处，吸毒的信念更顽固，尝试的毒品种类也更多；分数低者在某种程度上更能够认识到毒品的“功效”只是表面现象，吸毒对自己更多的是危害。毒品依赖维度的高分者对毒品的依赖更为严重，倾向于更加渴求毒品，也倾向于更频繁地吸食毒品；相反，低分者对毒品的依赖较为轻些，毒瘾的戒除应该相对容易。侥幸心理维度得分高者更倾向于幻想自己吸毒不会上瘾，或者认为自己吸毒不会被抓住；得分低者对吸毒危害的认识相对清楚，对吸毒的后果也相对明了。过度自信维度的高分者经常高估自己对毒品和吸毒的控制力，认为只要自己想戒毒就可以轻松戒掉毒品，低分者反之。

工具9：毒瘾测试①

根据你的实际情况回答下表，如果有两个或两个以上的问题回答“是”，说明你已经产生了依赖。如果回答“是”的问题在两个以下，说明你可能处于依赖的初级阶段，或可能有滥用毒品的初步问题。

序号	题目	答案	
1	你是否需要增加药物剂量来达到和先前吸毒一样的满足程度	是	不是
2	你是否经历戒断症状（如流鼻涕、发抖、睡眠障碍、腹泻）或正使用药物来舒缓这些症状？	是	不是
3	你是否曾想要减少使用毒品，或曾尝试减少却做不到？	是	不是
4	你是否花大量的时间在获取使用毒品或克服毒瘾上？	是	不是
5	你是否因为使用毒品而放弃了重要的活动	是	不是
6	你是否察觉到毒品虽使你的身体比平时更加不适或情绪更加低落，但仍然在继续使用毒品？	是	不是
7	你实际使用的剂量是否比打算用的还要多，或使用时实际所花的时间比打算的还要长？	是	不是

① 转引自施红辉主编：《戒毒脱瘾九训简易读本》，暨南大学出版社2012年版，第14页。

工具10：毒瘾再认知调查问卷[①]

仔细阅读每一条，然后根据接受训练以来的实际感觉，选择最适当的答案，在方格内画一个“√”，请不要漏掉问题（多数不符合 = 有点符合）。

序号	题目	完全不符（0分）	多数不符（1分）	不清楚（2分）	多数符合（3分）	完全符合（4分）
1	我知道我们现在上的课的内容是叫做“心瘾戒断项目”					
2	我知道“心瘾戒断项目”跟以往课程的区别					
3	我认为“心瘾戒断项目”比以往的课程更容易让人接受					
4	我渴望得到戒毒成功的一切方法					
5	我明白自己既是一名服刑人员、一名吸毒人员，更是一名病人					
6	我有决心克服今后生活道路上的困难					
7	因吸毒失去了工作与生存能力，走上犯罪道路，我要摆脱毒品					
8	我相信自己能够克服对毒品的心理依赖					
9	没有吸毒，我已经没有生理上的不适感了					
10	我知道吸毒是违法行为而且会诱发犯罪					

① 本工具为自编问卷。

续表

序号	题目	完全不符（0分）	多数不符（1分）	不清楚（2分）	多数符合（3分）	完全符合（4分）
11	我知道毒瘾为什么如此难戒					
12	为摆脱毒品，我什么困难都愿意面对，什么苦都愿承受					
13	我知道戒除毒瘾需要家庭的帮助					
14	我知道彻底戒除毒瘾需要社会的帮助					
15	我知道毒品泛滥给国家造成了巨大损失					
16	我相信毒品的泛滥会危害国家的稳定					
17	最近，我感觉精神没有以前那么颓废了					
18	这几天我脑海里已经不再想起吸毒了					
19	假若我戒不了毒，我感觉是一种失败					
20	我相信“心瘾戒断项目”能够教会我戒除毒瘾的方法					
21	吸毒让我失去很多，因此我要戒毒					
22	我能理解家人的痛苦					
23	我已经忘掉毒品带来的愉悦					
24	我愿意坚持不懈地努力，直到戒毒成功					

根据答案进行计算：

90分以上：对毒瘾的认知有了质的飞跃，已经具有强烈的戒毒意愿。

80分以上90分以下：效果明显，对毒瘾有了深刻的认知。

70 分以上 80 分以下：取得了一定的效果，认知程度相比以前有所上升。

60 分以上 70 分以下：效果一般，有一定的心瘾戒断意愿。

60 分以下：没有效果，不能进入下一阶段的训练。

工具11：抑郁自评量表（SDS）[①]

下面有二十条文字，请仔细阅读每一条，把意思弄明白，然后根据您最近一星期的实际情况在适当的方格里划，每一条文字后有四个格，表示：

序号	题目	没有或很少时间	小部分时间	相当多时间	绝大部分或全部时间
1	我感到情绪沮丧，郁闷				
2	我感到早晨心情最好				
3	我要哭或想哭				
4	我夜间睡眠不好				
5	我吃饭像平时一样多				
6	我的性功能正常				
7	我感到体重减轻				
8	我为便秘烦恼				
9	我的心跳比平时快				
10	我无故感到疲劳				
11	我的头脑像往常一样清楚				
12	我做事情像平时一样不感到困难				
13	我坐卧不安，难以保持平静				
14	我对未来感到有希望				
15	我比平时更容易激怒				
16	我觉得决定什么事很容易				

① 抑郁自评量表（Self－rating depression scale，SDS），是含有20个项目，分为4级评分的自评量表，原型是Zung抑郁量表（1965）。

续表

序号	题目	没有或很少时间	小部分时间	相当多时间	绝大部分或全部时间
17	我感到自已是有用的和不可缺少的人				
18	我的生活很有意义				
19	假若我死了别人会过得更好				
20	仍旧喜爱自己平时喜爱的东西				

工具12：焦虑自评量表（SAS）[1]

下面有二十条文字，请仔细阅读每一条，把意思弄明白，然后根据您最近一星期的实际情况在适当的方格里划，每一条文字后有四个格，表示：

序号	题目	没有或很少时间	小部分时间	相当多时间	绝大部分或全部时间
1	我觉得比平时容易紧张或着急				
2	我无缘无故在感到害怕				
3	我容易心里烦乱或感到惊恐				
4	我觉得我可能将要发疯				
5	我觉得一切都很好				
6	我手脚发抖打颤				
7	我因为头疼、颈痛和背痛而苦恼				
8	我觉得容易衰弱和疲乏				
9	我觉得心平气和，并且容易安静坐着				
10	我觉得心跳得很快				
11	我因为一阵阵头晕而苦恼				
12	我有晕倒发作，或觉得要晕倒似的				
13	我吸气呼气都感到很容易				
14	我的手脚麻木和刺痛				
15	我因为胃痛和消化不良而苦恼				

① 焦虑自评量表（Self - Rating Anxiety Scale SAS）由华裔教授Zung编制（1971）。

续表

序号	题目	没有或很少时间	小部分时间	相当多时间	绝大部分或全部时间
16	我常常要小便				
17	我的手脚常常是干燥温暖的				
18	我脸红发热				
19	我容易入睡并且一夜睡得很好				
20	做恶梦				

工具13：心理韧性量表

心理韧性是个人面对逆境、创伤、悲剧、威胁或更大的压力源（例如家庭和人际关系问题、严重健康问题或工作和经济压力）时的良好适应过程。此量表包括25个条目，采用Likert－5级评分法。0～4分依次代表“完全不是这样”“很少这样”“有时这样”“经常这样”“几乎总是这样”。于肖楠等人将其引入国内，并测量了它的信度、效度，共分为3个因子，命名为坚韧、自强和乐观。中文量表的内部一致性较好。全文Cronbach alpha系数为0.91，三个分量表分别为0.88，0.80和0.60。

0＝完全不是这样；1＝很少这样；2＝有时这样；3＝经常这样；4＝几乎总是这样

1. 我能够适应变化	0　1　2　3　4
2. 我有亲密稳定的关系	0　1　2　3　4
3. 有时上帝或命运能帮助我	0　1　2　3　4
4. 我能处理任何突发情况	0　1　2　3　4
5. 过去的成功能够给我应对新挑战的信心	0　1　2　3　4
6. 我能看到事物幽默的一面	0　1　2　3　4
7. 应对压力可以提高我自己	0　1　2　3　4
8. 我能够从疾病或者困难中恢复过来	0　1　2　3　4
9. 任何事情的发生都有它的理由	0　1　2　3　4
10. 不管做什么事情都尽自己最大的努力	0　1　2　3　4
11. 人们能实现自己的目标	0　1　2　3　4
12. 我从不放弃，即使事情看起来没有希望	0　1　2　3　4
13. 我知道到哪去求助	0　1　2　3　4
14. 即使面对压力，我也能集中注意力并且仔细思考	0　1　2　3　4

续表

15. 我喜欢带头解决问题	0　1　2　3　4
16. 就算失败了我也不会被击垮	0　1　2　3　4
17. 我认为自己很强大	0　1　2　3　4
18. 我能够做出不寻常或艰难的决定	0　1　2　3　4
19. 我能够应对不愉快的事情	0　1　2　3　4
20. 我必须凭直觉做事	0　1　2　3　4
21. 我有强烈的使命感	0　1　2　3　4
22. 我能够把握自己的生活	0　1　2　3　4
23. 我喜欢挑战	0　1　2　3　4
24. 只有努力才能实现自己的目标	0　1　2　3　4
25. 我为自己的成就感到自豪	0　1　2　3　4

工具14：环境诱发生物反馈测试①

环境诱发渴求感实验模式：在环境刺激诱发状态下，运用生物反馈仪测量脑电、肌电等生理反应，并寻求通过训练降低药物依赖者对环境诱因的敏感性，降低复吸的可能。

测试过程：先进行5分钟的放松训练，运用生物反馈仪测量各项生理指标的基线值；进入实验模式，电脑播放吸毒的场景、音乐等，呈现仿真毒品及各种吸毒用具。生物反馈仪自动采集生理指数，通过与基线值对比，生成波动值。通过波动值衡量测试对象的渴求程度。同时，运用0~10分模拟标尺自我评定当时的渴求感程度。(0分为完全不想毒品；10分为极度想使用毒品。)

诱发渴求感有多种实验模式，主要体现在刺激物的不同。环境相关的线索包括观看吸毒的录像；听人谈论有关使用毒品的感受；或利用矿泉水瓶、吸管等实际操作。有研究表明，直接操作诱发渴求感的作用最强。本研究主要使用观看吸毒的录像、仿真毒品、器具等，今后可尝试运用直接操作的方式诱发渴求感。

---

① 根据伟思生物反馈仪内设模块设计。

工具15：拒绝吸毒量表（refusal scale）①

请根据你现在的情况，认真填写“拒绝吸毒量表”（要求：必须是真实的想法，不要隐瞒）。

如果面对以上的毒品，你反应会如何？（请在你认为最合适的选项下达“√”）

选“非常难拒绝”为1分，选“颇难拒绝”为2分，选“不知道”为3分，选“颇容易拒绝”为4分，选“非常容易拒绝”为5分，得分越高，说明你的抵御能力越强。

毒品的种类	非常难拒绝	颇难拒绝	不知道	颇容易拒绝	非常容易拒绝
A. 大麻					
B 白粉（海洛因）					
C. 摇头丸（亚甲二氧基甲基安非他明）					
D. K粉（氯胺酮）					
E. 冰毒（甲基安非他明）					
F. 忽得（甲喹酮）					
G. 五仔、蓝精灵					

① 转引自施红辉主编：《戒毒脱瘾九训简易读本》，暨南大学出版社2012年版，第73页。

工具16：渴求度量表①

本部分包括有10题与药物使用有关的想法。请仔细阅读每一叙述句，并依照您自己的想法在该题后适当□内打“√”，表示您对该叙述句的同意程度。如果您完全同意该句的叙述，就在“完全同意”的□内打“√”；如果您大部分同意，就在“大部分同意”的□内打“√”；如果您大部分不同意，就在“大部分不同意”的□内打“√”；如果您完全不同意，就在“完全不同意”的□内打“√”。

渴求度量表	完全不同意	大部分不同意	大部分同意	完全同意
1. 渴求吸毒是生理反应，因此我根本无法抗拒。	□	□	□	□
2. 如果我无法满足对吸毒的渴求，这难过的情形会越来越严重。	□	□	□	□
3. 渴求吸毒的感觉使我发狂。	□	□	□	□
4. 我总是对毒品产生渴求。	□	□	□	□
5. 如果您从来没有吸过毒，就无法想象那种渴求毒品的感觉。	□	□	□	□
6. 我这辈子将会持续的对吸毒产生渴求。	□	□	□	□
7. 我无法控制渴求毒品时身体上的不舒服。	□	□	□	□
8. 对吸毒的渴求远胜于自己的意志力。	□	□	□	□
9. 当我渴求毒品时，根本无法控制自己的想法与意念。	□	□	□	□

① 本工具由我国台湾地区林瑞钦教授编制。

续表

渴求度量表	完全不同意	大部分不同意	大部分同意	完全同意
10. 只要有想吸毒的念头，我一定会去找毒品来用。	□	□	□	□

计分方法：

渴求度量表是单维结构，以平均分来进行统计分析，得分越高，则渴求度越高。

工具17：DPFX 调查问卷[①]

姓名__________编号__________年龄________文化程度______

请认真阅读下面每道题，在符合你的实际情况或看法后面的“(　)”内打“√”。答题时请注意：不要在每道题目上反复思考，应根据看完题目后的第一印象尽快作答；要回答完每一道题目，不要有遗漏。

毒品包括：白粉（海洛因）、吹壶壶（溜冰、吸冰毒）、鸦片、大麻、摇头丸、K粉等。

1. 如果他人在我面前提供毒品，我很难拒绝。

是（　）　否（　）

2. 即使为了吸毒必须偷盗，我也愿意。

是（　）　否（　）

3. 毒品能救我于孤单之中。　是（　）　否（　）

4. 我对未来很担忧。　是（　）　否（　）

5. 不论事情大小，我从不将自己的过错推给别人。

是（　）　否（　）

6. 如果毒品在我面前，我就吸。　是（　）　否（　）

7. 即使用违法的方法我也想得到毒品。

是（　）　否（　）

8. 我觉得孤独时，我会复吸。　是（　）　否（　）

9. 我不能控制我的情感。　是（　）　否（　）

10. 在我认识的警察里，个个我都喜欢。

是（　）　否（　）

---

① 由南京大学社会学院耿柳娜、钱伯建、沈晖初步修订。

11. 以后，我在聚会上可能会吸毒。

是（ ） 否（ ）

12. 为了得到买毒品的钱，我愿意做任何事。

是（ ） 否（ ）

13. 如果让我一个人呆着，我就会吸毒。

是（ ） 否（ ）

14. 我干任何事都没有动力。 是（ ） 否（ ）

15. 我从未拿过别人的东西（哪怕一针一线）。

是（ ） 否（ ）

16. 我生气的时候，会复吸。 是（ ） 否（ ）

17. 我出去后就会吸食毒品。 是（ ） 否（ ）

18. 我极其渴望吸食毒品。 是（ ） 否（ ）

19. 我因为急躁而感到疲劳。 是（ ） 否（ ）

20. 我从来没有出现过什么差错。 是（ ） 否（ ）

21. 如果有人把毒品放在我鼻子下，我想我不能拒绝。

是（ ） 否（ ）

22. 即使我知道会被捕，但还是会吸食毒品。

是（ ） 否（ ）

23. 我觉得无聊时，我会复吸。 是（ ） 否（ ）

24. 我很担心我未来的生活与家庭等情况。

是（ ） 否（ ）

25. 只要我用了少量毒品，我就不能停了。

是（ ） 否（ ）

26. 我会想尽各种办法得到毒品。 是（ ） 否（ ）

27. 如果让我吸毒，我会感到鼓舞。

是（ ） 否（ ）

28. 我很难控制我的情感。 是（ ） 否（ ）

29. 我不高兴时，就会吸毒。 是（ ） 否（ ）

30. 无论遭受到多么不幸的打击，我都能不仇恨对方。

是（ ） 否（ ）

31. 我找不到做事情的动力。 是（ ） 否（ ）

工具18：社会支持评定量表[①]

肖水源于1986～1993年设计的《社会支持评定量表》。该量表设计合理，具有较好的信度和效度，能较好地反映个体的社会支持水平。通过该量表可以了解个体的社会支持水平，能更好地帮助人们适应社会和环境，提高个体的身心健康水平。目前采用的社会支持评定量表多采用多轴评价法，得分越高，社会支持度越高。

指导语：下面的问题用于反映您在社会中所获得的支持，请按各个问题的具体要求，根据您的实际情况写。谢谢您的合作。

1. 您有多少关系密切，可以得到支持和帮助的朋友？（只选一项）

（1）一个也没有

（2）1～2个

（3）3～5个

（4）6个或6个以上

2. 近一年来您：（只选一项）

（1）远离他人，且独居一室

（2）住处经常变动，多数时间和陌生人住在一起

（3）和同学、同事或朋友住在一起

（4）和家人住在一起

3. 您与邻居：（只选一项）

（1）相互之间从不关心，只是点头之交。

（2）遇到困难可能稍微关心。

（3）有些邻居很关心您。

---

① 肖水源于1986～1993年设计的《社会支持评定量表》。

（4）大多数邻居都很关心您。

4. 您与同事：（只选一项）

（1）相互之间从不关心，只是点头之交。

（2）遇到困难可能稍微关心。

（3）有些同事很关心您。

（4）大多数同事都很关心您。

5. 从家庭成员得到的支持和照顾（在合适的框内划“√”）

	无	极少	一般	全力支持
A. 夫妻（恋人）				
B. 父母				
C. 儿女				
D. 兄弟姐妹				
E. 其他成员（如嫂子）				

6. 过去，在您遇到急难情况时，曾经得到的经济支持和解决实际问题的帮助的来源有：

（1）无任何来源

（2）下列来源：（可选多项）

A. 配偶；B. 其他家人；C. 亲戚；D. 朋友；E. 同事；F. 工作单位；G. 党团工会等官方或半官方组织；H. 宗教、社会团体等非官方组织；I. 其他（请列出）

7. 过去，在您遇到急难情况时，曾经得到的安慰和关心的来源有：

（1）无任何来源

（2）下列来源：（可选多项）

A. 配偶；B. 其他家人；C. 亲戚；D. 朋友；E. 同事；F. 工

作单位；G. 党团工会等官方或半官方组织；H. 宗教、社会团体等非官方组织；I. 其他（请列出）

8. 您遇到烦恼时的倾诉方式：（只选一项）

（1）从不向任何人诉述。

（2）只向关系极为密切的1~2个人诉述。

（3）如果朋友主动询问您会说出来。

（4）主动诉述自己的烦恼，以获得支持和理解。

9. 您遇到烦恼时的求助方式：（只选一项）

（1）只靠自己，不接受别人帮助。

（2）很少请求别人帮助。

（3）有时请求别人帮助。

（4）有困难时经常向家人、亲友、组织求援。

10. 对于团体（如党团组织、宗教组织、工会、学生会等）组织活动：（只选一项）

（1）从不参加

（2）偶尔参加

（3）经常参加

（4）主动参加并积极活动

工具 19：回归后随访研究调查表①

矫正对象：________回访途径：________回访民警：____

回访时间：________刑满时间：________

□实验组__________□对照组

矫正对象去向：

□保持操守

□复吸未治疗

□复吸在治疗

□社区康复

□强戒所

□监狱

□死亡

□联系不上

□其他

备注信息：

① 该表为自编调查表。

附录 3：女犯心瘾戒断矫正项目内容架构

<table>
<tr><td colspan="3">阶段 1：筛选评估阶段（风险、需求评估；矫正前测试、访谈）</td></tr>
<tr><td colspan="3">阶段 2：认知行为调整阶段（四个模块）</td></tr>
<tr><td rowspan="12">模块一：激发改变动机（MI 在矫正团体中的应用，关键在给予每个成员获得产生和探索改变语句的最大机会）</td><td rowspan="3">单元 1：循证矫正试点工作动员会</td><td>1. 宣讲（重点在益处）</td></tr>
<tr><td>2. 破冰行动，团队建设</td></tr>
<tr><td>3. 宣读、签订《矫正意愿书》</td></tr>
<tr><td>个体结构性访谈（倾听、导进、关系）</td><td>2 小时/矫正对象，共计 60 小时。
（MI 矫正民警自评提纲）</td></tr>
<tr><td rowspan="2">单元 2：聚焦戒瘾问题</td><td>4. 要改变的理由 VS 不改变的理由（讨论、辩论）</td></tr>
<tr><td>5 ~6. 探索价值观和目标（最重要的事）</td></tr>
<tr><td rowspan="3">单元 3：唤出戒瘾动机</td><td>7. 重要尺</td></tr>
<tr><td>8. 信心尺</td></tr>
<tr><td>9. 戒除毒品宣誓承诺仪式</td></tr>
<tr><td rowspan="3">单元 4：计划改变方案</td><td>10. 改变的路径（头脑风暴）</td></tr>
<tr><td>11. 制定改变方案</td></tr>
<tr><td>12. 模块测试（戒毒意愿调查问卷；动机尺、信心尺、重要尺）</td></tr>
<tr><td rowspan="4">模块二：纠正非理性信念</td><td rowspan="3">单元 5：关于“成瘾”的非理性信念</td><td>13. 讨论“我”的想法（ABC）</td></tr>
<tr><td>14. 分类为触发、自动化、促进性</td></tr>
<tr><td>15. 罗列非理性信念</td></tr>
<tr><td>个体咨询，澄清非理性信念</td><td>2 小时/矫正对象，共计 60 小时。</td></tr>
</table>

续表

模块二：纠正非理性信念	单元6：澄清非理性信念	16. 分组辩论
		17. 戒瘾成本—效益评估
		18. 聆听、阅读、抄写《心经》
	单元7：自我标签	19. 认识消极自我标签
		20. 撕开消极自我标签
		21. 贴上积极自我标签
	单元8：独特的我	22. 我是谁
		23. 我的特质（成功改变者卡片）
		24. 模块测试（非理性信念量表；毒瘾测试；毒瘾再认知测试）
模块三：解决不良情绪	单元9：抑郁	25. 认识抑郁
		26. 抑郁的自我管理
		27. 积极的态度
	单元10：焦虑	28. 认识焦虑
		29～30. 体验九种放松训练技巧
	单元11：愤怒	31. 认识愤怒
		32. 愤怒管理
		33. 愤怒控制
	单元12：情绪ABC	34. 合理情绪疗法
		35. 情绪的宣泄与释放
		36. 模块测试（抑郁自评量表；焦虑自评量表）

续表

模块四：压力耐受技巧训练	单元 13：压力	37. 讨论与毒品有关的压力感受
		38. 痛苦和压力是生活的组成部分
		39. 从改变压力事件到接纳、找到意义和忍受压力
	单元 14：危机幸存策略	40. 讨论个体如何应对压力
		41. 分心、自我安慰
		42. 提升这一刻、考虑支持和反对的理由
	单元 15：接纳现实的指导	43. 观察你的呼吸练习
		44. 微笑练习
		45. 觉察练习
	单元 16：接纳现实的基本原则	46. 接纳
		47. 意愿
		48. 模块测试（心理韧性量表）
阶段 3：戒瘾行为强化阶段（两个模块）		
模块五：预防复吸训练	单元 17：应付渴求感	49. 成瘾资料学习
		50. 讨论“渴求感”
		51. 应对“渴求感”
	单元 18：识别复吸的高危情境	52. 我的高危情境
		53. 建立警报系统
		54. 我的策略
	单元 19：拒绝毒品的技巧（一）	55 ~ 56. 分组角色扮演
		57. 讨论
	单元 20：拒绝毒品的技巧（二）	58. 说“不”；救命 30 秒
		59. 改变“偶吸”认知

续表

		60. 模块评估（生物反馈心瘾渴求评估；拒绝吸毒量表；渴求度量表；毒品复吸高危量表）
模块六：重塑社会支持	单元21：人际沟通技能训练	61. 学会交流训练
		62. 信息传递训练
		63. 冲突解决训练
	单元22：邀请禁毒社会帮教志愿者开展帮教活动	64. 介绍当前禁毒形势、政策
		65. 回归典型帮教
		66. 现场自由交流
	单元23：邀请矫正对象家属来监开展帮教活动	67～69. 心理情景剧、舞蹈、手语操表演；现场访谈；亲情会见
	单元24：走向明天	70. 音乐中讨论“明天”
		71. 拍摄集体、个人照片，结束团体
		72. 模块评估（社会支持评定量表）
阶段4：回归跟踪阶段		

附录4：参考文献

一、著作类

1. 王增珍著：《成瘾行为心理治疗操作指南与案例》，人民卫生出版社2012年出版。

2. 杨波著：《人格与成瘾》，新华出版社2005年出版。

3. 杨波、戴建海、张卓、赵辉著：《毒品成瘾与心理康复》，中国政法大学出版社2015年出版。

4. 曹广健著：《服刑人员团体心理辅导策略》，中国财经经济出版社2013年出版。

5. 翟中东著：《国际视域下重新犯罪防治政策》，北京大学出版社2012年出版。

6. 翟中东著：《社区性刑罚的崛起与社区矫正的新模式——国际的视角》，中国政法大学出版社2013年出版。

7. 施红辉编：《戒毒脱瘾九训简易读本》，暨南大学出版社2012年出版。

8. 贾东明著：《毒品：成瘾与康复》，浙江大学出版社2013年出版。

9. 施红辉、李荣文、蔡燕强编：《毒品成瘾者矫治概论》，科学出版社2009年出版。

10. 施红辉编：《戒毒脱瘾九训理论与实操》，暨南大学出版社2012年出版。

11. 弗雷德里克·沃尔夫顿（Dr. Frederick Woolverton）、苏珊·夏皮罗（Susan Shapriro）著：《戒瘾——成瘾治疗的案例分析与自助指南》，电子工业出版社2015年出版。

12. 迈克尔·格索普：《"毒品"离你有多远?》，天津人民出版社 2013 年出版。

13. 丹尼斯・C・戴利著：《治疗师指南——戒除酗酒或嗜药的有效康复策略》，中国人民大学出版社 2010 年出版。

14. 厄里怀恩（Earleywine，M.）著：《成瘾障碍的心理治疗》，中国轻工业出版社 2012 年出版。

15. BILL READING 著：《心理咨询师与心理治疗师释惑系列・成瘾》，人民卫生出版社 2008 年出版。

16. Robert R. Pe 著：《成瘾者治疗指导计划》，中国轻工业出版社 2005 年出版。

17. 巴特尔（Curt R. Bartol）著：《犯罪心理学》，中国轻工业出版社 2009 年出版。

18. 克拉克・A・坎贝尔著：《一页纸项目管理》，东方出版社 2008 年出版。

19. 宋行、朱洪祥主编：《循证矫正理论与实践》，化学工业出版社 2012 年出版。

20. Marsha M. Linehan 著：《边缘性人格障碍治疗手册》，中国轻工业出版社 2009 年出版。

21. Tian Po Oei 著：《抑郁的团体认知行为治疗》，人民卫生出版社 2012 年出版。

22. 彼得・J・柏林（PeterJ. Bieling），兰迪・E・麦凯比（Randi Cabe），马丁・M・安东尼（Martin M. Antony）著：《团体认知行为治疗》，世界图书出版公司 2011 年出版。

23. William R. Miller、Stephen Rollnick 著：《动机式访谈法：帮助人们改变》，华东理工大学出版社 2013 年出版。

24. 亚伯拉罕・马斯洛著：《动机与人格》，陕西师范大学出版社 2010 年出版。

25. 莱德利，马克斯著：《认知行为疗法：新手治疗师实操必读》，中国轻工业出版社 2012 年出版。

26. 马修·麦克凯（Matthew Mckay）著：《辩证行为疗法》，重庆大学出版社 2009 年出版。

27. 怀特著：《学习认知行为治疗图解指南》，人民卫生出版社 2010 年出版。

28. 贝克（Judith S. Beck）著：《认知疗法基础与应用》，中国轻工业出版社 2013 年出版。

29. 贝克（Judith S. Beck）著：《认知疗法进阶与挑战》，中国轻工业出版社 2013 年出版。

30. Robert L. Leahy 著：《认知治疗技术从业者指南》，中国轻工业出版社 2005 年出版。

31. 杨爱华、王丽珍、洪宇、李梦婷著：《项目管理——计划、进度和控制的系统方法》，电子工业出版社 2010 年出版。

32. 黄飞宏著：《项目管理实战指导》，清华大学出版社 2014 年出版。

33. 田国秀著：《团体心理游戏实用解析》，学苑出版社 2010 年出版。

34. 彼得·罗西、霍华德·弗里曼、马克·李普希著：《项目评估：方法与技术》，华夏出版社 2002 年出版。

35. 艾尔·巴比著：《社会研究方法》，华夏出版社 2005 年出版。

36. 阳志平著：《积极心理学团体活动课操作指南》，机械工业出版社 2009 年出版。

二、期刊类

1. 张桂荣、司绍寒、陈静编译：《美国循证矫正实践的概念及基本特征》，载《犯罪与改造研究》2012 年第 6 期。

2. 张苏军：《在全国监狱信息化建设应用工作座谈会上的讲话（2012 年 6 月 4 日）》，载《中国监狱》2012 年第 3 期（总第 83 期）。

3. 邵雷：《在与全国新任监狱局长、监狱长培训班座谈时的讲话（2012 年 4 月 26 日）》，载《中国监狱》2012 年第 4 期（总第 84 期）。

4. 周勇，张灵：《初论矫正项目》，载《河南司法警官职业学院学报》2009 年第 4 期。

5. 周勇：《矫正项目：教育改造的一种新思路》，载《中国司法》2010 年第 4 期。

6. 张峰，赵刚，杨波：《论循证矫正方案的科学设计》，载《河南司法警官职业学院学报》2014 年第 6 期。

7. 杨波、秦启文：《成瘾的生物心理社会模型》，载《心理科学》2005 年第 1 期。

8. 李鹏平、潘统鹤、李双艳等：《探索丰富环境对毒品成瘾的防治作用》，载《科学》2015 年 1 月第 67 卷 1 期。

9. 刘志强、陈身健、徐丽君：《药物成瘾治疗的研究进展》，载《实用医学杂志》2015 年第 4 期。

10. 方乐、张新卫：《动机性访谈的理论与实践》，载《现代实用医学》2011 年第 9 期。

11. 杨波、刘旭、杨苏勇、安莎莎、应柳华：《人格、社会支持和非理性信念对男性戒毒劳教人员药物渴求的影响》，载《心理科学》2007 年第 6 期。

12. 翟中东：《当代英美刑法中的人格地位与人格评估》，载《河北法学》2009 年第 2 期。

13. 张崇脉：《当代美国循证矫正及其启示》，载《中国刑事法杂志》2013 年第 6 期。

14. 赵辉、张卓、杨波：《强制隔离戒毒人员冲动性和非理性信念的特点分析》，载《中国药物滥用防治杂志》2011 年第 4 期。

15. 孔安康、杨波、肖玉琴：《强戒人员分离体验与冲动性的性别差异及与药物渴求的关系》，载《河南司法警官职业学院学报》2011 年第 2 期。

16. 陈展、杨波、刘思卿：《强制隔离戒毒人员戒毒动机、事件影响以及相互关系的特点》，载《心理研究》2011 年第 3 期。

17. 韦威全：《海洛因成瘾者渴求影响因素分析及其量表评价》，华中科技大学 2013 年硕士学位论文。

18. 孙霞、翟中东：《矫正理念的未来——全球背景下的思考》，载《安徽警官职业学院学报》2004 年第 1 期。

19. 朱世普、贺林华、李科生：《系统脱敏治疗对戒毒人员毒品渴求感的干预》，载《法制与社会》2015 年第 5 期。

20. 吴宇棋、钱磊、杨漫欣：《毒品成瘾的心理机制探究》，载《医学与社会》2012 年 11 月。

21. 林瑞钦、黄秀瑄：《海洛因吸食者吸食海洛因信念探析》，载《2003 年犯罪矫正与观护研讨会论文集》。

22. 杨玲、崔诣晨：《193 例戒毒者人格类型及其与自尊、社会支持和应对策略的关系》，载《心理科学》2003 年第 26 期。

23. 章震宇：《海洛因成瘾者复吸倾向的研究》，载《心理科学》2004 年第 27 期。

24. 刘哲宁、姚树桥：《认知行为治疗》，载《中国临床康复》2002 年第 21 期。

25. 刘芳、彭月华等：《以结构化提问为导向的戒毒患者认知行为团体心理治疗策略初探》，载《中国药物依赖性杂志》2010 年第 19 卷第 5 期。

26. 杨玲、崔诣晨:《193 例戒毒者人格类型及其与自尊、社会支持和应对策略的关系》，载《心理科学》2003 年第 26 期。

27. 杨永芳：《吸毒者压力、社会支持与应对方式的关系研究》，西北师范大学 2010 年硕士毕业论文。

28. 张维:《浅谈女性复吸的心理原因及其预防》，载《学理论》2013 年第 8 期。

29. 李科生、邓巍、段宜:《加拿大风险评估管理对国内戒毒工作循证戒治的启示》，载《云南警官学院学报》2015 年第 4 期。

30. Diane Kholos Wysocki;《Readings in social Research Methods (Second Editjon)》. Wadsworth PubIishing Company, Edition 2004, Page 175.

31. Michael G. Maxfield and Earl Babbie:《Research Methods for Criminal Justice and Criminology (Second Edition)》, Wadsworth Publishing Company, Edition 1998, Page 333.

32. Diclemente C. C. , Addiction and Change: How Addictions Develop and Addicted People Recover, Am Psychiatric Assoc, 2003, p. 6.

33. Robins L. N. , "The natural history of drug abuse", Acta Psychiatrica Scandinavica, 1980, 62 (s284), pp. 7 ~20.

34. Hesselbrock M. N. , Hesselbrock V. M. , Epstein E. E. , "Theories of etiology of alcohol and other drug use disorders", Addictions: A Comprehensive Guidebook, 1999, pp. 50 ~72.

35. Khantzian E. J. , "An ego/self theory of substance dependence: A contemporary psycho - analytic perspective", NIDA Kes Monogr,

1980, 30, pp. 29 ~ 33.

36. Wills T. A. , Shiffman S. , Coping and Substance Use, Academic Press, 1985.

37. Mcauliffe W. E. , Gordon R. A. , "A test of lindesmith' s theory of addiction: The frequency of euphoria among long – term addicts", American Journal of Sociology, 1974, pp. 795 ~ 840.

38. Andrews, D. A. , Zinger, I. , Hoge, R. D. , Bonta, J. , Gendreau, P. , &Cullen, F. T. Doescorrectional treatment work? A clinically relevant and psychologically informed meta – analysis. Criminology, 28, 369 ~ 404.

39. Curt R. Bartol. Criminal Behavior: A Psychological Approch. Prentice Hall, 2000. Gila Chen. Social Support, Spiritual Program, and Addiction Recovery.

40. International Journal of Offender Therapy and Comparative Criminology. 2006, 50 (3): 306 ~ 323.

41. Laura Vangsness, Brenna H. Bry, Erich W. LaBouvie. Impulsivity negative expectancies and marijuana use; A test of the.

42. acquired preparedness model. Addictive Behaviors. 2005, 30: 1071 ~ 1076.

43. AIan W Stacy, Keith F Widaman, G. Alan Marlatt. Expectancy Models of Alcohol Use. Journal of Personality and Social Psychology, 1990, 58 (5): 918 ~ 928

44. AIan W Stacy, Keith F Widaman, G. Alan Marlatt. Expectancy Models of Alcohol Use. Journal of Personality and Social Psychology, 1990, 58 (5): 918 ~ 928

45. Aarons G A, Brown S A, Stice E, &Coe M T, Psychometric

evaluation of the marijuana and stimulant expectancy questionnaires for adolescents Addictive Behaviors, 2001. 26 (2): 219 ~ 236.

46. Daniel J W , Paul D, Geoffrey K L, et al. A Longitudinal Study of Adolescents' Perceptions of Support and Stress: Stability and Change. Journal of Adolescent Research, 1998, 13: 158 ~ 177.

47. Prochaska J. O. , Diclemente C. C. , "Transtheoretical therapy : Toward a more integrative model of change", Psychotherapy: Theory, Research & Practice, 1982, 19 (3), p. 276.

48. Wonderlich S. A. , "Personality and eating disorders", Eating Disoeders and Obesity: A Comprehensive Handbook, 1995, pp. 171 ~ 176.

后　记

作为司法部确定的循证矫正实践探索单位之一，江苏省南京女子监狱积极倡导“本土化生根”的核心理念，以涉毒型女犯为研究和矫正对象，以开发矫正项目、实施应用实验、开展个案矫正、深入研究汇总为载体，逐步形成自身的特色和优势，以期达到提升涉毒型女犯矫正质量，戒除其心瘾预防复吸，进而减少重新犯罪的目标，并为推进监狱工作科学化发展，建设现代监狱贡献智慧和力量。

参与本书策划、撰写、审稿工作的人员，均为监狱多年从事女犯矫正并具有一定理论功底和实践经验的民警。自 2014 年承接涉毒型女犯循证矫正项目的编制试验任务后，监狱专门成立了循证矫正研究和实践课题组，在经费、场地、设施、人员、时间、人才上开通“绿色通道”，对循证矫正工作予以全力保障，选择试点监区作为循证矫正的前沿和突破口，制定具体实施计划，细化分解推进步骤，不断活化矫正载体，努力营造积极、健康、向上的矫正氛围，确保科研和实践工作逐步、分层推进，并取得了可喜的预期。

感谢江苏省司法厅党委副书记、副厅长、省监狱管理局党委书记、局长姜金兵对我监工作的关怀、鞭策和激励，对循证矫正实践探索工作的关注和支持。感谢江苏省监狱管理局副局长吴旭对循证矫正项目编制工作的指导和帮助，特别是在循证矫正项目论证过程中提出了许多宝贵的意见，使我们受益匪浅。感谢江苏省监狱管理局副局长王宇梁对循证矫正工作的重视与关心。

感谢省局循证矫正科研项目领导小组办公室主任、省局狱情信息监测总站主任张建秋，量表开发课题组组长、狱情信息监测总站副主任张庆斌，循证矫正项目课题组组长、教育改造处副处长杨木高，省局循证矫正科研项目学术秘书杨建伟对我监循证矫正工作的指导和帮助。

感谢江苏省司法警官学校宋行教授、浦口监狱心理健康指导中心邹建琴主任、镇江监狱教育改造科刘满兴副科长、未成年犯管教所研究所李凤奎所长、通州监狱教育改造科刘好千科长在循证矫正理论研究和实践探索过程中，对我们提出了诸多极为宝贵的意见和建议。

在循证矫正实践探索过程中，司法部预防犯罪研究所周勇、苏利、贾晓文，中央司法警官学院翟中东，中国政法大学杨波教授等专家学者给予指点与指导。江苏省监狱管理局教育改造处处长钱晓钟、副处长王庭兰，江苏省监狱管理局狱情信息监测总站科长马岩、科长刘胜利也曾给予关心和指导，在此一并表示感谢！

本书能够顺利出版，要感谢中国法制出版社的大力支持，特别要感谢本书责任编辑的精心制作和无私的指教！

本书由南京女子监狱心理健康指导中心主任姚丹、民警李方洲选编、修改，副监狱长经伟审核，最后由监狱党委书记、监狱长吴晓凤同志审定。考虑到罪犯循证矫正工作的特点和保护罪犯隐私的需要，在编辑过程中，我们对涉及到的罪犯姓名及相关信息进行了技术处理。由于循证矫正的实践探索仍在路上，加之我们理论研究水平有限，书中定有不少偏差和不足，恳请各位读者批评指正！

图书在版编目（CIP）数据

女犯心瘾戒断矫正项目研发报告与指导手册 / 吴晓凤主编 .
—北京：中国法制出版社，2018.7
ISBN 978-7-5093-9499-1

Ⅰ. ①女… Ⅱ. ①吴… Ⅲ. ①吸毒-病态心理学-研究报告
②戒毒-精神疗法-手册 Ⅳ. ①R163.4②R749.055-62

中国版本图书馆 CIP 数据核字（2018）第 116947 号

责任编辑 王熹 张海洋　　封面设计 周黎明

女犯心瘾戒断矫正项目研发报告与指导手册

NÜFAN XINYIN JIEDUAN JIAOZHENG XIANGMU YANFA BAOGAO YU ZHIDAO SHOUCE

主编/吴晓凤
经销/新华书店
印刷/三河市紫恒印装有限公司
开本/880 毫米×1230 毫米 32 开　　印张/12.75 字数/233 千
版次/2018 年 7 月第 1 版　　2018 年 7 月第 1 次印刷

中国法制出版社出版
书号 ISBN 978-7-5093-9499-1　　定价：40.00 元

北京西单横二条 2 号
邮政编码 100031　　传真：66031119
网址：http：//www.zgfzs.com　　**编辑部电话：66010493**
市场营销部电话：66033393　　**邮购部电话：66033288**
（如有印装质量问题，请与本社印务部联系调换。电话：010-66032926）